阿部二郎の
総義歯難症例
誰もが知りたい臨床の真実

Difficult-to-treat Cases of Edentulous Patients

阿部二郎 著

医歯薬出版株式会社

This book was originally published in Japanese
under the title of :

ABE JIRO-NO SOGISHI NANSHOREI
DAREMOGASHIRITAI RINSHO-NO SHINJITSU

(Difficult-to-treat Cases of Edentulous Patients Presented by Jiro Abe)

ABE, Jiro
　　Chairman of Japan Denture Association
　　Clinical Professor : Tohoku University Graduate School of Dentistry Division of Advanced Prosthetic Dentistry
　　Visiting Professor : Kanagawa Dental University, Department of Prosthodontic dentistry for function of TMJ and Occlusion
　　Abe Dental Office

© 2013　1st ed.
ISHIYAKU PUBLISHERS, INC.
　　7 - 10, Honkomagome 1 chome, Bunkyo - ku,
　　Tokyo 113 - 8612, Japan

本書を発刊するにあたり
──無歯顎難症例の治療技術と心の治療

　最近発売された無歯顎治療の本をみると，ほとんどの総義歯が大きな床縁形態で，天然歯のもとあった位置近くに人工歯が配列されている．筋の働きを中心とした構音，咀嚼機能に優れている点が歯科教育の注目を集め，筋の付着部まで義歯床を延長するコンパウンド印象が，現在の王道（Royal Road）といっても過言ではない．しかし，この義歯がうまくいかなかったとしたらどうだろう．

　20年前の書籍では，小さいサイズの義歯も注目を集めていたばかりでなく，咬合様式もGysiに代表されるフルバランスドオクルージョン，そして，モノプレーンオクルージョン，リンガライズドオクルージョン，などが紹介され，それぞれに合わせた人工歯配列テクニックが紹介されていた．小さな床面積の義歯には力学的に安定な人工歯配列を，大きな床面積の義歯にはもと天然歯のあった位置に人工歯を配列するといった具合に，床面積による支持力の大小に応じて力学的な人工歯配列位置を変化させる策が公然ととられていた．

　あの当時から，どの義歯が患者にとってよい義歯なのか？　という議論が繰り返されてきたが，「大きい義歯は，どっしりしていてかみやすいが，邪魔である」「小さい義歯は，装着していて楽ではあるが，はずれやすい」「リンガライズドオクルージョンは，肉はかみ切れるが，野菜がうまく食べられない」「Gysiのフルバランスドオクルージョンはすばらしい考えであるが，口腔内で正確に実現することは難しい」などのように，どの義歯にも利点欠点があり，他を圧倒して一番の義歯となりうる方法は存在しなかった．

　今回，難症例について執筆してみると，難症例を克服するためのテクニックは，コンパウンド技法以外の総義歯製作術から学んだテクニックを利用していることに気づく．

　それらの技法は，口腔粘膜による義歯床全周囲封鎖の下顎総義歯の吸着テクニック，無歯顎義歯の咬座印象法，フラットテーブル治療用義歯を使った動的印象法であったり，ときには，交叉配列や歯槽頂間線の法則を利用することもある．治療オプションとして，インプラント維持の力を借りて問題の解決に当たることも必要である．このように，無歯顎難症例患者を救おうとするときには，一つの製作方法にこだわらず，さまざまな技法のよいところを取って実践に望んでいく姿勢が大切である．

　しかし，正直な話，難症例患者の要求をすべて完璧に達成できるわけではない．難症例を解決するための印象テクニックや技工テクニックの技数は，意外に少ないのである．総義歯に機能回復の限界があることをわれわれ歯科医師は十分

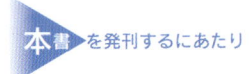本書を発刊するにあたり

に知っていて，メンタルな問題を抱えたケースや患者の要求が高すぎるケースは，治療技術を駆使しただけでは，とても患者を満足させることができない．

　それでは，他に患者を満足させる要素はあるのだろうか？

　実は，技術以外に大切なことがある．それは，科学的な話とはほど遠い，「患者を見捨てずに努力しよう」という歯科医院全体の診療に打ち込む姿勢である．受付，歯科衛生士は，無歯顎治療の現場に介入することは少ないが，患者が歯科医院に足を踏み入れた瞬間から「お元気ですか？」「義歯の具合はいかがですか？」「きっと大丈夫ですよ！」と患者に声をかけてどんどん励ます．歯科技工士も難しい顔をせずに「先生と一緒に駄目な所は何とかします」と患者をさらに勇気づける．「私も諦めることなく黙々と努力する」．ふと気がつけば患者がいつの間にか阿部歯科医院を好きになっていてみんなと会話するようになる．「自分が大切に扱われている」と患者が気づきはじめると，今まで痛かった義歯の具合がよくなり「この義歯はいい義歯だ」と感じはじめるのである．

　このように，メンタルサポート，おもてなしの心，あるいは「仁」ともいえるスタッフ達の患者への思いやりが患者を変え，義歯はいつの間にか患者の口に馴染んで十分な機能を発揮する．この精神的なサポートの重要性は歯科治療全般に必要なことかもしれないが，特に無歯顎難症例の患者に対しては，とてもよい効果を生み出すのである．

　したがって，無歯顎難症例患者に対して最も大切なことは，技術的にクオリティーの高い義歯をつくることは当然として，患者との良好な関係を築くことである．術者と患者相互の対人関係が，患者の総義歯治療に対する評価に大きな影響を与えるといえる．

　今回の書を発刊するにあたり，いつもすばらしい阿部歯科医院の雰囲気を作り上げてくれるスタッフ一同，小久保京子歯科技工士を中心とするエースデンタル義歯分野のメンバー，そして，本書発刊の機会を与えてくれた医歯薬出版株式会社と関係各位に，心より御礼申し上げたい．

　そして，最後に，私の体を毎日気遣ってくれた家内の阿部和子に感謝の意を表したい．

2013年10月

阿部二郎

※本書掲載の顔写真は，ご本人の同意に基づき掲載しています．

CONTENTS

阿部二郎の
総義歯難症例
誰もが知りたい臨床の真実

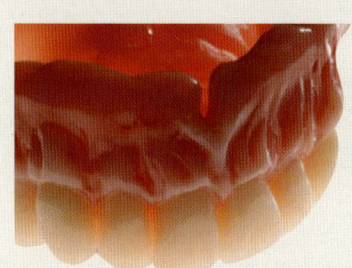

I編　総義歯難症例の考え方とそのアプローチ

1. はじめに …………………………………………………………………… 2
2. 難症例とは何か …………………………………………………………… 3
3. 難症例における三つの義歯製作方法 …………………………………… 4
   1. 義歯を修正して完成義歯とする方法 ……… 6
   2. 下顎位修正型の治療用義歯から完成義歯への移行（二つを製作する方法）…… 7
   3. インプラントオーバーデンチャーで対応する方法 ……… 9
4. よい義歯とは？（「患者満足度分析」による分析）………………………… 11
5. どのような義歯が難症例患者の満足度を高めるのか？
   ——5人の有名歯科技工士が製作した同一患者に対する義歯 ………… 14
6. 義歯の成功を左右する最重要事項は，適切な下顎位を採得すること ……… 18

II編　難症例と下顎吸着義歯，BPS

1. 最適な顎間関係を得るための義歯製作システム（BPS）……………… 28
2. 下顎吸着テクニックとBPS義歯の製作工程 …………………………… 30
   1. 概形印象 ……… 32
   2. セントリックトレーによる簡易咬合採得 ……… 32
   3. 概形印象模型を咬合器の真中にマウンティングするホリゾンタルガイド ……… 33
   4. ナソメータMつき各個トレーの製作 ……… 34
   5. 精密印象 ……… 35
   6. 印象体を用いたゴシックアーチの描記（適性下顎位の最終決定）……… 38
   7. フェイスボウトランスファー〜マウンティング ……… 39
   8. モデルアナリシス（模型解析）と人工歯配列 ……… 40
   9. IvoBaseを使ったレジン重合とネクスコ（Nexco）によるジンジバルキャラクタライゼーション ……… 42
   10. 最終義歯装着 ……… 43

III編　かみ合わせの狂いを知る

1. 術前の下顎位検査と治療用義歯の必要性の検討 …………………… 46
2. 適性下顎位の検査──X線による診断 …………………… 48
3. 検査から治療へのフィードバック …………………… 50
4. 顎関節X線情報の臨床サイドへのフィードバック …………………… 52
   1. 治療用義歯を必要としない症例 ……… 52
   2. 治療用義歯を必要とする症例 ……… 53
5. 被曝情報の提供 …………………… 55
6. 検査を基本とした歯科医院づくりのすすめ …………………… 56
   1. 脆弱な顎堤粘膜への対応 ……… 57

IV編　難症例の臨床対応

1. 上顎義歯の難症例 …………………… 66
2. 上顎難症例を克服するための工夫 …………………… 67
3. 下顎難症例を克服するための工夫 …………………… 68
   1. 下顎難症例を克服するための工夫 ……… 68
4. 臨床症例を提示するにあたり …………………… 71
5. 難症例を克服するために行うべきこと …………………… 72

   各難症例に応じた具体的な対応策と義歯の製作 …………………… 73

   ①義歯を装着することが難しい症例 …………………… 76
   　1. 下顎遊離端欠損における生体補償（biologic adaptation）とは ……… 76
   ②無歯顎者における生体補償 …………………… 79
   　1.「口腔容積の萎縮」と考えられた症例 ……… 79
   　2. 起きうる問題の予測 ……… 80
   ③義歯長期未装着者について …………………… 81
   　1. 義歯未装着者の臨床的特徴は？ ……… 81
   ④長期にわたる上顎義歯未装着症例──上顎無補綴による生体補償 …………………… 82
   　1. 概　要 ……… 82
   　2. 治療説明 ……… 82
   　3. 問題点と解決 ……… 82
   　4. 治療用義歯使用後のコミュニケーション ……… 84
   　5. 結果 ……… 85
   　6. 最終義歯 ……… 85
   　7. 治療後の経過 ……… 86
   ⑤義歯装着ストレスへの対応──メンタルな問題と義歯の違和感 …………………… 87

■1 概　要………87
■2 問診からの情報………87
■3 治療（義歯未装着者の原因を探るために）………88
■4 患者による義歯装着時間の記録
　　2011年8月9日～12月12日（約4か月）………89

⑥無歯顎ドライマウス患者（口腔乾燥症）……………………………………………………92

⑦舌不随意運動（オーラルジスキネジア）の患者に対する臨床対応………………94
■1 主訴：ベロをちょろちょろ動かしてみっともないので，治してほしい………94
■2 治療後………95
■3 術後の経過………96

⑧顎機能障害による咬合不安定への対応（1）………………………………………98
■1 適正な咬合高径で製作した総義歯による対応………100
■2 軟性裏装材の劣化………104

⑨顎機能障害による咬合不安定への対応（2）
　　――下顎2インプラントオーバーデンチャーを中心に ……………………………106
■1 顎機能障害患者へのインプラント対応………107
■2 インプラントオーバーデンチャーの製作………110

⑩下顎シングルデンチャーの痛みへの対応……………………………………………114
■1 義歯床の拡大………114
■2 義歯床の拡大と接着剤の併用………115

⑪審美の難症例について…………………………………………………………………118
■1 はじめに………118
■2 高齢者における前歯配列のポイント………119
■3 顔面に麻痺のある患者の場合………120
■4 美へのいらだち………121
■5 解決策はいつも戻れる位置への前歯配列………122
■6 知人の一言で最悪の義歯に一変した症例………124
■7 再製作に対する問題………125
■8 患者が引き起こす二次的問題………125

⑫上顎片側の著しい顎堤吸収への対応………………………………………………128
■1 有歯顎時の左右的すれ違い咬合が無歯顎になると………128
■2 下顎片側顎堤吸収………128
■3 上顎片側顎堤吸収………129
■4 上下顎片側顎堤吸収
　　症例：1995～2012年の17年間の経過から………130

⑬嘔吐反射に対する上顎補綴………………………………………………………………136
■1 上顎シングルデンチャー――上下無歯顎症例よりもシングルデンチャー
　　のほうが難しい場合もある………136

CONTENTS

　　2 無口蓋義歯の三つの工夫………138
　　3 嘔吐反射の無口蓋インプラントオーバーデンチャー患者の生活のために
　　　　インプラントが必要な場合もある………140
⑭上顎シングルデンチャー……………………………………………………………150
　　1 クラスプデンチャーでの限界………150
　　2 前がみの原因………154
⑮残存歯の状況に合わせた上顎シングルデンチャーの臨床実践 ………………156
　　1 対合両側大臼歯が存在している場合………156
　　2 対合片側大臼歯が存在している場合………157
　　3 対合両側大臼歯が欠損している場合
　　　　――小臼歯群よりも前方の歯が残っている場合………161
⑯無歯顎症例における上顎フラビーガムの対処法 ……………………………172
　　1 上下無歯顎において前がみがつくり出すフラビーガムの四つの原因………173
　　2 フラビーガムのほとんどは義歯で対応する………176
　　3 無歯顎症例における上顎フラビーガムの臨床………177
⑰ ClassⅠの顔貌を切望するClassⅢの上顎シングルデンチャー ……………187
　　1 一般的なClassⅢの前歯配列と実際に患者が望む前歯配列………188
　　2 骨吸収を伴った重度のClassⅢ………189
　　3 上顎シングルデンチャーにおける重度ClassⅢの難症例………190
⑱ブラキシズムへの対応………………………………………………………………198
⑲顎堤吸収が著しく，下顎位が不安定な症例…………………………………………202

終わりに……………………………………………………………………………207
文　献……………………………………………………………………………208
索　引……………………………………………………………………………211

I編

総義歯難症例の考え方とそのアプローチ

Difficult-to-treat Cases of Edentulous Patients

1 はじめに

　経験の浅い歯科医師にとっては，顎堤形態が良好で下顎位が安定した症例でも，歯という指標が失われた無歯顎症例は大変難しく，すべてが難症例と感じることであろう．

　一方，熟練した歯科医師にとっては，条件のよい患者であれば，自分が常に実践している印象採得，咬合採得，人工歯の配列，そして，レジン重合のプロセスによって義歯を容易に完成させることができる．したがって，これらは「簡単症例」として扱われる．

　ところが，義歯熟練者においても初診の時点で，顎堤吸収の著しい症例（**図1-1**），フラビーガム（**図1-2**），前開き型対向関係（**図1-3**），極度なClass ⅡやClass Ⅲ（**図1-4**），下顎前歯だけ残っている上顎シングルデンチャー，あるいは多くの不定愁訴をもつ患者に対しては，通法による義歯製作が，果たしてよい結果をもたらすかどうかは不明となる．本書では，さまざまな難症例を紹介し，筆者の経験に基づく解決法を具体的に説明する．

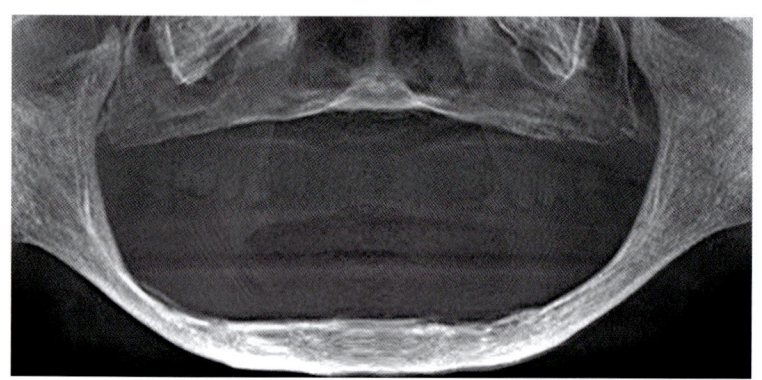

図1-1 重度な顎堤吸収

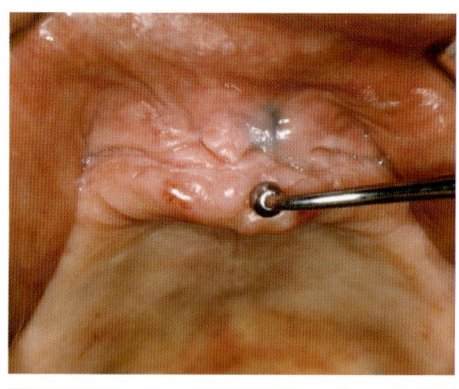

図1-2 フラビーガム

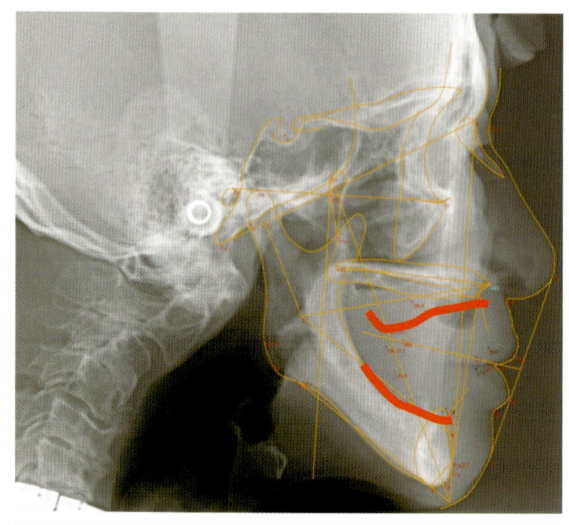

図1-3 前開き型の対向関係

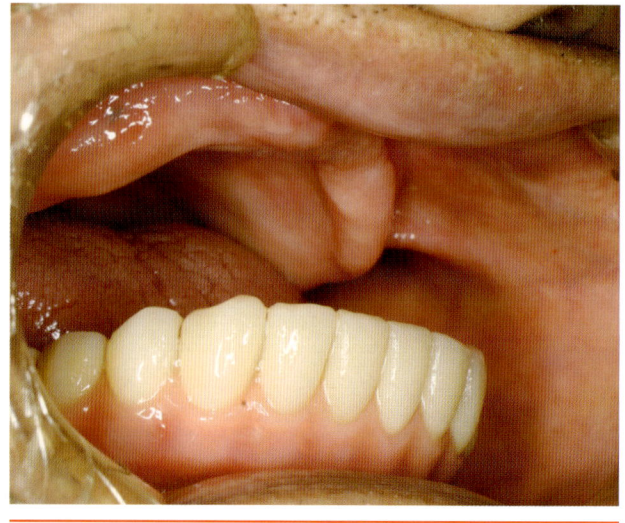

図1-4 Class Ⅲのシングルデンチャー

2 難症例とは何か

POINT 真の難症例とは,「術者が最善を尽くして補綴物を製作しようとしても,よい結果が予測できない症例」,または「よい結果を期待して義歯を製作したにもかかわらず結果が悪い症例」である.

　難しい症例に位置づけられるケースのなかには,ある程度の臨床工夫を施せば成功に導ける努力解決型ケースと,これらの努力を行ってもうまくいかないケースの2種類が存在する.前者を軽度難症例とよび,技術的工夫を与えることで義歯を成功に導けるタイプである.一方,後者は製作義歯に工夫を凝らしても義歯に対する不満が解消しない,あるいは,患者に使ってもらわないとその問題点や解決策がわからないケースであり,それらの問題を克服してはじめて最終義歯に至り患者を満足させることのできるタイプをいう.

　一般的には,後者のように我々が努力しても,患者の義歯に対する不満が解決しない,あるいは,うまくいくかどうか術前の予測がつかない重症なケースを難症例とよぶべきであろう.一方,この症例はうまくいくと思って義歯をつくっても「義歯の痛みが治まらない」「すぐにはずれてしまう」「食事がうまくできない」などの苦情をいわれる場合もある.特に,来院する以前に多くの歯科医院で治療を受けている患者は,初見では発見できない問題が隠れていて,義歯を装着してからそれらの問題が明らかになってくる場合もある.

　したがって,真の難症例とは,「術者が最善を尽くして補綴物を製作しようとしても,よい結果が予測できない症例」または,「よい結果を期待して義歯を製作したにもかかわらず結果が悪い症例」といえる.

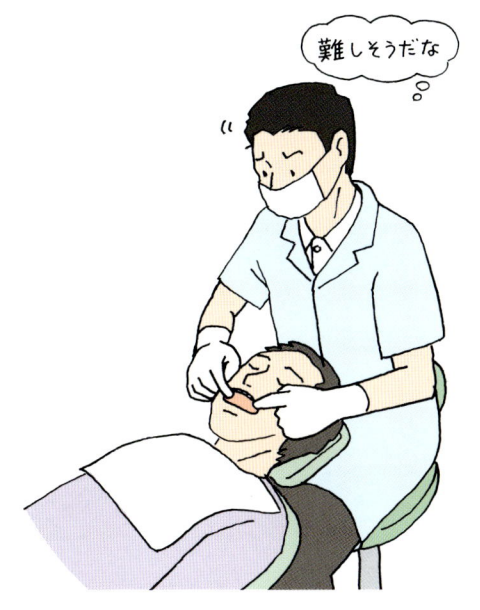
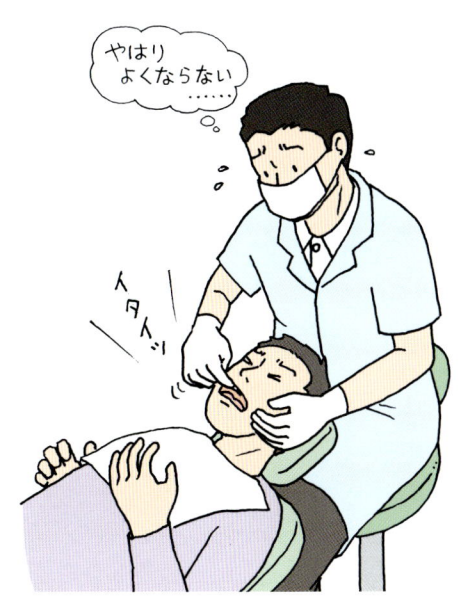

3 難症例における三つの義歯製作方法

①「一発義歯」が難しい時代

無歯顎年齢の高齢化や，歯周治療発展による P_3 等残存歯の長期保護が原因で，顎堤吸収が進行した患者が増加している．それに伴って，天然歯をもっている健常者と比較した顎関節構造が無歯顎者では大きく変化し，下顎位が不安定なケースも頻繁にみられるようになった．

これらが原因で，総義歯製作が一層難しくなっていることが過去に多くみられた．いわゆる「一発義歯」で患者を満足させることが困難な時代に変化しているのは否めない．したがって，かなり多くの症例で，義歯に対する何らかの工夫を施さなければ義歯がうまくいかない時代となってきている．

②手を抜かない義歯製作

難症例に対する義歯製作は，最初につくる義歯製作レベルが大きく影響する．つまりこの時点で可能な限り手を抜かない「一発義歯」を狙った義歯づくりを行うことは，患者の心理面に大きく影響すると同時に，術者が次に行うべき工夫がみえてくる利点がある．筆者は可能な限り術後修正の少ない義歯をつくるために，適性下顎位を確実に採得できる方法としてBPS[1〜5]を推薦している（Ⅱ編参照）．

③ CAD/CAM 義歯の時代がやってくる

一発義歯製作法には，ダイヤル式移動電話から携帯電話に，そしてスマートフォンに急速に変わってきたように，時代に合わせた変化が求められている．夢のような話であるが，世界ではすでに CAD/CAM 義歯が実施されている[6,7]．CAD/CAM 義歯がその最有力候補であり，近い将来の無歯顎補綴の到達点となるだろう．

④現在考えられる難症例対策

将来の到達点はさておき，今現在，実践されている製作方法で難症例に対応しなければならない．それが現実である．

義歯製作の流れは，技術的工夫を加えて最善の義歯を完成させる→患者の不満→問題解決のために更なる技術的工夫で補う→患者の満足が得られたら最終義歯へ移行という一連の流れで行われる．インプラントオーバーデンチャー（IOD）への移行もオプションの一つである[8〜10]（図3-1）．

POINT 難症例における義歯製作方法には，以下の三つがある．
❶製作義歯をリライン，リベースして修正し，完成義歯とする方法（下顎位安定）．
❷治療用義歯と完成義歯の二つを製作する方法（下顎位不安定）．
❸インプラントオーバーデンチャーで対応する方法．

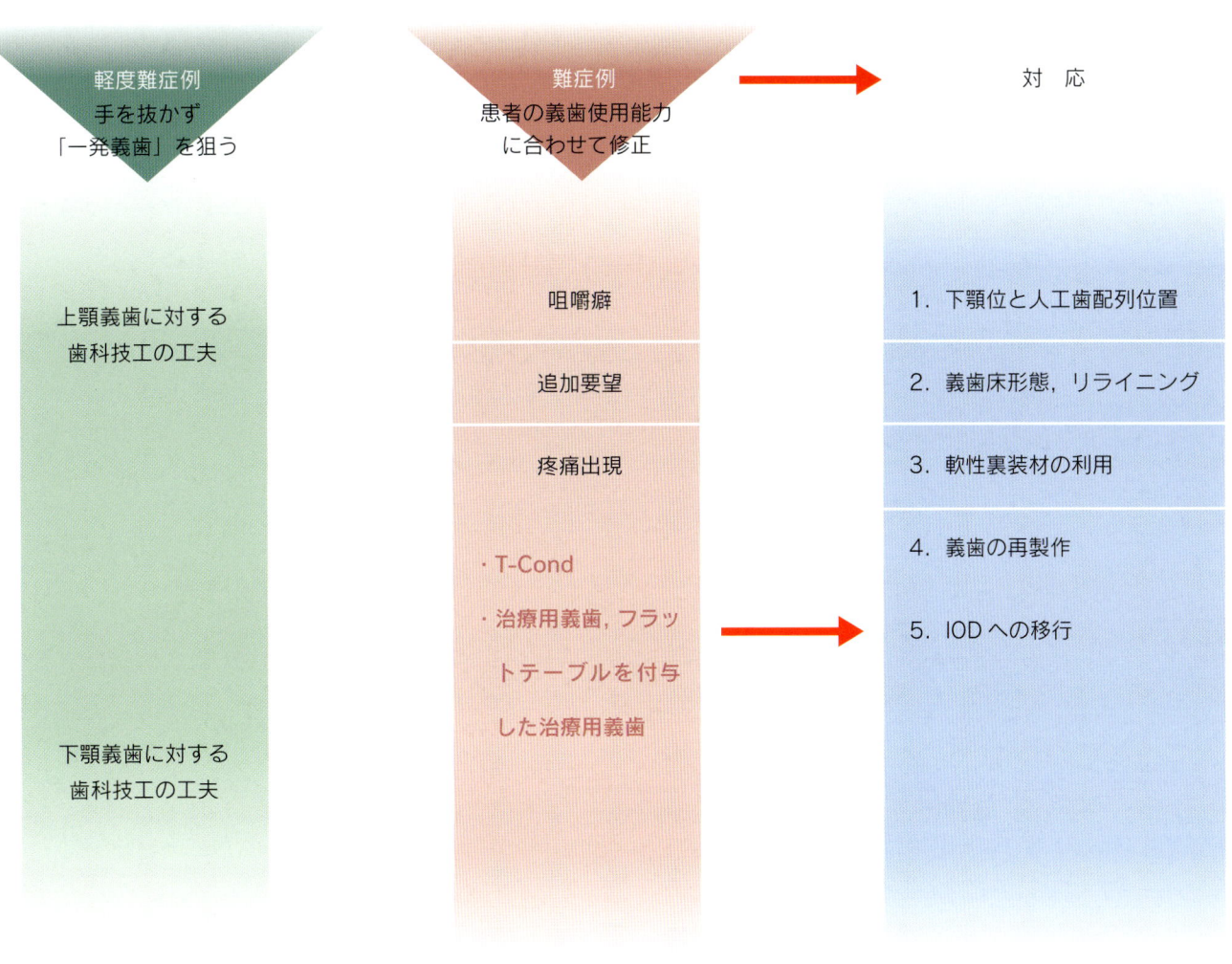

図 3-1　難症例の考え方

1 義歯を修正して完成義歯とする方法（図3-2, 3）

　この方法は咬合の安定が予測できる患者に適応する（咬合の安定・不安定に関しては，Ⅲ編を参照）．「この症例は難しい」と思っても，一度本義歯のつもりで可能な限り工夫を加えて義歯を製作する．義歯装着後に咬合調整，ティッシュコンディショナーによる粘膜面などの調整を経て問題点を解決後，リライニングやリベースで義歯を修正し完成義歯へ移行する方法（一つの義歯を修正する）である．ここでポイントとなるのは，ラボの修正に出す前に咬合を確実に安定させておくことである．咬頭嵌合位，側方運動の調整を十分に行い，修正は粘膜面のみ行うようにする．かみ合わせが大きく変化した場合は，咬合面，粘膜面の両方を修正することになり，義歯の再製作を余儀なくされる．このようなケースには次に説明するフラットテーブルを用いた方法が有効となる．

　注）ただし，ラボサイドで義歯を預かり修正を行う場合は，患者の日常生活に不便を与えるので，複製義歯を製作する場合がある．

　患者が一度使い慣れた咬合の安定した義歯の粘膜面のみを修正する．リライニング部レジンの量が少なく，重合ひずみがわずかでセット後の痛みや苦情が少ない経済的でリーズナブルな方法である．

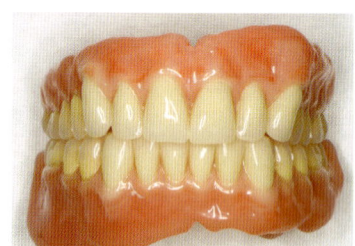 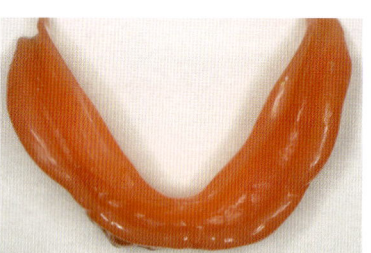 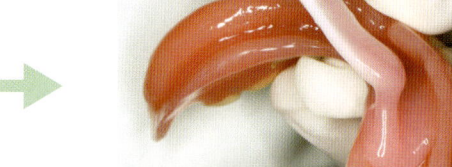

一度は義歯を完成させたが，痛みがある，下顎義歯がやや浮き上がるなどの問題が生じた．　　　　　　　　　　　　　　　咬合調整とティッシュコンディショナーを用いたダイナミック機能印象．

図3-2　製作義歯の問題点を修正後，最終義歯へ移行する方法

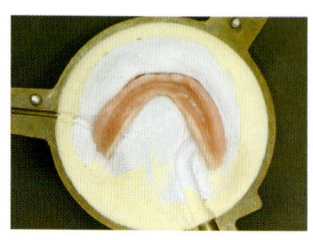 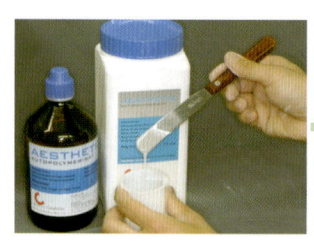 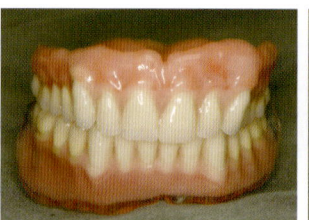

ティッシュコンディショナーを敷いて何度か咬合調整し，Viscogelにて最終印象．　　Cold Cure Resinリベース．常温重合レジンを用いることでベースレジンを変形させないことが大切．　　クリヤータイプのレジンによってリベースされた完成義歯．

図3-3　ラボサイドにて預かり，下顎義歯のみ修正を行って義歯を完成させた症例

2 下顎位修正型の治療用義歯から完成義歯への移行（二つを製作する方法）

大きな下顎位の修正が見込まれる場合（Ⅲ編を参照）には，フラットテーブル[11〜13]などを付与した治療用義歯をつくり（**図3-4**），下顎位の修正やティッシュコンンディショナーを使ってダイナミック印象を行ったあと，最終完成義歯を改めて製作する．フラットテーブルの利点は，上下の人工歯咬頭が干渉することなく患者の求める下顎位でテーブル上に圧痕が形成されることにある．

ただし，顎関節X線を用いた顎関節部の診断（Ⅲ編を参照）をもとに二つの義歯をつくるという点で不経済である．また，2度目につくる最終義歯の人工歯配列位置や咬合接触関係が治療用義歯と異なる場合がある．二つ目の義歯にレジン重合ひずみが生じ，セット後に新しい問題が出ることも予定しなければならない．

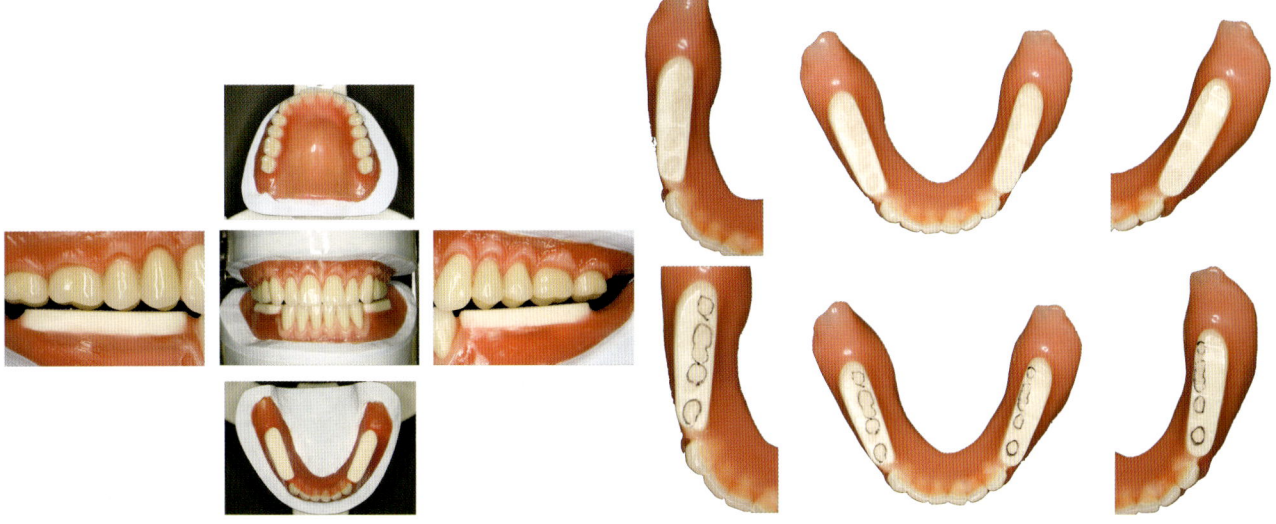

患者の求める下顎位を決定するためカンペル平面を基準としたフラットテーブル付与の治療用義歯を製作．
上顎舌側咬頭頂を削合して尖らせる．下顎のフラットテーブルは，即時重合レジンにパルカンパウダーを混入（1：1）させると硬度が低下し，機能痕跡が形成されやすい．
上顎の咬頭頂により機能痕跡がフラットテーブルに掘られ始めると，機能時のバランスドオクルージョンが獲得され，痛みが減少する．約2〜3か月で治療用義歯を終了する．

図3-4　フラットテーブルを付与した治療用義歯

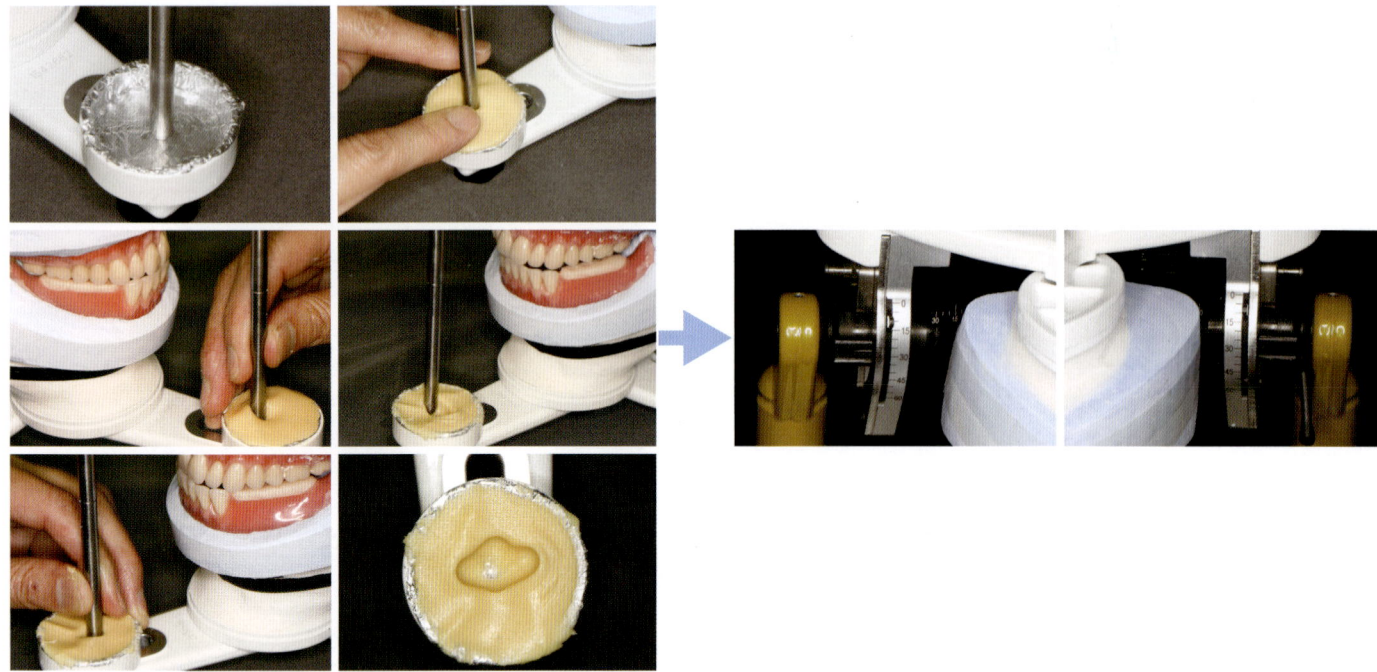

レジンテーブル製作法
①治療用義歯を半調節性咬合器ストラトス300（stratos300）にマウンティングする．
②咬合器の矢状顆路，側方顆路のネジをゆるめる．
③インサイザルテーブルにアルミホイルを敷く．
④即時重合レジンあるいは各個トレー用レジンのイボレン（Ivoren）を練って，インサイザルテーブルに置く．
⑤インサイザルピンを指で持ち，機能痕跡に沿って動かす．
⑥インサイザルテーブルに機能痕跡に一致した運動路が印記される．
⑦インサイザルテーブルに印記された側方顆路角，前方顆路角の位置に合わせて顆頭のネジを固定し記録することで，患者個人の機能運動顆路角が決定される．

図3-5　フラットテーブルの機能痕跡に合わせた顆路角の設定

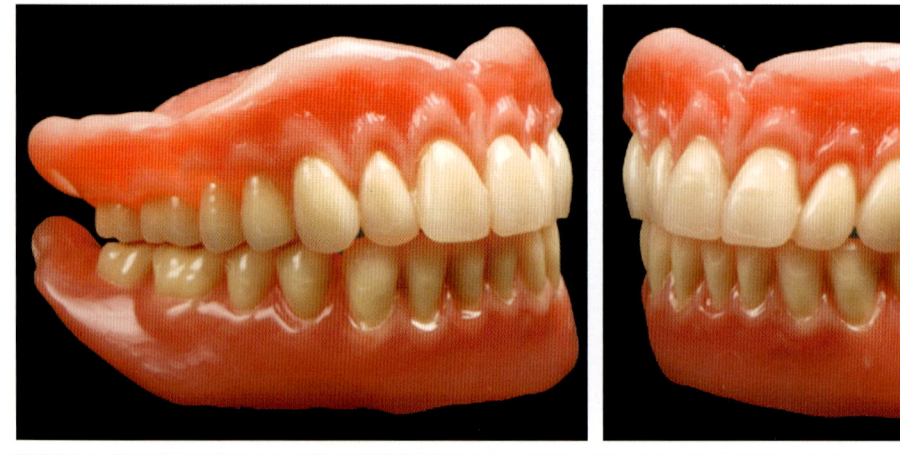

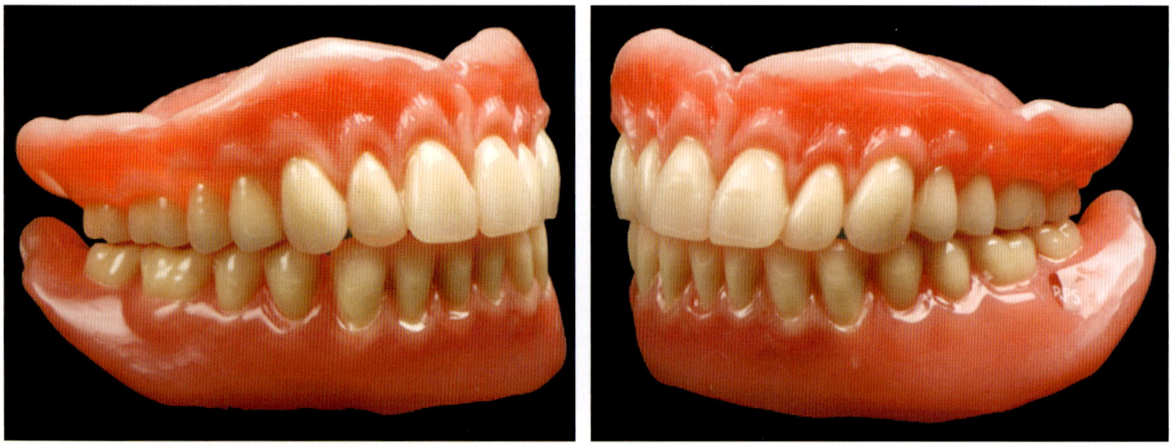

図3-6　完成義歯

3 インプラントオーバーデンチャーで対応する方法

　治療用義歯を使用しても，義歯による痛み，義歯の落下や浮き上がりが生じたり，咀嚼機能が向上しない，あるいは総義歯以上の機能を求め，社会的立場を保持したり生活を満喫したいなどというようなケースでは，経済的な問題と外科手術に対する同意が得られれば，インプラントオーバーデンチャーに移行することも，患者の幸せにとっては大切である．

　歯科治療に対するオプションがたくさんあればあるほど，治療範囲が広がり，患者の幸福に貢献できるからである．

　しかし，インプラントオーバーデンチャーは総義歯製作術が土台となってつくり上げられることから，まずはきちんとした総義歯製作法を修得したうえで，インプラントオーバーデンチャーの治療に取りかかっていただきたいと思う．

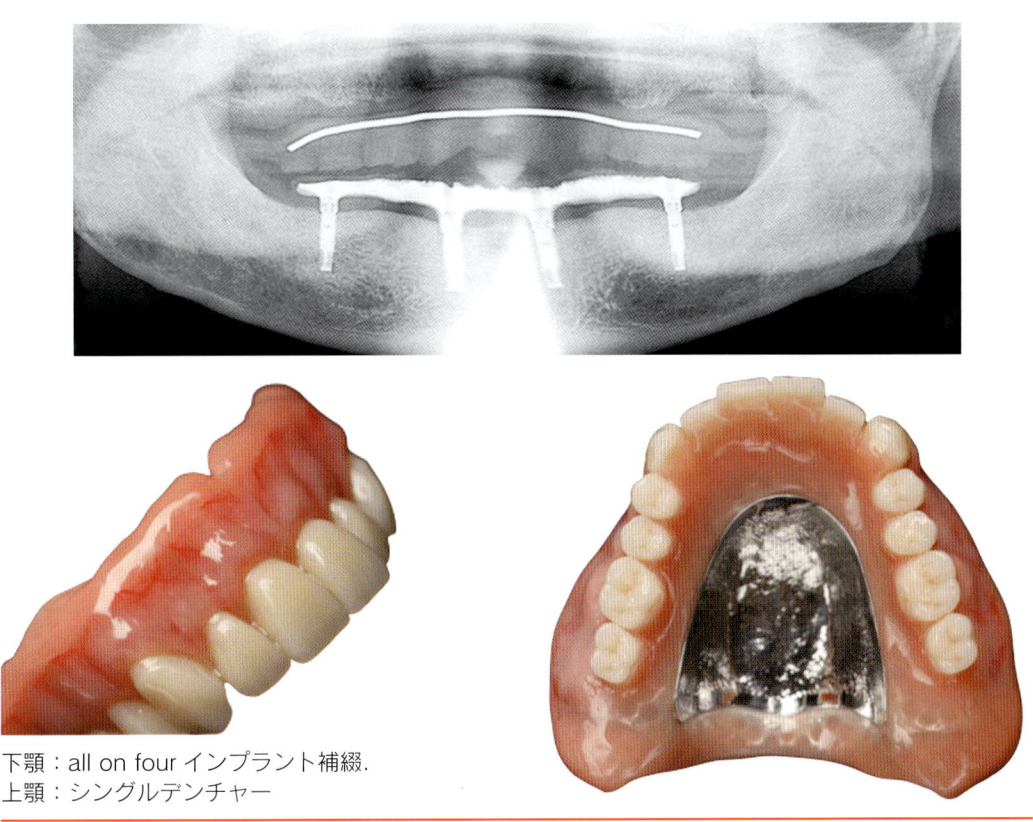

下顎：all on four インプラント補綴．
上顎：シングルデンチャー

図 3-7　下顎を固定性補綴物にすることによって，快適な社会生活を営むことが可能になった症例

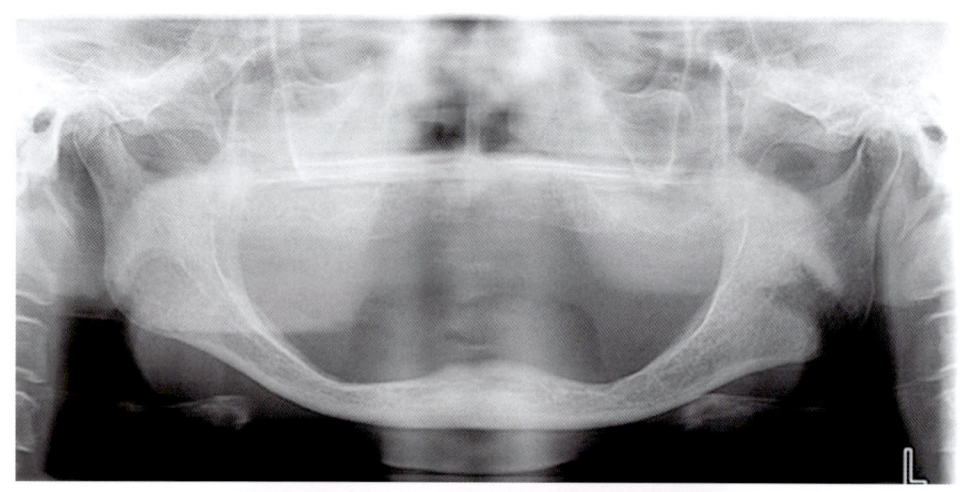
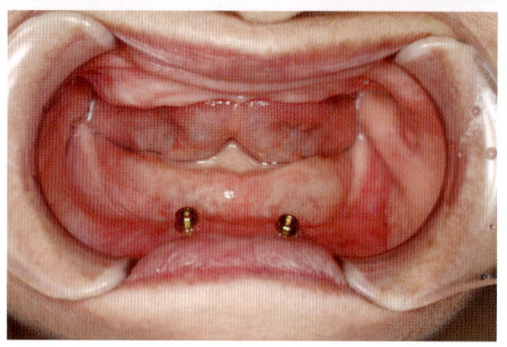
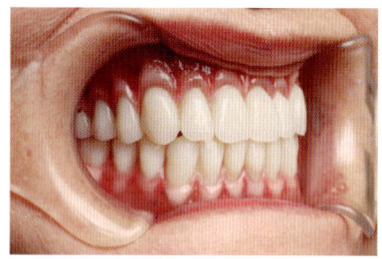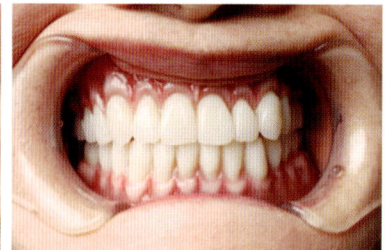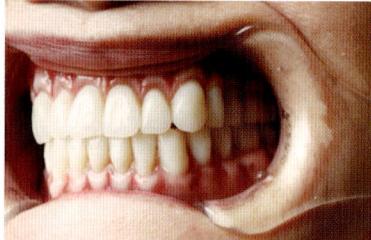

爽快感を得る下顎 2 インプラントオーバーデンチャー

図 3-8　長年にわたる下顎の著しい顎堤吸収による義歯の悩みから開放された症例

4 よい義歯とは？（「患者満足度分析」による評価）

　義歯の形が悪い，内面の適合が悪い，人工歯が磨り減っているなどのように歯科医師の所見が「不適切な義歯」であったとしても，それが患者にとって必ずしも悪い義歯とは限らない．特に10年以上，咀嚼や会話に不自由せずに使われてきた義歯は，たとえ見栄えが悪くても，患者が歯科医師が思うほどの不満をもっていないことが多い．患者の身体の一部となって機能している義歯は，「患者にとってよい義歯」として歯科医師側も認識しなければならない．同様に，学術的に有利と考えてリンガライズドオクルージョンを付与しても，患者が「使いにくい」と判断してしまえば，その義歯は「よい義歯」といえない．

　このように，製作義歯のよい悪いを判断するにあたり，術者がどんなに「よかれ」と思って製作しても，あるいは物理的研究データから"Good!"と評価されても，最終的な義歯のよしあしは，患者が使用して評価する．

　現在，義歯の評価は患者の義歯使用感で評価されるべきであるとして，OHIP：Oral Health Impact Profile[14～17]（**表4-1**，**図4-1，2**）を代表とするアンケート調査を主体とした「患者満足度分析」によって評価されることが一般的である．

　患者が「よい義歯だ」と思っている義歯に対して，歯科医師は何をすればよいのであろうか？

　旧義歯の患者満足度が高ければ高いほど私達がつくった義歯は受け入れられにくくなる．したがって，ときには義歯の「あたり」の調整のみで終了することも賢い選択である．一方，患者自身の満足度が低い義歯に対する新製義歯はとてもよいものとして受け入れられる．このようにOHIPの14のアンケート項目から症例に対し私たちが義歯をつくるべきかあるいは，製作義歯に患者がすごく満足してくれるかどうかなどの情報を術前に得ることができる．

表 4-1　OHIP の質問項目

OHIP（The Oral Health Impact Profile）

過去 1 年間に歯や口または義歯の不調のために，以下のことを経験しましたか？

1. 歯や口または義歯の不調のために，会話をする（発音する）のに困ったことがありますか？
2. 味覚が低下したと感じたことがありますか？
3. 口の中に痛みを感じたことがありますか？
4. 歯や口または義歯の不調のために，食べることに不自由を感じたことがありますか？
5. 歯や口または義歯の不調のために，他人の目を気にしたことがありますか？
6. 歯や口または義歯の不調のために，ストレスを感じたことがありますか？
7. 歯や口または義歯の不調のために，食事が満足にできなかったことがありますか？
8. 歯や口または義歯の不調のために，食事を中断しなければならなかったことがありますか？
9. 歯や口または義歯の不調のために，リラックスしにくかったことがありますか？
10. 歯や口または義歯の不調のために，恥ずかしい思いをしたことがありますか？
11. 歯や口または義歯の不調のために，他人に対して短気になったことがありますか？
12. 歯や口または義歯の不調のために，いつもこなしている仕事に支障をきたしたことがありますか？
13. 歯や口または義歯の不調のために，日常生活が思うようにいかないと感じたことがありますか？
14. 歯や口または義歯の不調のために，何もかも手につかなかったことがありますか？

① まったくない
② ほとんどない
③ ときどきある
④ よくある
⑤ 非常によくある

／70 点
70 点満点による評価

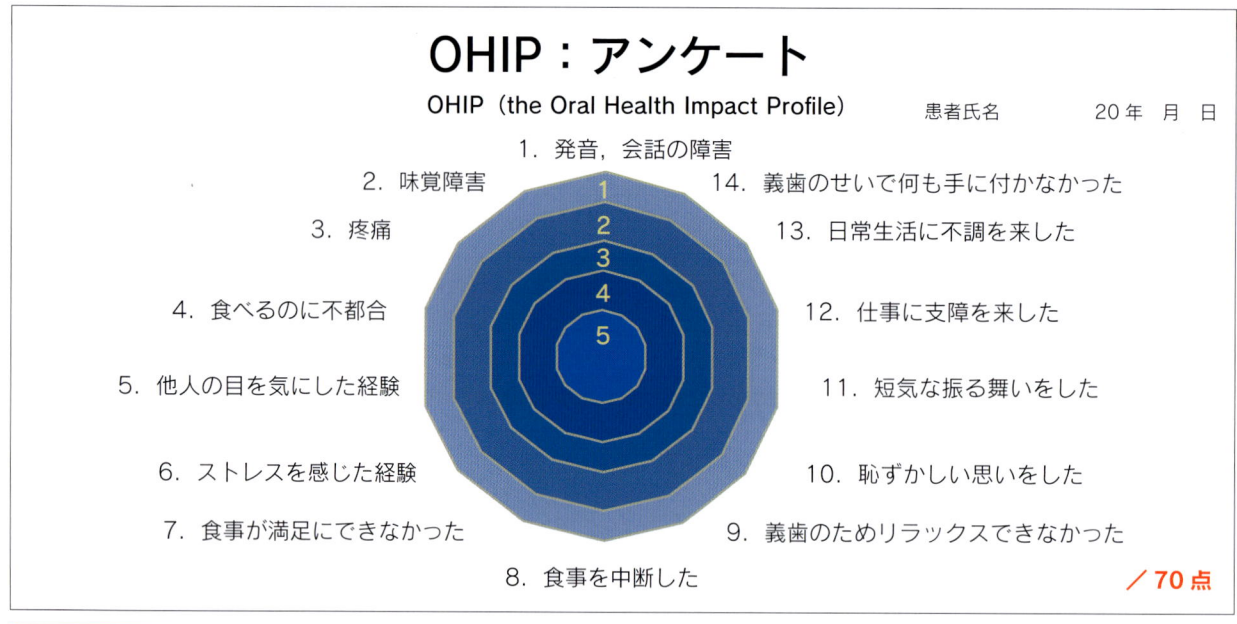

図 4-1　OHIP 用紙

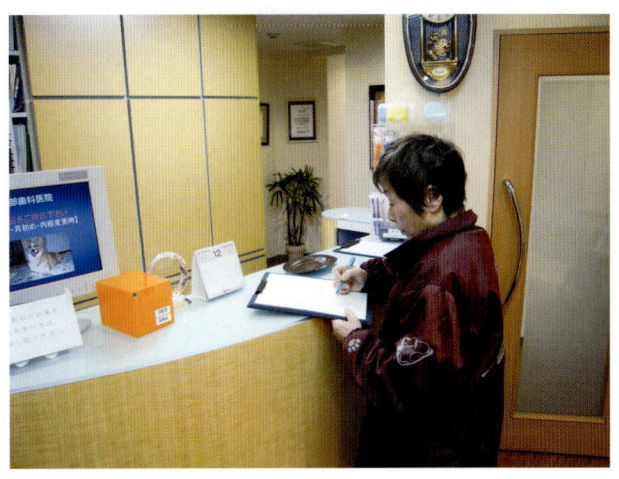

図4-2 OHIPを記入中の患者

5 どのような義歯が難症例患者の満足度を高めるのか？
―5人の有名歯科技工士が製作した同一患者に対する義歯―

> **POINT** 義歯の製作術式，咬合様式，印象方法の違いは，患者満足度に大きく影響しない．

　どのような義歯が患者満足度を高めるのか――．この問いに対し，読者諸氏はどのように答えるだろうか？

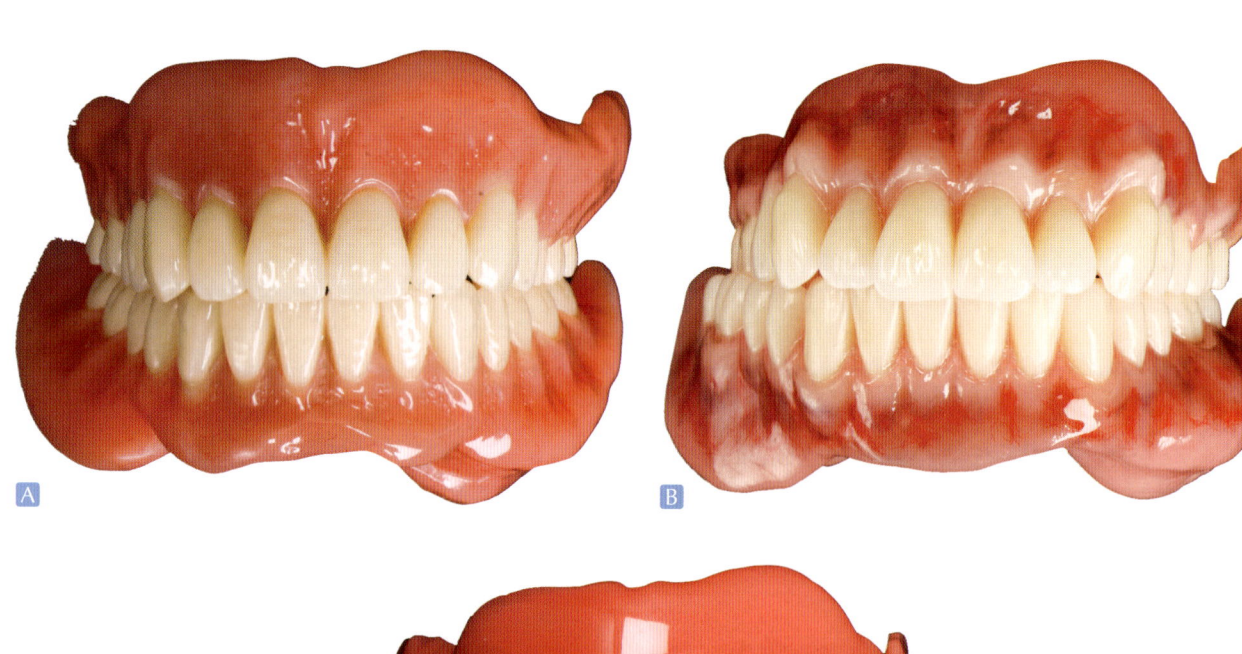

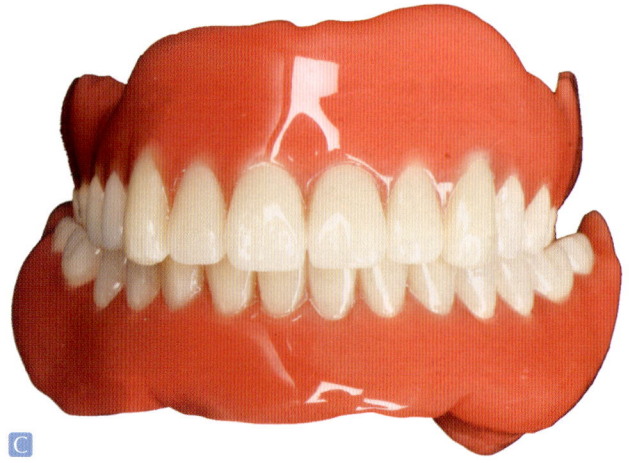

この項では，大手歯科メーカーのインストラクターを務める有名な5人の歯科技工士が製作した同一患者の義歯を例にあげて話を進めたい（図5-1）[18]．5人の歯科技工士には，咬合採得した状態の精密印象のコピー模型を送り，人工歯配列→患者の口腔内におけるワックス義歯の試適→レジン重合→仕上げをお願いした．読者諸氏には，コピー模型による適合精度の問題が生じるため，実物を患者の口腔内に装着して機能評価をしたわけではないことをお断りしておく．

それぞれの義歯製作概念によって製作された義歯は大変特徴的である．二つは左右とも正常咬合（A，D），もう二つは右側のみ交叉咬合で左側は正常咬合（B，E），そして残りの一つは左右とも交叉咬合（C）である．そして，図5-2に示すように第一大臼歯部の人工歯配列位置の相違をコメット解析で明らかにした．誰もが「えっ，こんなに違うの？」「どれが一番よい義歯なの？」と思うだろう．

「どの義歯が最も優れているのか？」という問いに対する筆者の回答は，「どれも患者満足度を高める義歯」である．なぜならば，彼ら5人の全員，ならびに彼らのセミナー受講生達が，それぞれ異なる概念で義歯を製作し，過去の長い期間，患者を幸せに導いている実績があるからである．

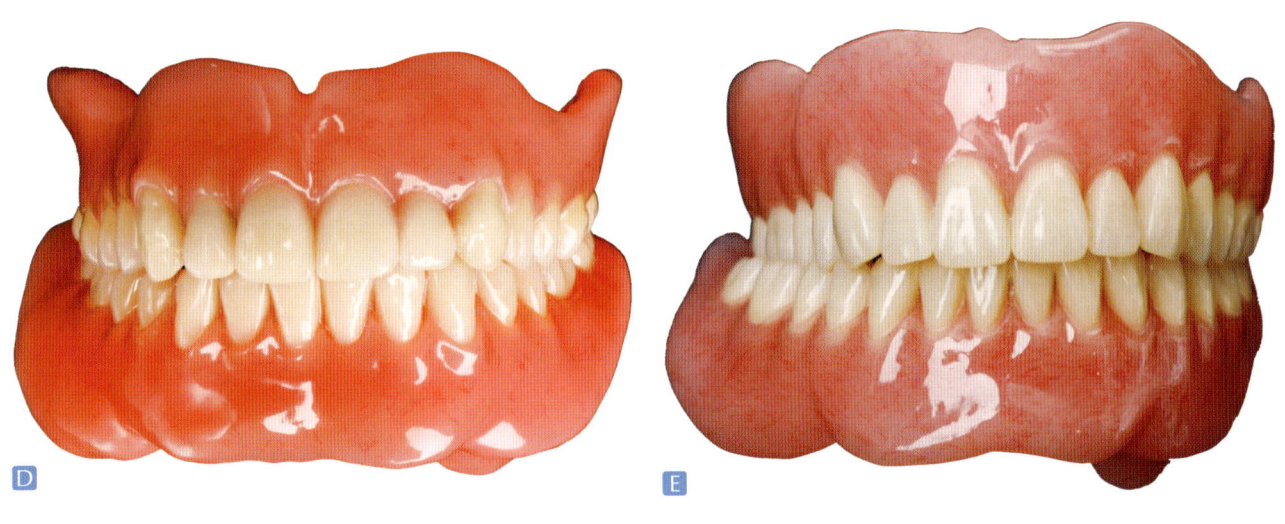

A生田龍平製作（左右正常咬合：リンガライズドオクルージョン）　B小久保京子製作（右側交叉咬合：バッカライズドオクルージョン，左側正常咬合：リンガライズドオクルージョン）　C小林靖典製作（左右交叉咬合：フルバランスドオクルージョン）　D須山譲氏製作（左右正常咬合：レデュースドオクルージョン）　E戸田篤製作（右側交叉咬合：バッカライズドオクルージョン，左側正常咬合：フルバランスドオクルージョン）

図5-1　同一患者における5人の歯科技工士による義歯製作（阿部監修，2013.[18]）

もう一つ例をあげて説明を加えたい．表5-1で示すように，学部教育で採用されているコンパウンド印象テクニックを代表に，咬座印象法，治療義歯にティッシュコンディショナーを敷いてダイナミック印象にて義歯を最終完成させる方法など，わが国には，これまで数多くの義歯製作方法が紹介されてきた．筆者の下顎総義歯吸着テクニックもその一つである．どの義歯も患者に貢献してきた事実から，これらの義歯に優劣をつけることは難しく，あえて評価をするのであれば「どの義歯もよい義歯」といわざるを得ないのである．

たしかに，咬合様式も人工歯配列位置も違うのに，どれも患者を満足させる義歯という回答に納得のいかない方も多くいるだろう．しかし，世界の論文から，義歯製作術式，咬合様式，そして，印象方法の違いは，患者満足度に大きな影響を与えないことが報告されていることからも，義歯成功の最重要要素は，ほかに存在することがわかる．それは，最適な咬合高径とその高径における下顎位が正しく採得されることである．

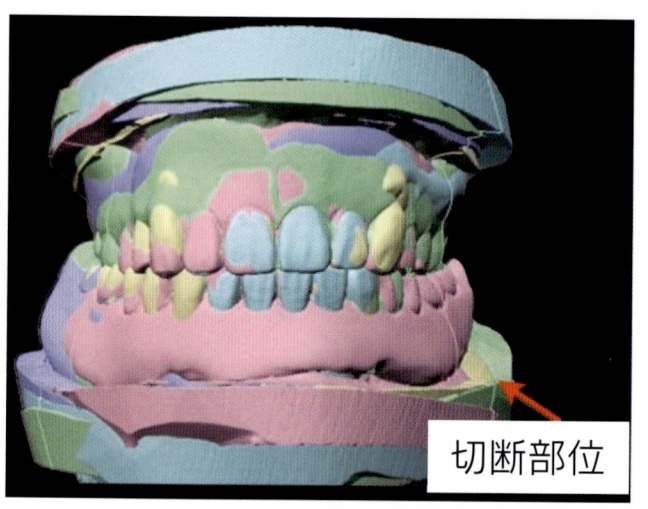
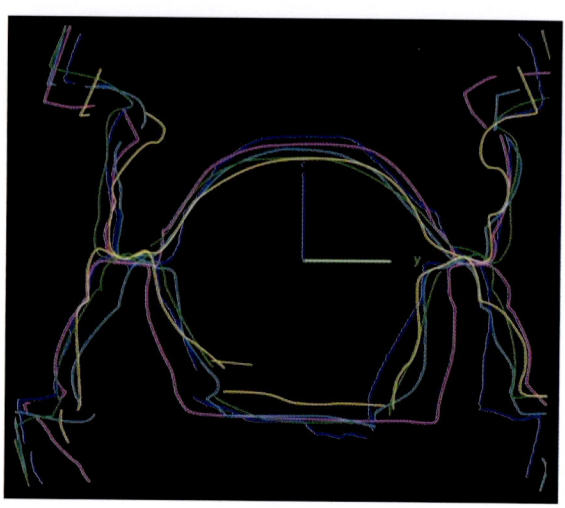

（東北大学大学院歯学研究科加齢歯科学分野：服部佳功先生，田中恭恵先生のご協力による）
6|6 部の断面図（コメット解析）
青：生田龍平（師：故・丸森賢二先生[19,20]）
黄：小久保京子（師：筆者[3]）
赤：小林靖典（師：矢崎秀昭先生[21,22]）
緑：須山譲氏（師：深水皓三先生[12]）
紫：戸田　篤（師：故・河邊清治先生[24]）
<義歯製作コンセプト>
生田：「落ちない，浮かない，かんでも転覆しない」
小久保：「下顎総義歯の吸着」を最優先
小林：「じゃまにならない機能的な義歯」
須山：「フラットテーブル治療法を用いた Gerber（ゲルバー）理論に基づく義歯」
戸田：「機能的咬座印象法を主体とする義歯」
この図は人工歯の配列位置や咬合接触関係，そして，研磨面形態はそれぞれの義歯製作コンセプトによって大きく変化することを表している．

図5-2　第一大臼歯の切断面：Cross Section at First Molars

表 5-1　最もよい義歯はどれか？

- 従来型のコンパウンドを使った教育学的な義歯 [23]
- 河邊清治氏の咬座印象による義歯 [24]
- 山本為之氏の Key Zone 配列による義歯 [25]
- Pound & 横田享氏のデンチャー [26, 27]
- 櫻井式無痛デンチャー [11]
- Watt のニュートラルゾーン義歯 [28〜30]
- 阿部二郎の下顎吸着義歯 [4, 31〜33]

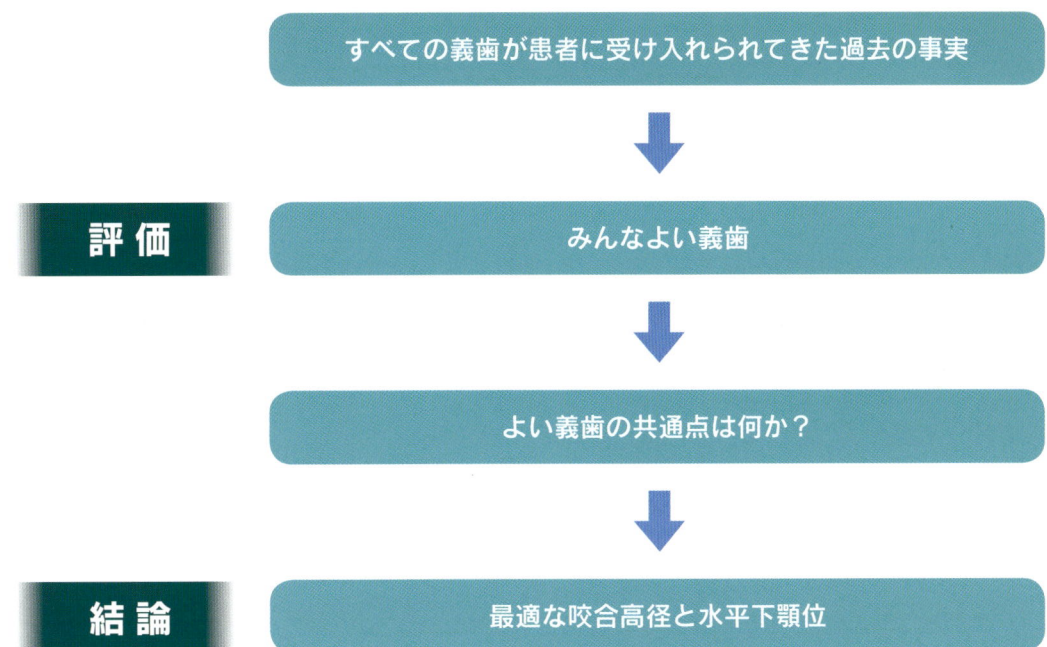

すべての義歯が患者に受け入れられてきた過去の事実

↓

評価　みんなよい義歯

↓

よい義歯の共通点は何か？

↓

結論　最適な咬合高径と水平下顎位

6 義歯の成功を左右する最重要事項は，適切な下顎位を採得すること

> **POINT** 患者満足度を向上させるにあたり義歯製作で最も重要となるのは，適切な高径で上下人工歯が均等接触する場を与えることを決めることである．

　前述したように，さまざまな印象テクニックや人工歯配列方法が存在する．そして，過去に推奨されてきた義歯製作法には，一つの共通点が存在する．それは，適正下顎位のもとで義歯製作が行われているという点である．特に，難症例においては下顎位が不安定なケースが多く，適正な咬合位をみつけることが大変難しい．これらは図 6-1 に示す患者満足度構造モデルからも説明することが可能である．つまり，義歯製作過程における印象方法や印象面積あるいは人工歯配列位置が違っていても，患者にとって適正な咬合高径と適正な水平下顎位を採得して義歯製作を行うこと，そして，それを維持することが満足度の向上において最も重要であり，すべての義歯における成功の鍵となる．もう一つ注目すべき点がある．下顎義歯の安定も大切な要素である．下顎総義歯の強い維持，いわゆる吸着は患者の満足度に大きく貢献することが明らかとなっている．

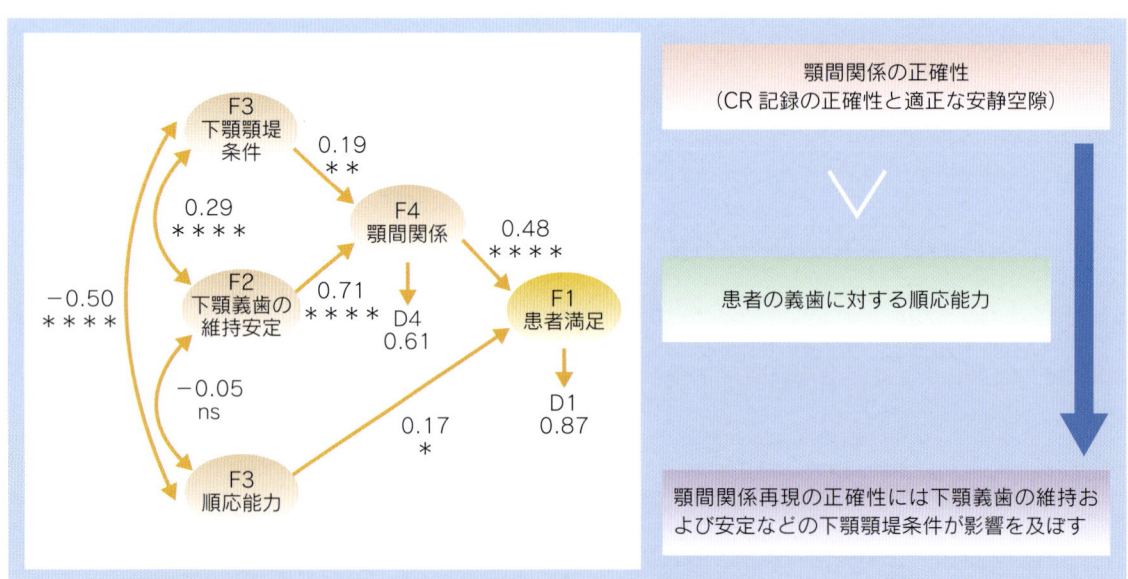

新義歯に対する患者満足度が顎間関係（CR 記録の正確性と適正な安静空隙）と強く関連し，患者の義歯に対する順応能力（義歯に対する慣れ）はこれより小さい．顎間関係の正確性には下顎義歯の維持と安定，そして下顎顎堤条件が影響を及ぼす．

図 6-1　患者満足度構造モデル（潜在変数と統計学的有意パス）（Fenlon, et al., 2008.[34]）

1 義歯作製の基本(ピラミッド)―難症例を制するために―

解説1 最適な咬合高径をみつけ,適切な水平下顎位を与えること

　かみ合わせが安定する位置を確実に決定することが,患者満足度を向上させるのには最も重要.

　世の中には種々の印象方法があり,各概念によって,義歯床の顎堤粘膜を被う量が異なったり,付与する人工歯配列位置や咬合様式も違っている.しかし,患者が満足するためにはどの義歯にも必ず押さえるべきポイントがあり,それが最適咬合高径と適正下顎位である.そしてそれは最も確実な義歯づくりの頂点として認識されている.

　図6-2のピラミッドは,義歯製作における優先度を示した概念図であるが,印象よりも適正下顎位を採得することが重要な位置づけになっているのが特徴的であろう.結論をいえば,適性下顎位の採得,印象採得,付与する咬合様式や人工歯配列の順に重要であり,患者満足度にも影響する.また,口を開けると落下する上顎義歯が,下顎義歯の不具合にに比べて最も患者の信頼を失うということも明白である.正しくかみ合わせの位置が決まらなければ排列どころではないのである.

　このように,義歯の難症例で術者が苦戦するのは,下顎位が不安定で著しい顎堤吸収を伴ったケースであり,この下顎位を制するものは名医になれるといっても過言ではない.

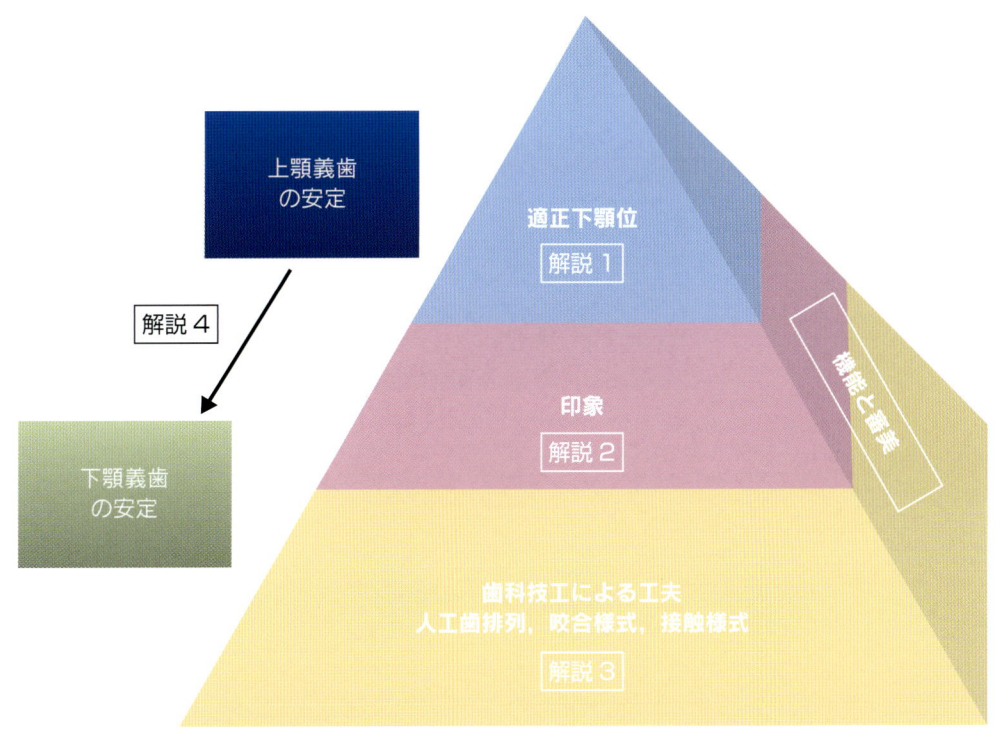

図6-2　義歯製作における優先度

解説 2　義歯床面積の考え方

　種々の印象方法があり，義歯床が覆う範囲も義歯製作概念[35]によってさまざまであるが（図6-3），必ず以下の解剖学的ランドマークを押さえて必要最低限度の義歯床面積を確保することが義歯のクオリティーを高めるためには大切である．

　現在，日本で行われている大学の歯科補綴教育は，「筋の付着部と想定される部位まで義歯床を拡大延長し耐圧面積を増加させることで，咀嚼力を向上させる」ことを基本概念としている．この考えにより，約7割の総義歯が成功すると考えられていることから，著名な歯科医師でも義歯下顎骨外斜線を含むように印象を採るとするものが多い．しかし，骨外斜線はあくまで筋の付着想定位置であって，付着が骨外斜線より内側の歯槽頂付近に存在する場合は，当てはまらない．そのようなケースにおいては，むしろ過拡大となり，義歯は開口すると頬粘膜に容易に跳ね上げられる．したがって，過去に紹介されたさまざまな義歯製作法を整理してみると最低限度の床面積の獲得による義歯の安定維持を考えれば，頬側のランドマークは歯肉粘膜翻転部でよいと考えられる．一方，最大の大きさは筋付着部まで拡大された義歯床となる．多くの義歯は，この二つの大きさのなかに分布する．そして支持域不足の問題は，人工歯の配列位置でカバーする．

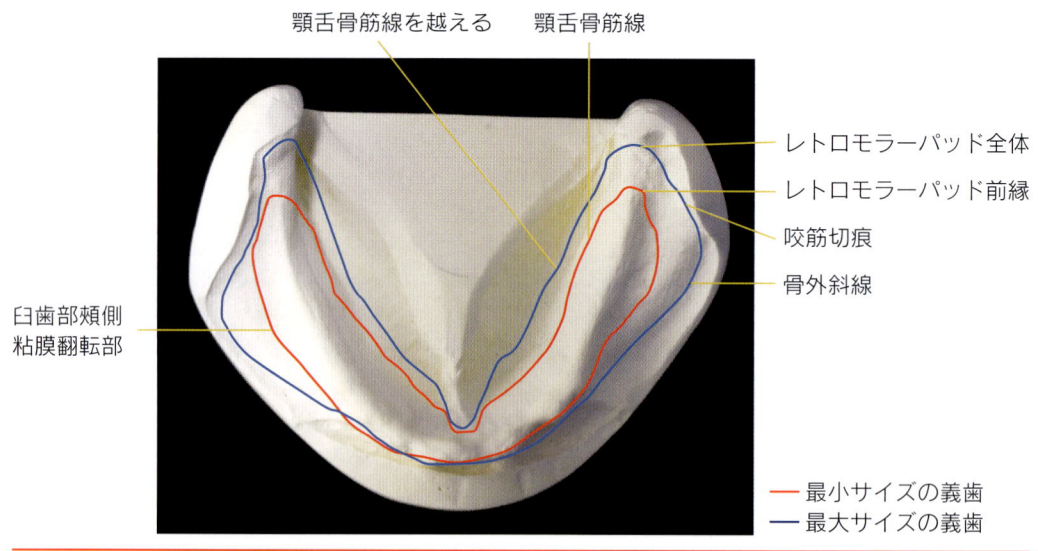

図6-3　製作概念によって異なる義歯床面積

解説3　人工歯配列と咬合様式

　人工歯の配列位置は顎堤条件や対顎関係によって変化する[36, 37]．特に下顎においては被覆範囲（支持域）が大きい義歯床は天然歯のもとあった位置へ配列，被覆範囲が狭い義歯床の場合は，歯槽頂付近に寄せて人工歯配列を行う．支持力，維持力に応じて人工歯の配列位置や咬合様式を選択する（**図6-4**）．

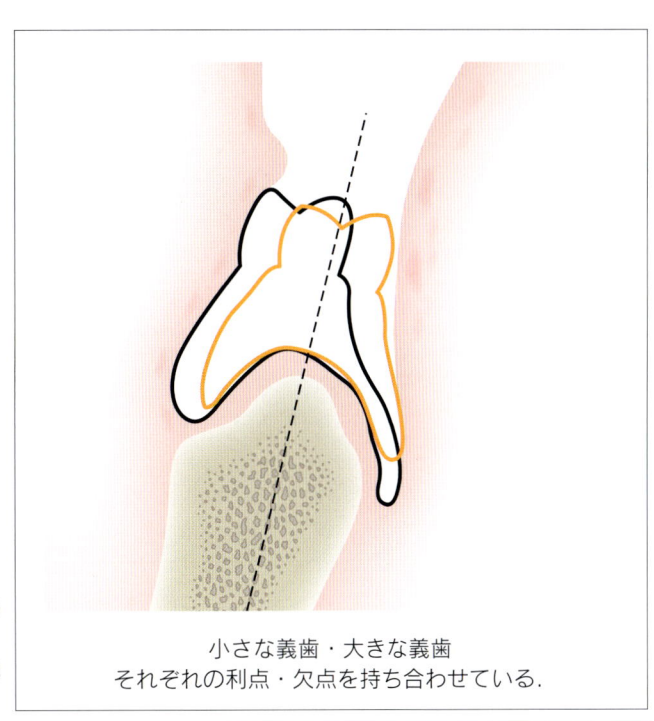

── 小さな義歯床は義歯の転覆防止のために人工歯を歯槽頂付近に配列
━━ 大きな義歯床は人工歯を頬側へ配列

小さな義歯・大きな義歯
それぞれの利点・欠点を持ち合わせている．

図6-4　人工歯排列は，さまざまな条件で変化する

　歴史的な観点から安全な咬合様式は，バランスドオクルージョンである．しかし，現在では総義歯に犬歯誘導を与えてもバランスドオクルージョンと大きな満足度の差はないとする論文も増えている．咀嚼時中に食物が上下の歯の間に介在してかみ砕かれる際には歯の接触は失われてしまう．いい換えれば，咀嚼初期のストローク以外のchewing cycleの範囲で歯がぶつかることがほとんどないことから，総義歯において犬歯誘導とバランスドオクルージョンのどちらの咬合様式を付与しても大きな問題は起きないという．「無歯顎で犬歯誘導なんてあり得ない」とバランスドオクルージョンの信者は訴えたいだろうが，これも「いわれてみればそうだよね！」と納得することである．

　したがって，患者満足度に関しては，「印象の重要性」や「咬合様式の違いの比重」はそれほど高くないことがわかる．上下がかみ合う咬頭嵌合位をきちんと与えなければ，排列や咬合様式どころではない．「印象や咬合様式はどうでもよい」といっているのではない．難症例に関しては，咬合高径と水平的下顎位の採得，いい換えれば，「かみ合わせをきちんとつくる！」という最も大切なものに集中力を使うべきであるといいたいのである．

解説4　上顎義歯の落下と下顎義歯の浮き上がり

総義歯の第一の問題は上顎義歯の落下，そして第二の問題が下顎義歯の浮き上がりであることから（図6-5），最優先は，上顎義歯の吸着と安定である．会話や食事中に上顎義歯が落ちてしまうほど患者が恥ずかしいことはないからである．

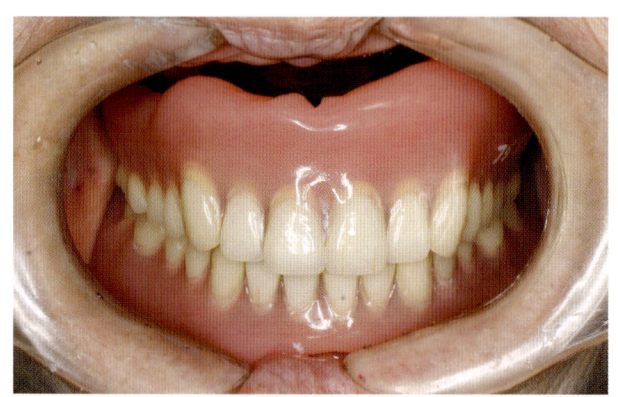
第一の問題：上顎義歯の落下

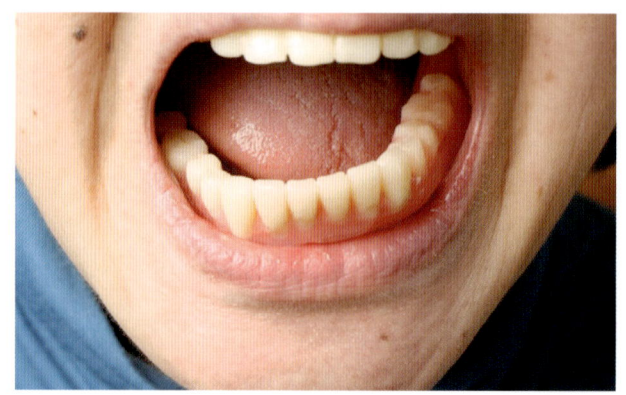
第二の問題：下顎義歯の浮き上がり

図6-5　総義歯の問題

解説5　よくある四つの疑問

上記の結果をもとに四つの問いに答えてみたい．これらへの回答が難症例の問題解決のテクニックにつながっていくことになるからである．

1. 大きい義歯と小さい義歯のどちらがよいのか？
2. 人工歯の配列は，いつも天然歯のもとあった位置に配列すべきなのか？
3. 義歯の形態は，左右シンメトリー（対称）なのか？
4. 研磨面はいつも凸にした方がいいのか？

1．大きい義歯と小さい義歯のどちらがよいのか？

書籍に掲載されているたくさんの義歯をみると，義歯の形態や義歯床の大きさに目を奪われてしまう．

義歯の大小に関して，臨床では，「大きくつくれば，邪魔」「小さくつくれば義歯が安定しない」，という話をよく耳にする．また，大きな床外形が正しいと主張している者は，小さい義歯は認めず，逆に小さい義歯をつくることを主張する者は「どうしてあんなに大きな義歯が必要なのかわからない」とお互いを批判しあう．見方を変えれば，お互いに欠点があるということになる．「一体，患者にとってちょうどよい義歯のサイズとはどのようなものなのか？」という問いに，明解な回答が未だ存在しないことが混乱を招いている理由であり，どちらにも軍配はあがらない．筆者の臨床経験では，どちらの義歯も70％の成功率と感じている．

コンパウンドでしっかりとした義歯をつくったら患者に「邪魔で入れていられない」といわれ，再度小さめにワックスデンチャーで咬座印象を行って義歯を完成させた例，逆に「義歯が口のなかで踊る」といわれコンパウンドで大きく再製した例のように，ときにはいつも

と異なる製作概念で義歯をつくる経験をしているからである．図6-6は，前述した5人の歯科技工士が同一症例に対し義歯を製作したうちの二つである．ご覧のように義歯床のサイズはバラバラである．しかし，どちらも，ほぼ同じ咬合高径，同じ下顎位で咬合採得されていると同時に，義歯床は最低限度の解剖学的ランドマークを含んでいて，患者を満足させる条件は足りている．筆者は，患者の顎堤状態や機能に合わせた義歯床サイズを決める際には小さい基礎床の各個トレーに印象材を盛り，機能印象を行わせる方法がよいと考えている（第Ⅱ編参照）．

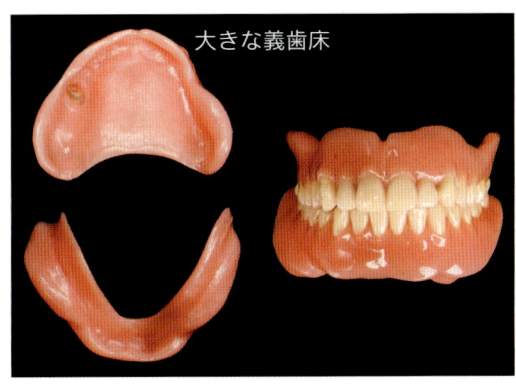
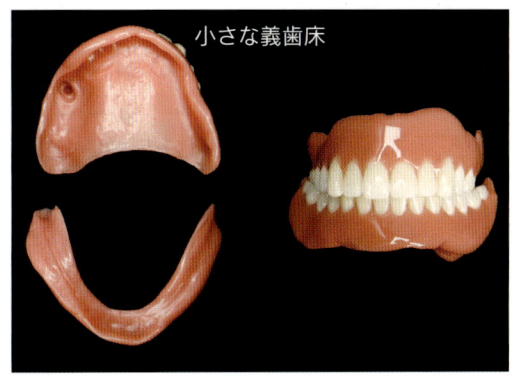

RDT．須山譲氏　　　（同一患者症例）　　　RDT．小林靖典

義歯のサイズの捉え方は義歯製作概念によって大きく変化する．
左図：筋の付着部まで可能な限り義歯床縁を拡大するコンパウンドテクニックの概念に患者の機能印象を加えた義歯製作方法．
右図：無口蓋義歯を代表とする矢崎秀昭氏のじゃまにならない小さな義歯床をつくる概念．
それぞれの考えによって義歯床のサイズが変わる．

図6-6　義歯製作概念によって異なる義歯のサイズ

2．人工歯の配列は，いつも天然歯のもとあった位置に配列すべきなのか？

　義歯床サイズの違いは支持力の差となって現れ，その問題は人工歯配列の工夫で解決される．

　大きい床であれば人工歯は歯槽頂の外側，つまり，天然歯のもとあった位置に配列することによって舌房を侵害せず生理的だとする意見，一方，義歯床が小さければ人工歯は義歯の転覆を避けるために歯槽頂付近に配列すればよいとする意見に大別される．後者は，舌房は侵害されるかもしれないが，とにかく邪魔にならず，楽に義歯を入れてもらうことを目的としている．義歯床を三脚にたとえれば，大きく開く脚のほうが人工歯を並べる自由度が増え，小さい脚は安定する場所を探して歯を並べることになる．患者が義歯を快適に使えるように，それぞれの立場の技術で補っている．したがって人工歯の配列は，いつも天然歯のもとあった位置に配列すべきなのかと問われれば，義歯床の大きさや製作概念によって変化すべきであると答えざるを得ない（図6-7）．

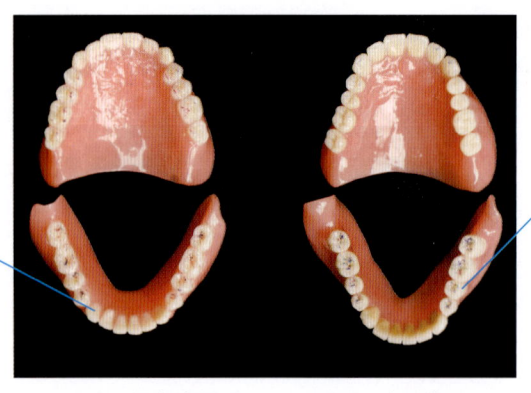

天然歯のもとあった位置に人工歯を配列しようとしている意図が感じられる

安定のよい歯槽頂近くに人工歯を配列している

RDT. 須山譲氏　　RDT. 生田龍平

図6-7　床のサイズは同じでも製作概念によって人工歯の配列位置は変化する

3. 義歯の形態は，左右シンメトリー（対称）なのか？

p.14にあげた5人の歯科技工士のチャレンジ症例のように，下顎自体が顎関節や筋の機能異常で回転移動している場合，義歯は左右対称の形にはならない．たしかに左右対称となるケースはかなりの率を占めるが，無歯顎の顎関節の形態異常が多くみられる現在，絶対とはいえない．**図6-8**は，まさに下顎が回転したケースで，治療用義歯を装着しても，下顎頭がいわゆる正常な位置に戻る可能性が少ないことから，左右非対称の形態になっている．

5人の歯科技工士の何人かは　異常な対顎関係を考慮し，片側だけを交叉配列にしているのもその理由である．

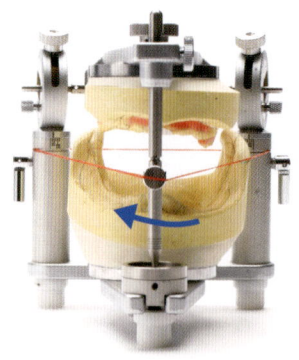

図6-8　下顎が右側へねじれた状態になっているケース
（p.14の症例より）

4. 研磨面はいつも凸にしたほうがよいのか？

また，研磨面が異常に膨らんだケースを雑誌等でみかけるが，頬筋の機能低下によるものであって，無歯顎になっても通常の機能が営める患者であれば，研磨面の異常ともいえる大きな膨らみはかえって機能運動の邪魔となる．

図6-9，10の症例は，元気で通院していた患者が，アルツハイマー病に罹患し，義歯の苦情を訴えて再来院した例である．頬の働きが鈍くなったことで　食鎖が頬側臼歯部に溜ま

ると訴えてきたが，研磨面を突に膨らませることによって，問題は解決された（**図6-9**）．

このように，研磨面の形態は，患者の頬の機能の強弱によって変化する．術者が「この患者の頬筋の活動性はこのくらいであろう」と想定してコンパウンドで辺縁形成を行う方法は，豊富な経験が必要でビギナーには相当難しい印象法である．そのような意味でも，把柄のない機能印象用トレー，あるいは機能的咬座印象法で患者自らの運動によって得られる研磨面形態を模倣したほうが，簡単に各患者に適したものをつくることができる（**図6-10**）．

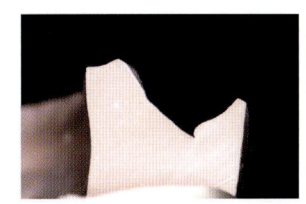
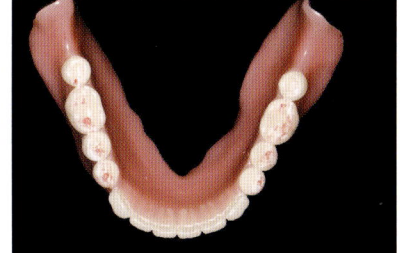
凹形態
Concave buccal polished surface

アルツハイマー病へ

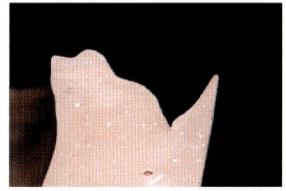
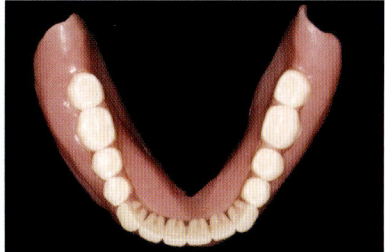
凸形態
Convex form of the buccal polished surface

図6-9 頬筋の機能低下に合わせた研磨面の形態

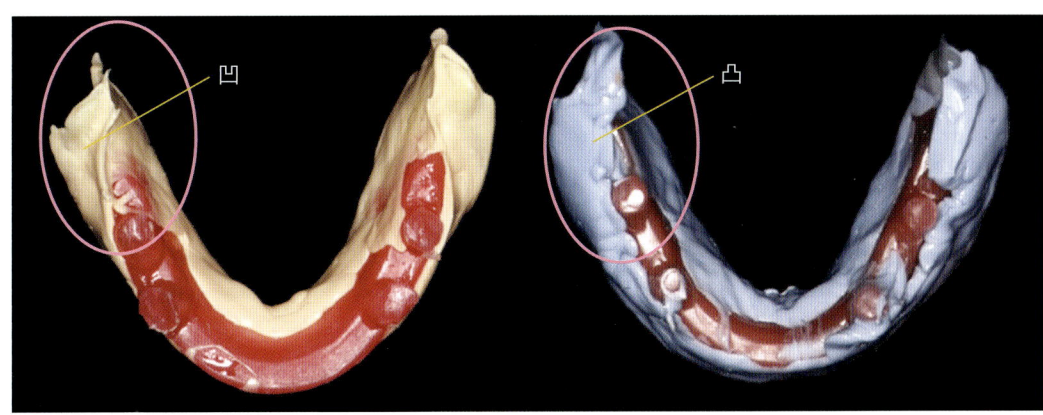

頬筋の活力（強い）　　　　　　頬筋の活力（弱い）

図6-10 頬筋の活力度の違いによってかわる義歯床後縁の形態

Ⅱ編

難症例と下顎吸着義歯，BPS

Difficult-to-treat Cases of Edentulous Patients

1 最適な顎間関係を得るための義歯製作システム（BPS）

> **POINT** BPSの利点は，旧義歯の悪習慣をキャンセルし3段階で顎間関係を決定することである．

　一般臨床において経験豊富な歯科医師たちは，おもに印象技術に重要性を感じていて，前述した患者を満足させるためには必須の適正な咬合高径の採得，水平下顎位の決定に対しては十分な注意を払っていない．下顎位の診断に有効な顎関節X線撮影やゴシックアーチ描記法も実施せず，経験による勘を働かせて，上下のろう堤をかませて咬合採得を終了するケースが目立つ．また，将来を担う若手歯科医師達は，これまでの経験に基づく方法よりもシステマチックな方法を望んでいて，その傾向は世界的な広がりをみせている．義歯の質を落とすことなく最適な顎間関係を採得し，より簡単で確実な方法で義歯を完成させることが難症例の克服にもつながると考えられているからである．「余計なエラーはなくし，システマチックに義歯を完成させる」．それが，Ivoclar Vivadent社が開発したBPS（Bio-functional Prosthetic System；生体機能的補綴機構）である[1〜5]．お断りしておくが，個人的な理由で1社の肩をもつつもりはない．たしかな方法であるから，読者に紹介するのである．

　筆者がBPSを推薦する理由は二つあり，どちらも咬合採得における利点である．

　一つ目の理由は，製作過程において図1-1に掲げる3段階で顎間関係を決定する点である．

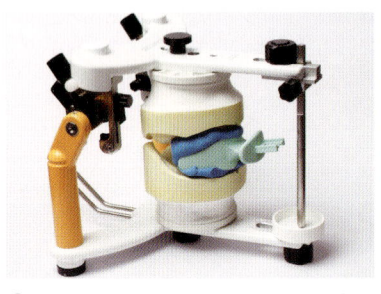

①セントリックトレーを用いた簡易咬合採得．

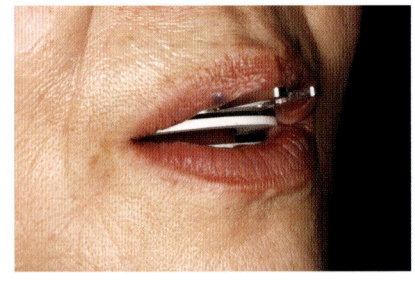

②精密印象後，発音状態を確認して咬合高径を再チェック．

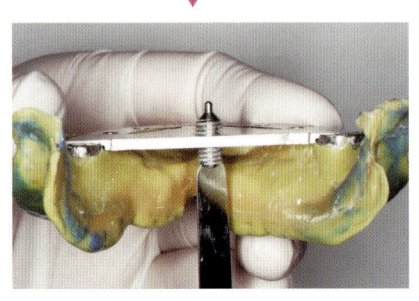

③ゴシックアーチ描記スタイラスの高さを適切な高径に調節後，水平下顎位を決定する．

図1-1　3段階で付与すべき咬合を決定する

①概形印象採得と同時にセントリックトレーを使って簡易咬合採得を行う．
②精密印象終了後に発音を使って咬合高径を再度チェックする．
③精密印象体を使ってゴシックアーチを描記し，水平下顎位を決定する．

製作システムに則して上の3段階で適正下顎位を採得するステップは，他のシステムにない優れた点である．

二つ目の理由は，精密印象が終了するまでに約1時間を要するので，ゴシックアーチを描記させる頃にはデプログラミング（**表1-1**，**図1-2**），つまり，これまで使用してきた義歯の不適切な習慣性下顎位のプログラムが排除された状態で②の咬合高径の再確認と③の水平下顎位が採得されるからである．

まさに，義歯製作過程で最も重要な適正下顎位を採得できる最高のシステムで，重要項目を整理したピラミッドの頂点（p.19参照）をしっかり押さえた推奨できる義歯製作システムである．

ちなみに，現在すでに世界で2社が実践しているCAD/CAMデンチャー製作システムも，たった3回で義歯の完成に至ると宣伝しているが，2社とも製作過程のなかにゴシックアーチ描記法が含まれている．義歯患者満足度の向上で最も重要なことは適正な下顎位の採得であり，義歯製作の優先度を表したピラミッドのサミットを確実に押さえている．世界の起業家たちは，抜け目のない賢さがあることを思い知らされもする．

表1-1　デプログラミング（Deprogramming）

八重樫祐成[38]	コットンロールなどを約5～15分程度臼歯部に置き，患者の筋記憶を解除する
Wise MD[39]	通常デプログラミングには約5～10分間必要であり，誘導が困難な患者には15～30分かかる
Downs DH[40]	デプログラミングには最低15～30分間必要である

筋肉，歯周組織や顎関節にある固有受容器情報をキャンセルすること．

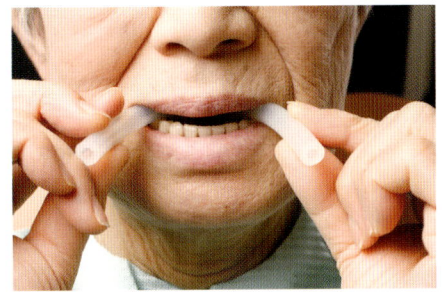

①ゴムチューブトレーニング（和田精密）
約3～5分ゴムチューブやカムラックを断続的にかむことで旧義歯の悪い下顎位の記憶（プログラム）をキャンセルすることができる．

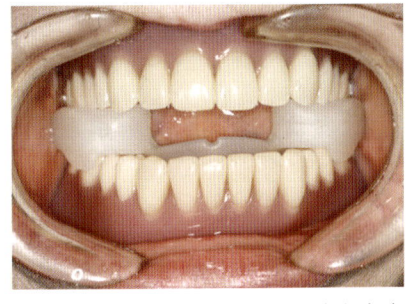

②カムラック（愛知県：平岩慎次先生考案）

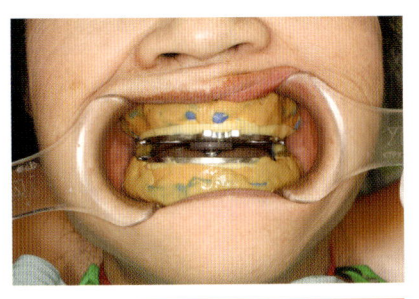

③BPSの約1時間の印象（Ivoclar Vivadent）
上下の印象を行っているうちに，旧義歯の悪い下顎位の記憶がキャンセルされる．

図1-2　デプログラミング（Deprogramming）
　　　筋疲労法による習慣性咬合位の修正

2 下顎吸着テクニックとBPS義歯の製作工程

　BPSは，多数歯欠損，上下顎無歯顎に対する総義歯，インプラントオーバーデンチャーなど広い範囲で活用可能な義歯製作システムである．BPSに下顎総義歯の吸着テクニック（図2-1）を加えることで，より質の高い義歯が製作可能となる．材料は，おもに自由診療用製品を使用するが，一度部品を買いそろえれば保険診療にも適用できる．患者の許す経済状況下で一口腔単位の歯科治療を行うとき，BPSはきわめて合理的で有用である．

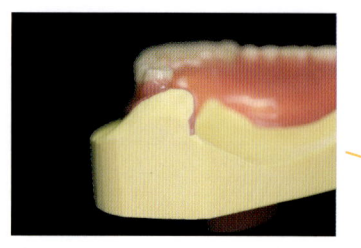

①義歯床内面とレトロモラーパッド部の接触型封鎖
レトロモラーパッド部のメインとなる封鎖で適合のよい各個トレーがレトロモラーパッド全体を覆うことで完成する．できるだけレトロモラーパッドを変形させない概形印象が必要なことから，フレームカットバックトレーを用いた方法がよい．

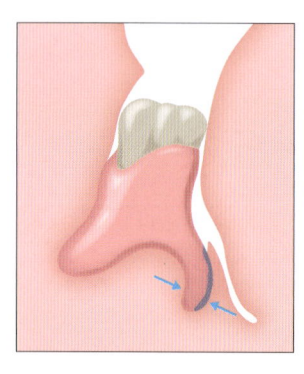

⑥舌下ヒダ部のスポンジ状組織による強固な封鎖
厚い義歯床縁が吸着効果を最大に発揮する．

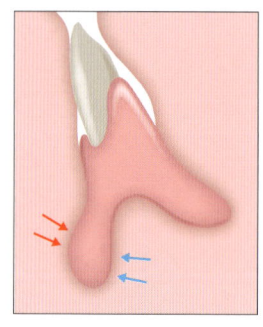

⑤前歯部の内外側二重封鎖
前歯部義歯床が唇側では口唇に，舌側では顎堤粘膜にはさまれて封鎖が完成する．

下顎総義歯の吸着を実現するのに最も大切なことは，吸着メカニズムを理解することである．

図2-1　下顎総義歯の吸着メカニズム（阿部ほか，2011.[3]）

II編　難症例と下顎吸着義歯，BPS
2. 下顎吸着テクニックとBPS義歯の製作工程

この項では，製作工程の大筋を紹介する．
（使用材料や製品の質問連絡先　Ivoclar Vivadent Japan）

②後顎舌骨筋窩の代償性封鎖
舌の脇腹が義歯床舌側研磨面を圧することで封鎖が完成する．顎舌骨筋線を2〜3mm越えた位置に義歯床縁を設定する．

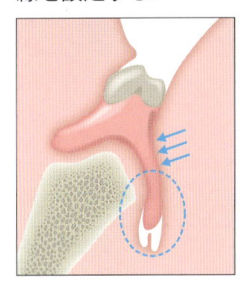

③レトロモラーパッド義歯床上部での封鎖
舌と頬粘膜がレトロモラーパッド部で接触する（BTCポイント：Buccal Mucosa-Tongue-Contact point).
レトロモラーパッド部の二次的封鎖の役割を担う．

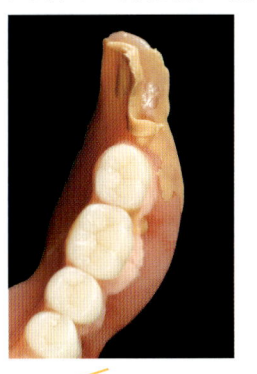

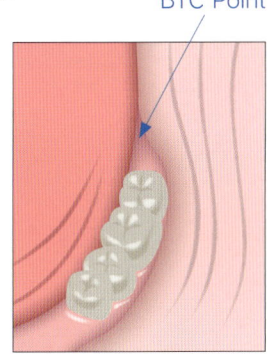

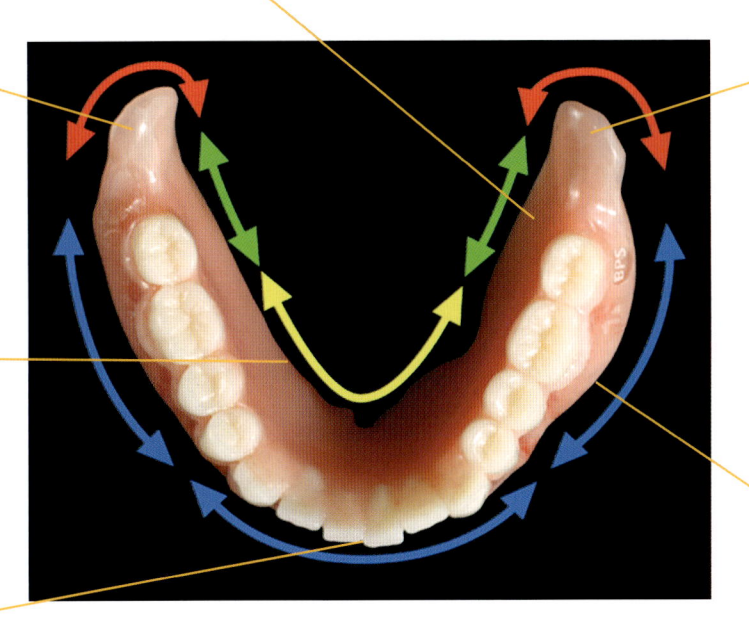

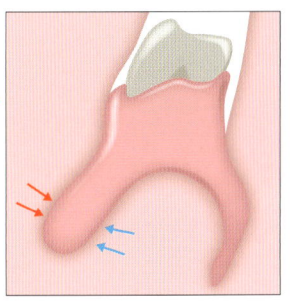

BTC Point

④臼歯部頬側の内外側二重封鎖
臼歯部義歯床が頬側では頬粘膜に，舌側では顎堤粘膜にはさまれて封鎖が完成する．

1 概形印象 （図 2-2）

　上顎概形印象は，解剖学的ランドマークが採得できるアキュトレーにアルジネート印象材（ビバール；Vival）使用によるダブルインプレッションテクニック，下顎はフレームカットバックトレー（モリタ）を使用．

Accu Dent System

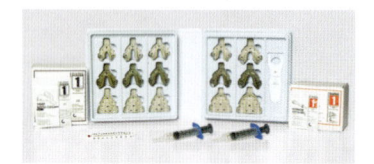

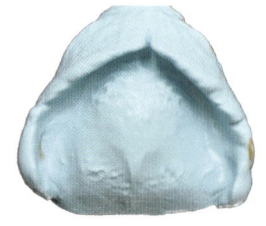

上顎概形印象（Accu Dent System，ビバール） 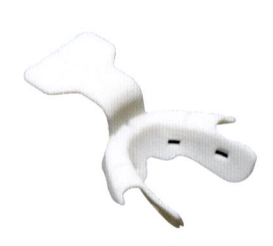　　フレームカットバックトレー　　下顎概形印象（フレームカットバックトレー，ビバール）

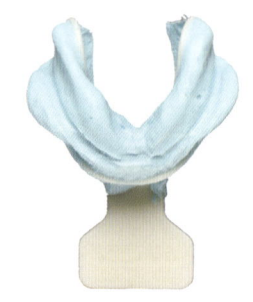

図 2-2　概形印象

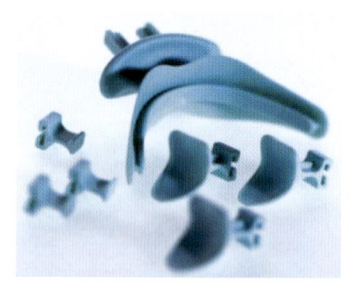

2 セントリックトレーによる簡易咬合採得 （図 2-3）

　セントリックトレー（Ivoclar Vuvadent）によって概形印象時に簡単な咬合採得ができる．シリコーンパテ，あるいは混水比を調節して流動性を低下させたアルジネート印象材をセントリックトレーの上下に置き，口腔内へ挿入する．事前に計測しておいた咬合高径までかんでもらい，硬化後，口腔外へ取り出す．これまで，かみ合わないろう堤で苦労してきた無駄な時間が大幅に削減できる．そして，次のステップでこのセントリックトレーによって，およその咬合高径で印象用各個トレーを完成させる．

セントリックトレー 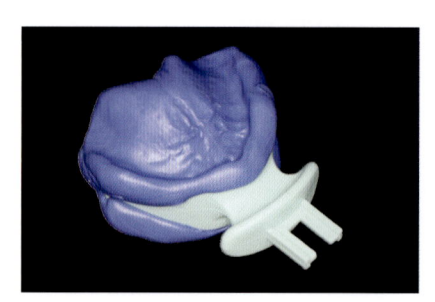　　完成した簡易バイト（バーチャル；Vertual パテを使用）　　咬合高径を計測し印象材を置いたセントリックトレーを適正な高径までかむ．

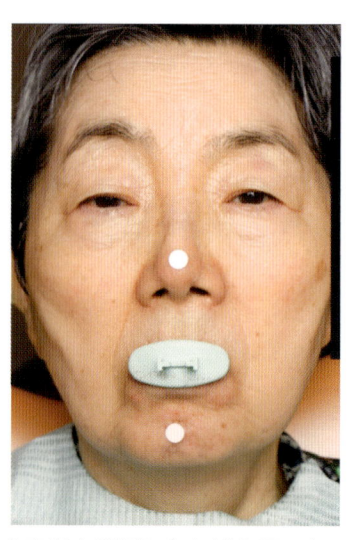

図 2-3　セントリックトレーによる簡易咬合採得

3 概形印象模型を咬合器の真中にマウンティングするホリゾンタルガイド（図2-4）

　上下顎の概形印象模型ができあがったら，ホリゾンタルガイドを用いて咬合器の理想的な位置に下顎模型を機械的に設置する．咬合平面が前後左右に傾いたりすることなく模型がマウンティングされる「優れもの」である．

　ホリゾンタルガイドによって規定された咬合平面と一致した所にナソメータMのバイトリムマウント（白いプレート）を置く．各個トレー上下を完成させて精密印象の準備が整う．

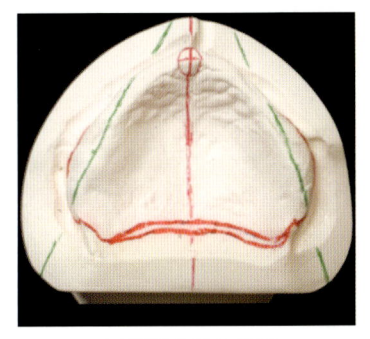

上下概形印象模型

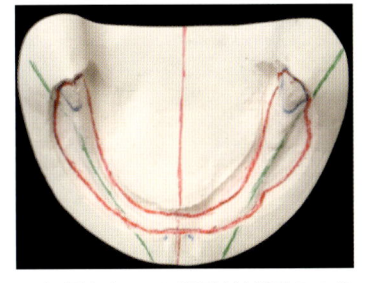

※各個トレーの概形線は**図2-5**参照．

本書の各個トレーの設計線は，下顎は吸着義歯の理論に基づいたものを引いている．従来型のコンパウンド印象とは異なるラインであることに注意する．

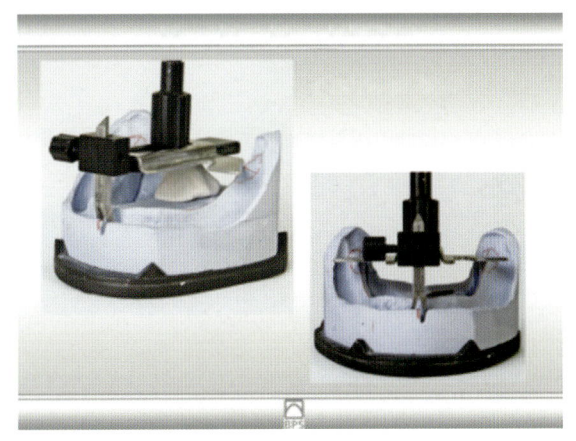

ホリゾンタルガイド（別症例）

セントリックトレーバイトを用いた概形印象模型のマウンティング

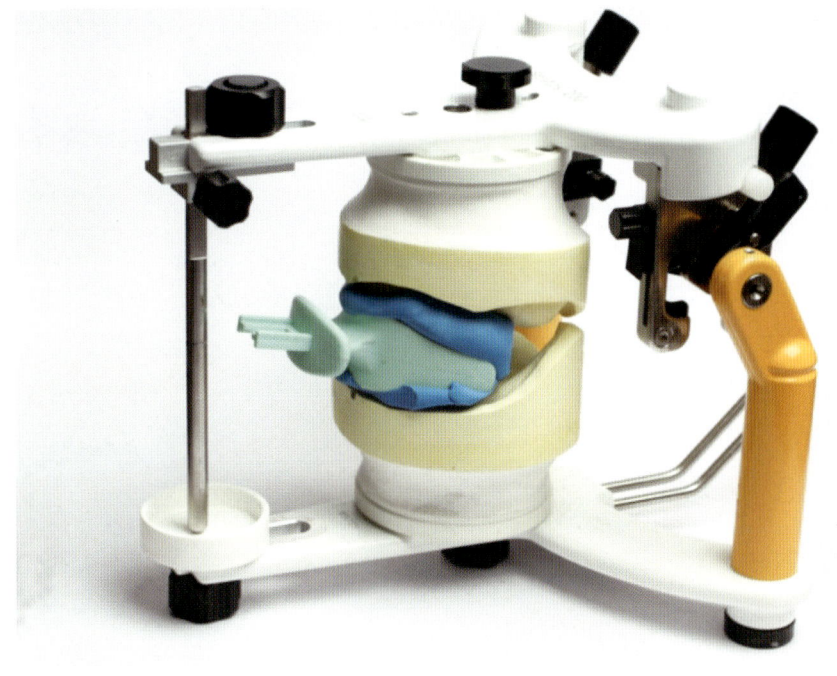

ストラトス咬合器（Stratos）を使用．

図2-4　セントリックトレーバイトとホリゾンタルガイドを用いたマウンティング

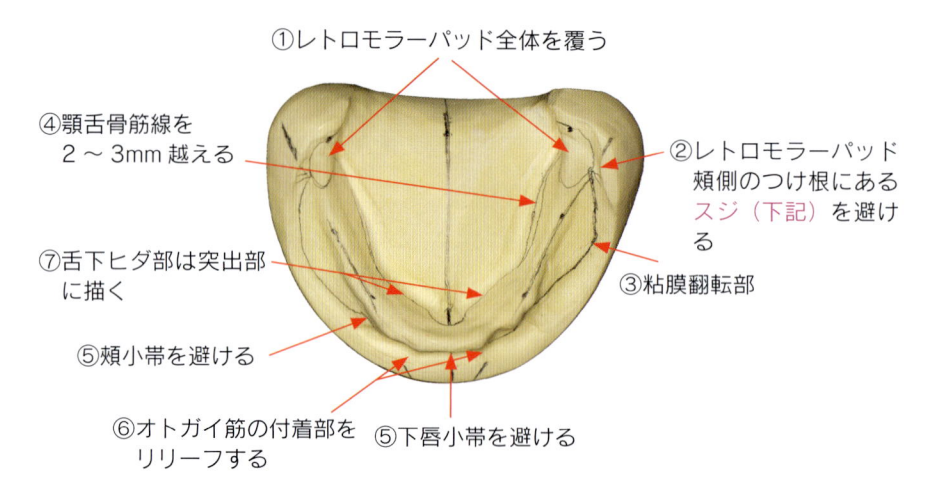

①レトロモラーパッド全体を覆う
④顎舌骨筋線を2〜3mm越える
②レトロモラーパッド頬側のつけ根にあるスジ（下記）を避ける
⑦舌下ヒダ部は突出部に描く
③粘膜翻転部
⑤頬小帯を避ける
⑥オトガイ筋の付着部をリリーフする
⑤下唇小帯を避ける

義歯製作概念は各個トレーのラインに表れる．
この設計線は口腔可動粘膜による義歯床全周囲の封鎖を目的としていて，コンパウンドを用いた従来型のトレー設計線とは異なるラインである．

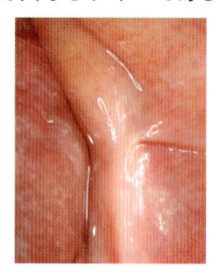

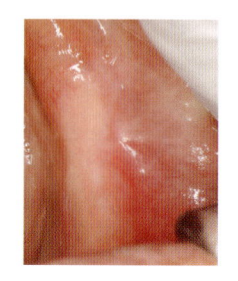

スジとは何か
レトロモラーパッドの頬側つけ根に存在し，頬粘膜を内側へ引く働きを担う．直視による発見率は10％と少ない．

頬粘膜をミラーや指で外側へ広げるとスジの発見率は40％になる[41]．

図2-5 吸着を可能にする機能印象用各個トレーの概形線

4 ナソメータMつき各個トレーの製作（図2-6〜8）

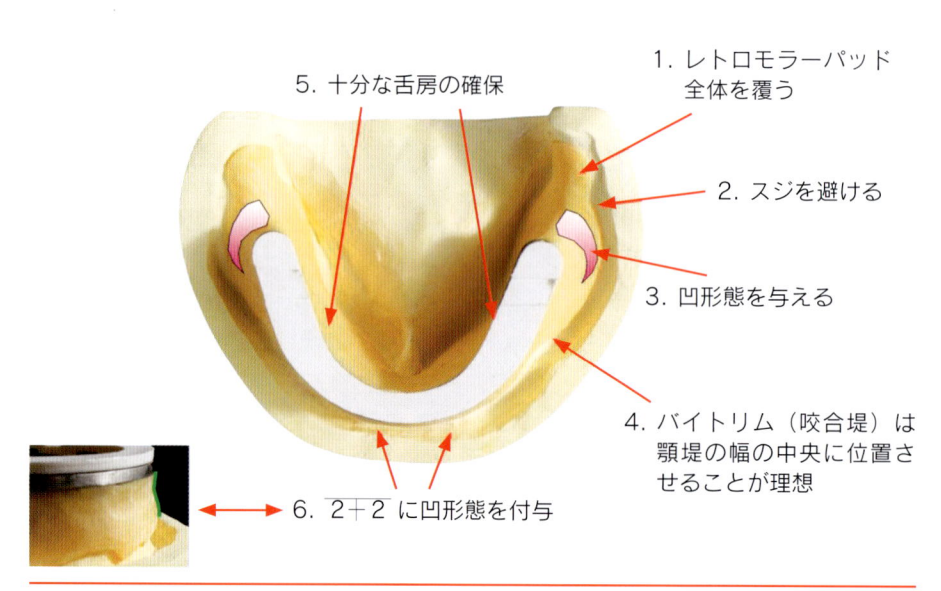

5. 十分な舌房の確保
1. レトロモラーパッド全体を覆う
2. スジを避ける
3. 凹形態を与える
4. バイトリム（咬合堤）は顎堤の幅の中央に位置させることが理想
6. $\overline{2+2}$ に凹形態を付与

図2-6 吸着達成のために付与する各個トレーへの六つの工夫（咬合面観）

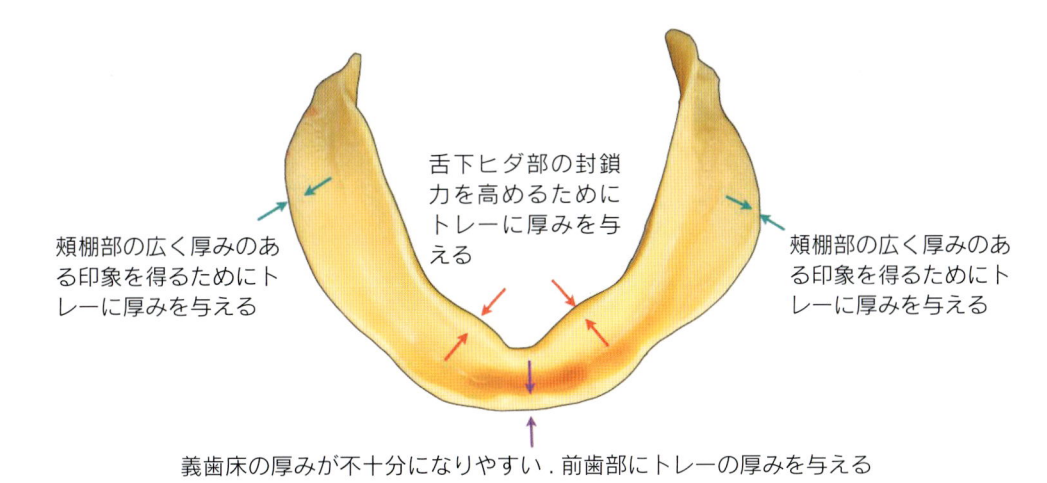

図2-7 吸着と支持を得るために必要な各個トレーの厚み（内面）

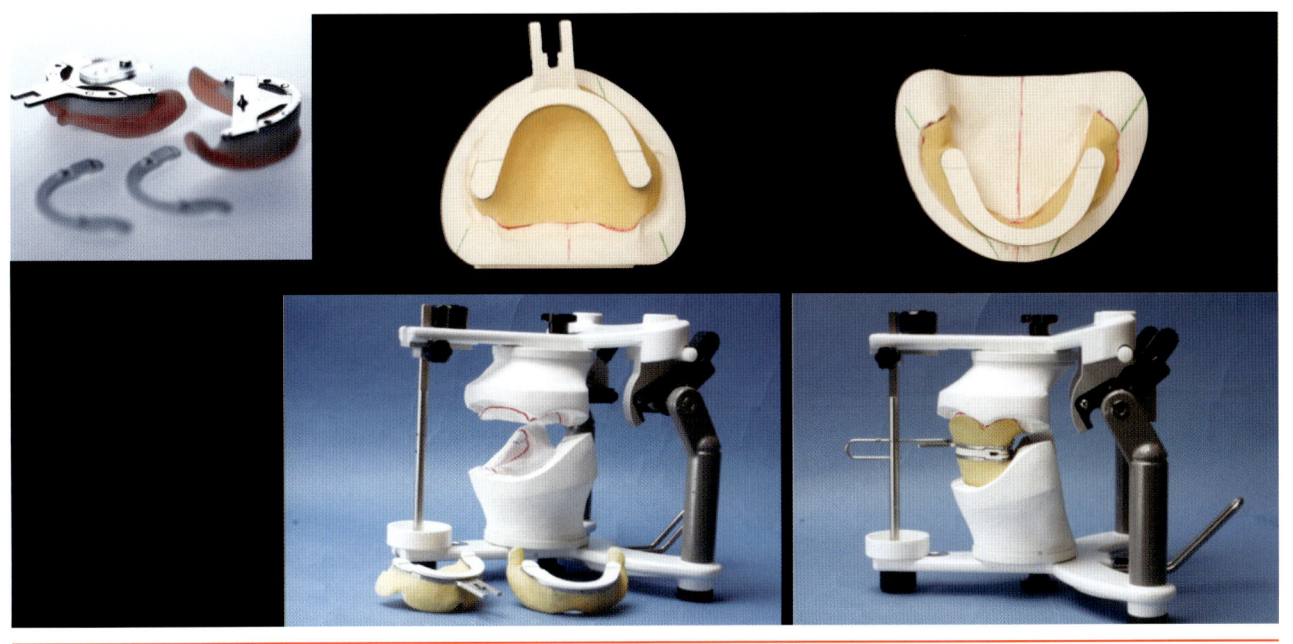

頰棚部の広く厚みのある印象を得るためにトレーに厚みを与える

舌下ヒダ部の封鎖力を高めるためにトレーに厚みを与える

頰棚部の広く厚みのある印象を得るためにトレーに厚みを与える

義歯床の厚みが不十分になりやすい．前歯部にトレーの厚みを与える

図2-8 ナソメータMを用いた各個トレーの製作

5 精密印象 (図2-9〜12)

ナソメータMつき各個トレーを試適し，カンペル平面，正中の位置などをチェックしたうえで機能的精密印象を行う．印象材はバーチャル（Ivoclar Vivadent）を使用．

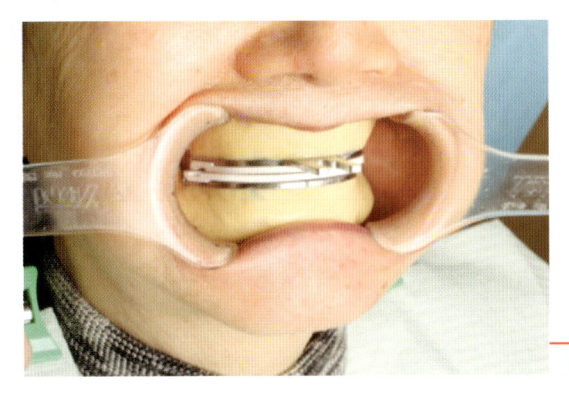

図2-9 ナソメータMつき各個トレーの口腔内試適

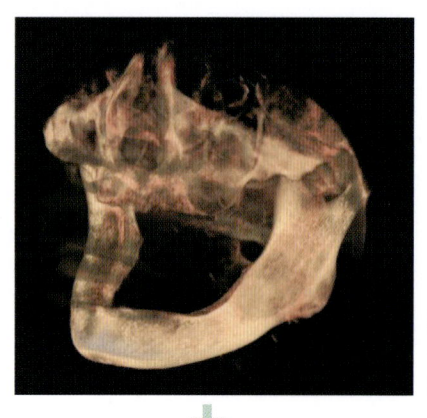

顎堤形態が良・中型で開口時に舌を大きく引かない無歯顎者に適応される印象法である．

五つの基本動作

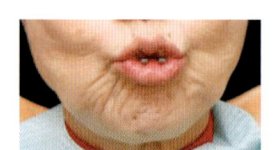

1. 口をとがらす（ウー） 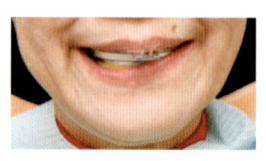　2. 口をすぼめる（イー）

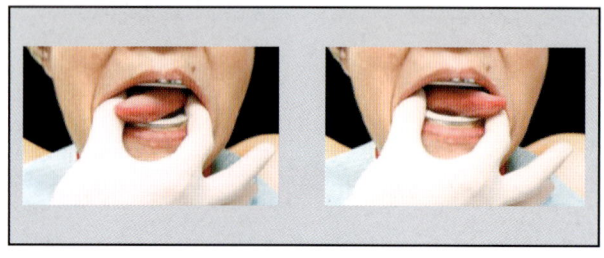

3. 舌で上唇を軽くなめる

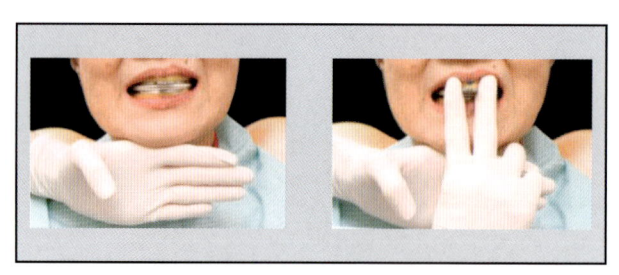

4. 口を閉じた状態でトレーの前歯裏面を舌で押す

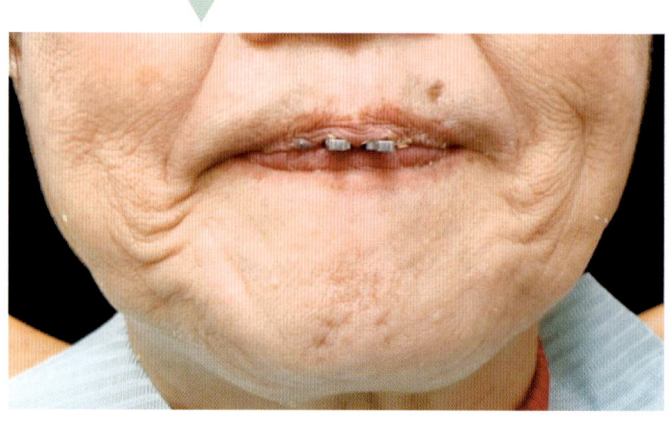

5. 嚥下（2〜3回）

図2-10　下顎精密機能印象（顎堤形態良・中等度ケース）

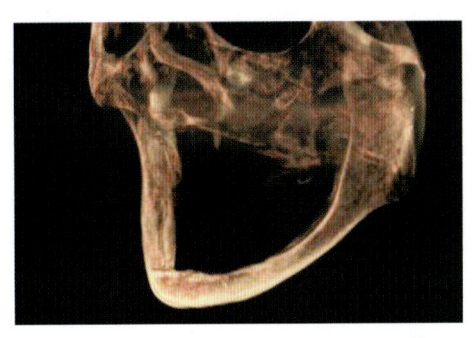

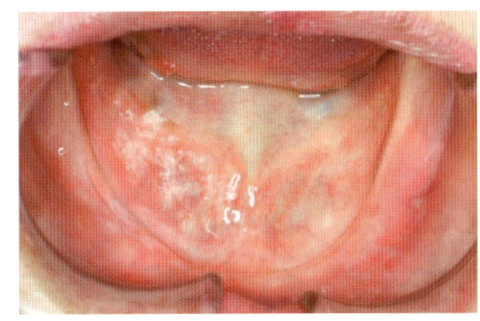

Ⅱ編 難症例と下顎吸着義歯，BPS
2．下顎吸着テクニックとBPS義歯の製作工程

著しい顎堤吸収

開口時に舌が後退すると舌下ヒダ部に隙間が現れ封鎖ができなくなる．術者が開口状態でトレーを保持することでスペースに印象材が流れ込み封鎖が完成する．

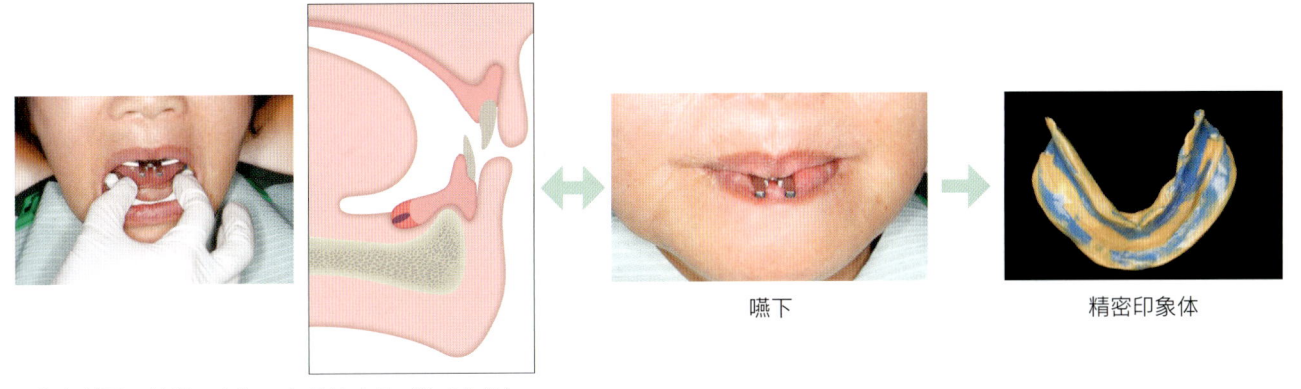

術者が開口状態でトレーを保持する（約10秒）
嚥下　　　　精密印象体
→何度か繰り返し印象材の硬化がはじまったら開口状態でトレーを保持する．

顎堤吸収が著しく，開口すると舌を大きく後ろへ引くケースでは，封鎖印象がむずかしくなるため，二つの基本動作を中心に印象が採得される．

図 2-11　顎堤吸収が著しく，開口時に舌を大きく後ろへ引く難症例に対する機能印象（二つの基本動作）

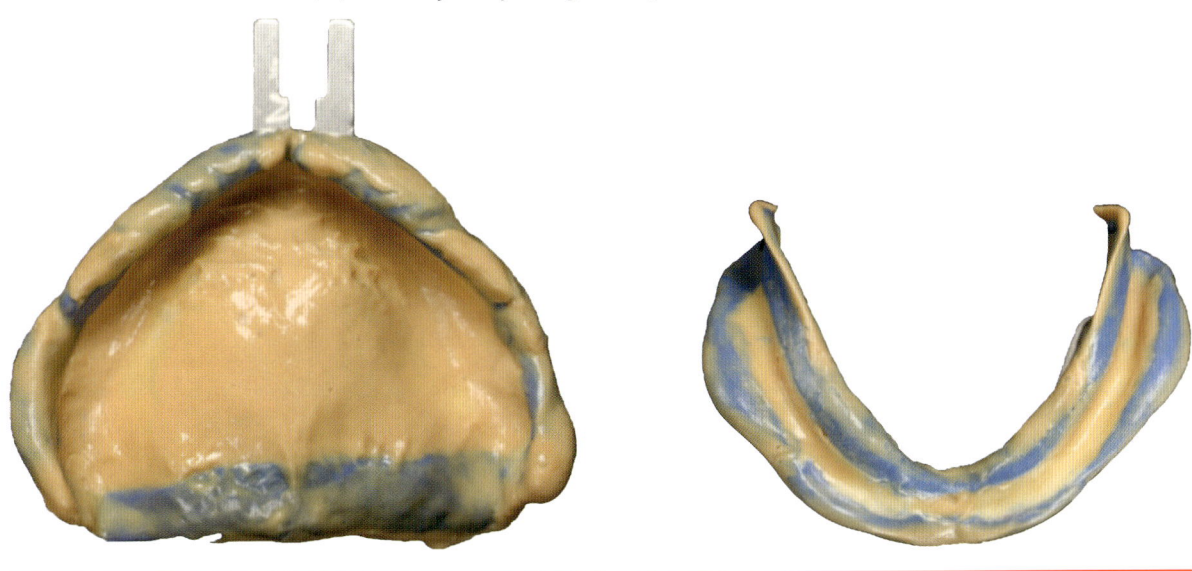

バーチャル Heavy Body と Light Body の 2 種類を用いた精密印象

図 2-12　機能的精密印象

6 | 印象体を用いたゴシックアーチの描記（適正下顎位の最終決定）（図2-13）

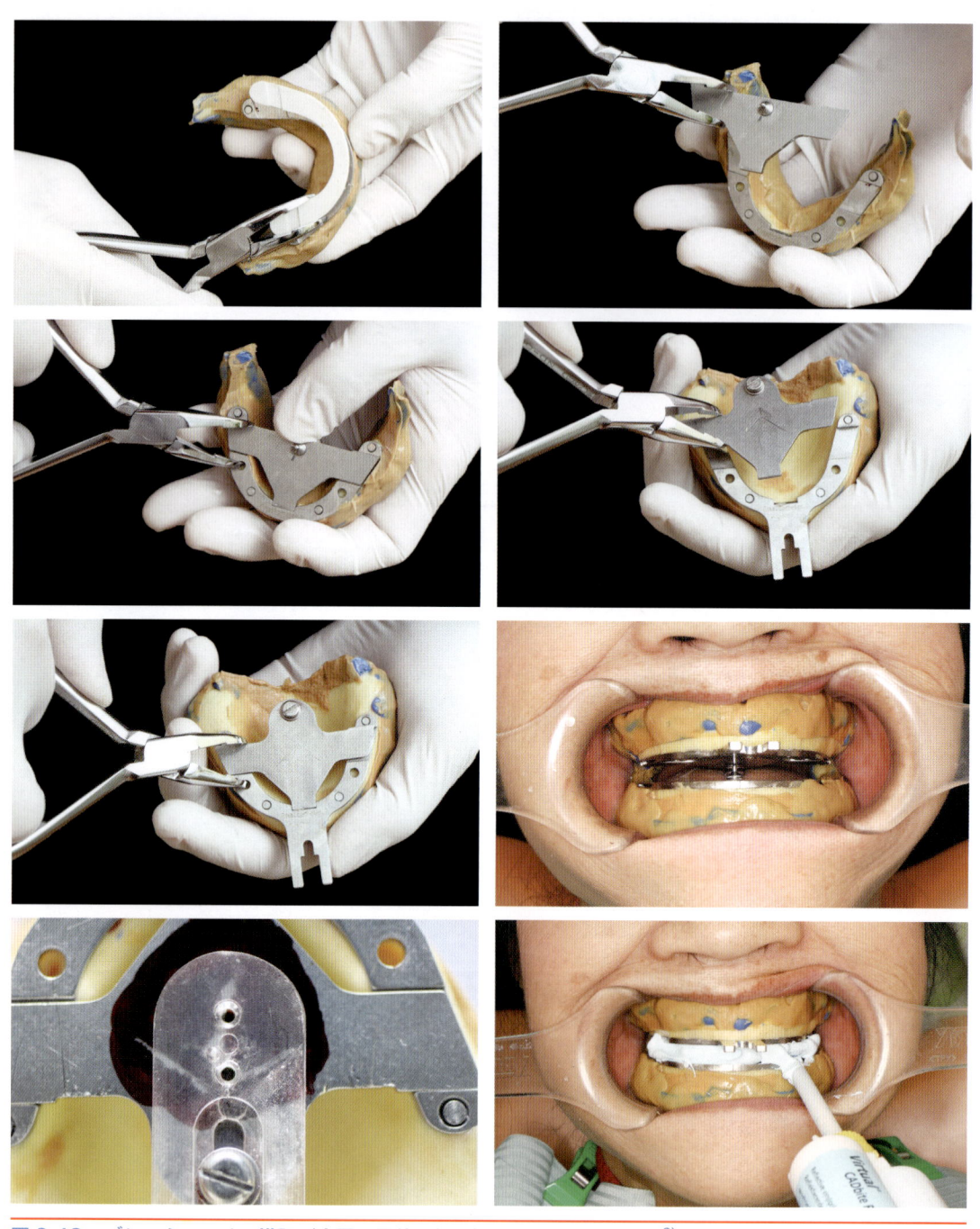

図2-13 ゴシックアーチの描記（水平下顎位の採得）（阿部ほか，2011.[3]）

　咬合高径の再確認．臨床的下顎安静位を利用する方法，air blow法，そして発音を利用する方法などのいくつかを利用して最適咬合高径値を決定する．バイトリムマウントをワンタッチでゴシックアーチ描記板に変換する．咬合高径は，ゴシックアーチ描記針を回転させることで調整できる．ゴシックアーチを描記し咬頭嵌合位の与える場所（安定したタッピングポイント位）[42]を決定し，上下のバイトを固定する．

7 フェイスボウトランスファー〜マウンティング (図2-14)

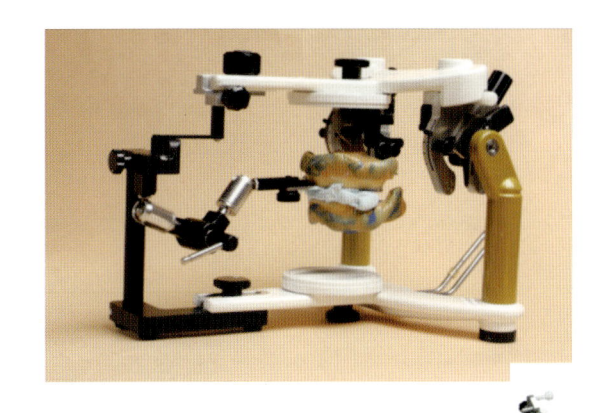

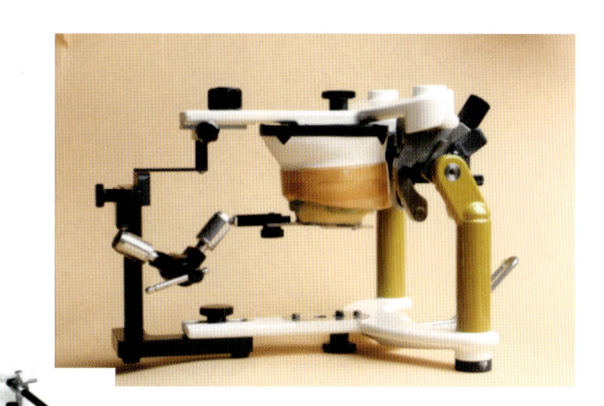

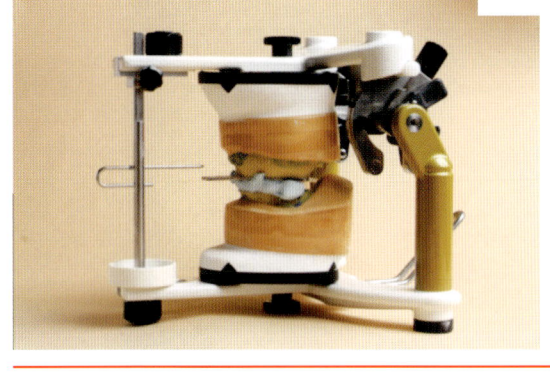

(咬合器ストラトス300：Stratos)

図2-14 Universal Transfer-Bow システムを用いたマウンティング

　精密印象終了後，フェイスボウトランスファーを行い，模型をマウンティングする．
　Universal Transfer-Bow システムを使用しない場合は，ホリゾンタルガイドを用いたマウンティングを行うことも可能である．

8　モデルアナリシス（模型解析）と人工歯配列

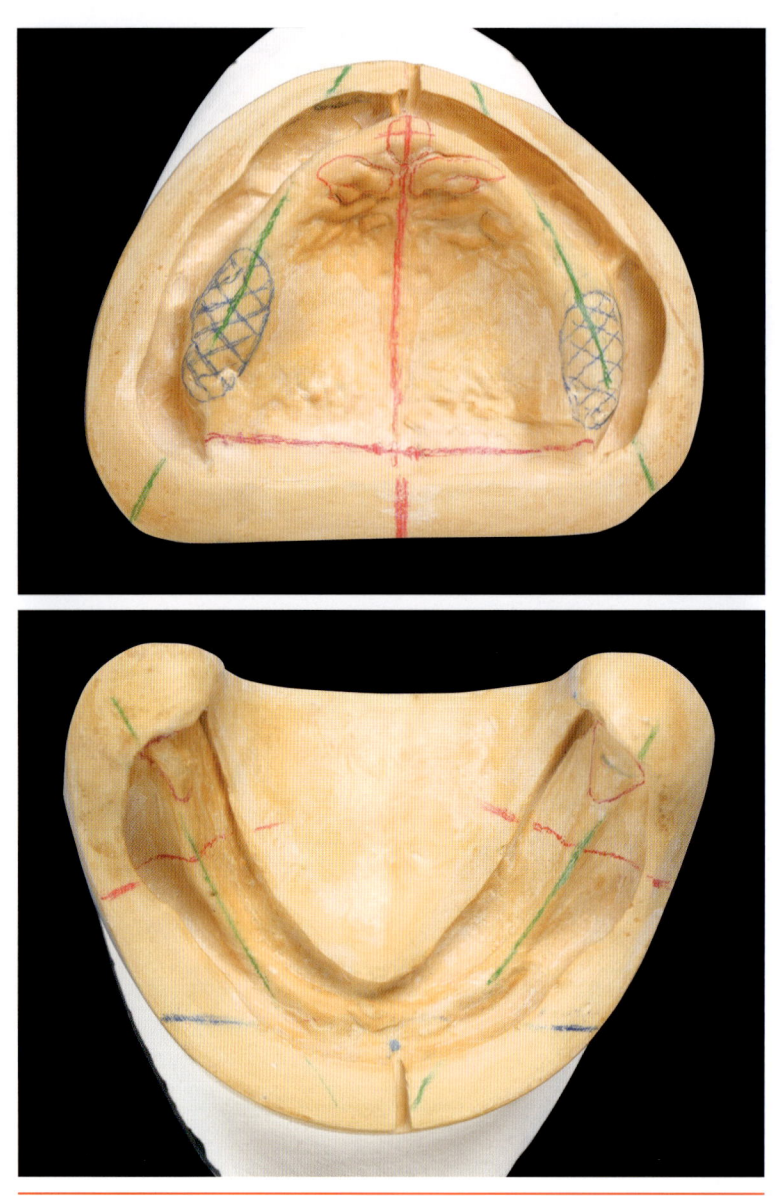

図 2-15　モデルアナリシス（模型解析）

　人工歯を配列するために，モデルアナリシス（**図 2-15**）を行う．解剖学的指標を記入し，それを基準に人工歯をシステマチックに配列する．

マウンティングが終わったら，モデルアナリシス（模型上の解剖学的指標を設定すること）を利用して人工歯の配列を行う（**図2-16**）．人工歯配列も実にシステマティックなばかりでなく，フェイスボウトランスファーを行った場合は3Dテンプレートを使用し，行わなかった場合は2Dテンプレートを用いると，無歯顎者の平均的な配列が可能となる．

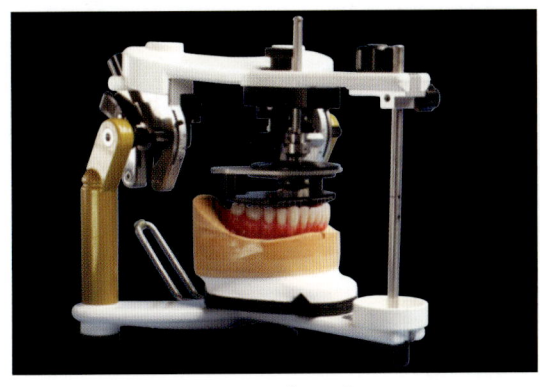

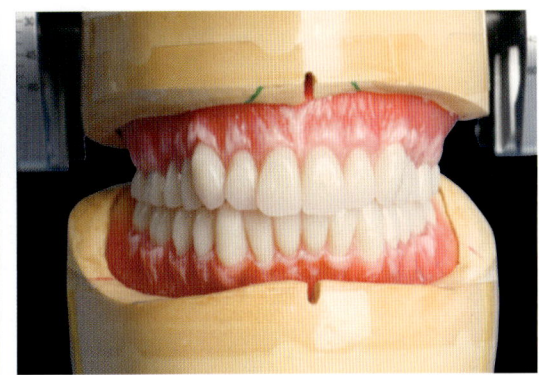

3Dテンプレート

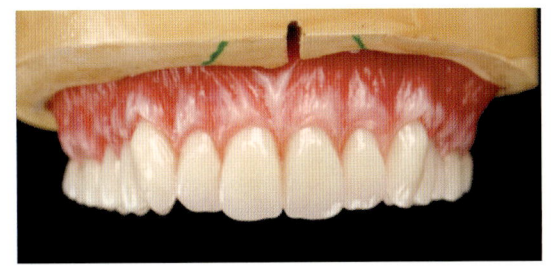

人工歯SRフォナレスIIを使用

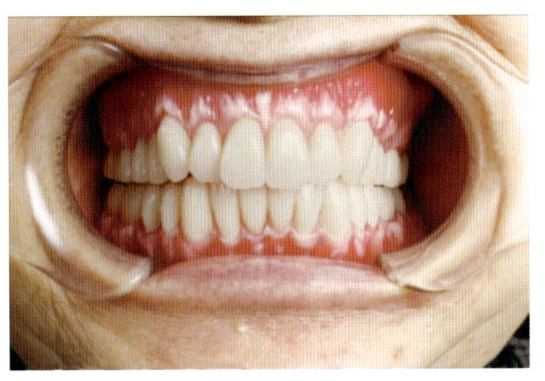

口腔内ワックスデンチャーの試適

図2-16 テンプレートを用いた人工歯配列

9 IvoBase を使ったレジン重合とネクスコ（Nexco）による ジンジバルキャラクタライゼーション（図2-17）

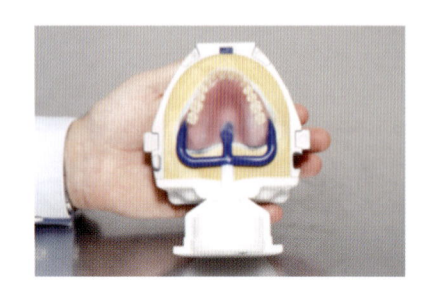

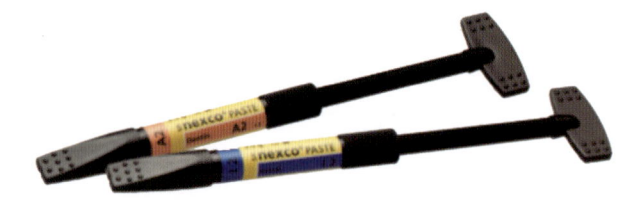

SR ネクスコ（Nexco）によるジンジバルキャラクタライゼーション

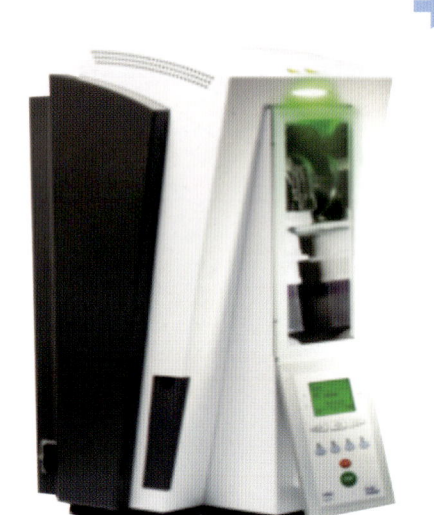

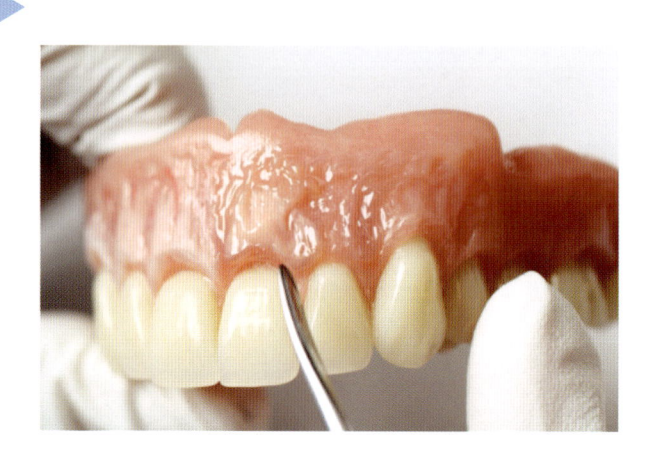

IvoBase によるレジン重合

図 2-17 IvoBase を用いたレジン重合と Nexco によるジンジバルキャラクタライゼーション

　IvoBase は Ivoclar Vivadent 社の新しい重合システムであり，重合時のこれまでのヒューマンエラーをかなり取り除けるレジン重合機である．

　重合用バス（bath）が不要になるため Labo の環境が一層クリーンになる．また，この機械からつくり出される精密な重合レジンの物性は，義歯の長期使用においても衛生的であるため，高い評価が得られている．また，一見不要に思える歯肉のキャラクタライズも，審美性の維持において重要である．

　オールセラミックスやジルコニアなどが急速に伸びていることからもわかるように，高い審美補綴は世界で必ず評価され，いつの世でも歯科界の救世主的な役割を果たしているといえる．

10 最終義歯装着 (図2-18)

適正な下顎位の再現は，患者の審美と機能を大きく向上させる．

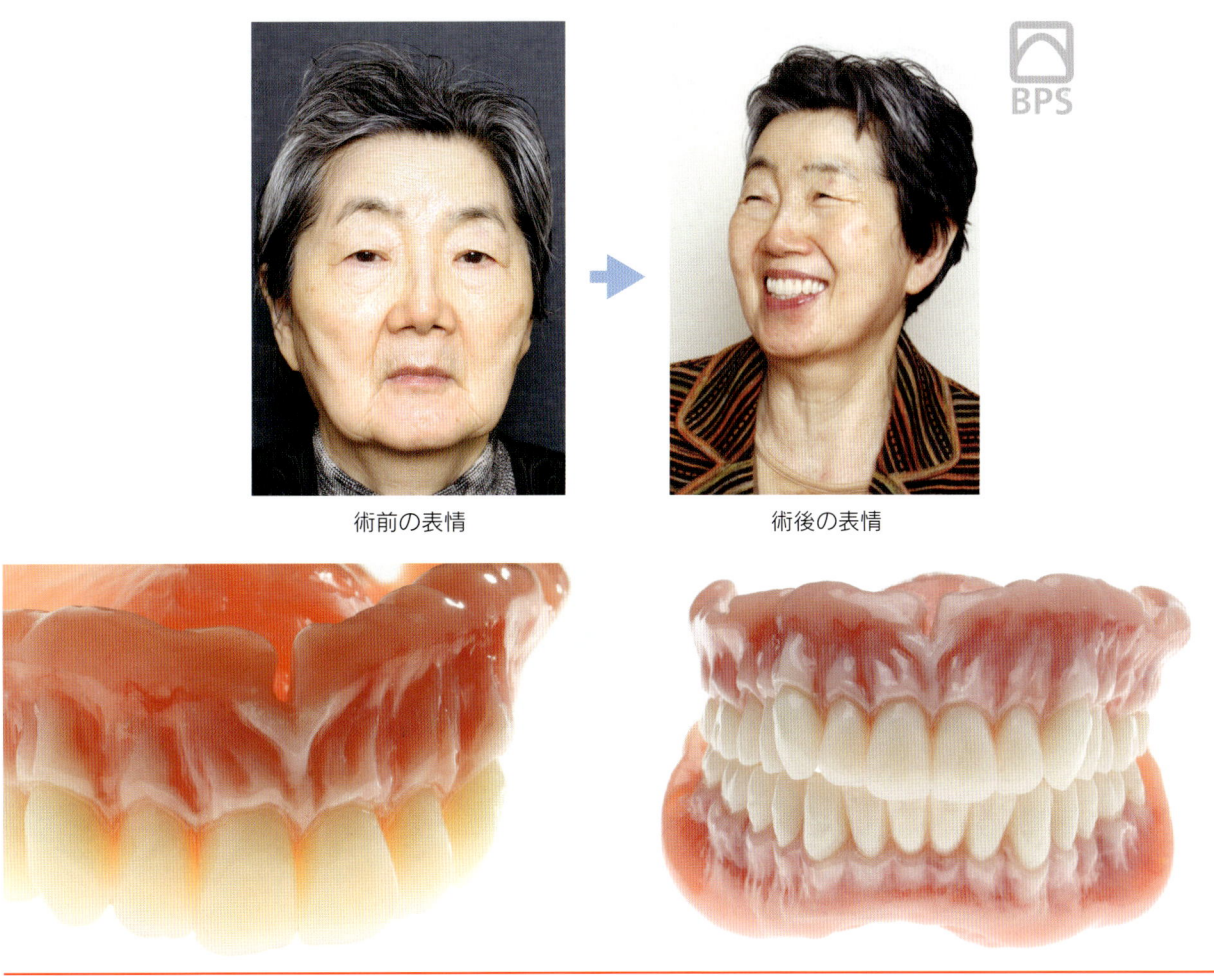

図 2-18 下顎吸着テクニックと BPS による完成義歯

III編

かみ合わせの狂いを知る

Difficult-to-treat Cases of Edentulous Patients

1 術前の下顎位検査と治療用義歯の必要性の検討

　難症例は，完成義歯の調整やリラインやリベースなどの部分的な義歯の修正で済む場合と，治療用義歯と完成義歯の二つをつくる場合がある．

　義歯が一つで済む方法と，治療用義歯を経て悪い所を修正して最終義歯を改めて完成させる二つの義歯を製作する方法では，製作過程が大きく異なる．術式，患者費用負担の面からも，どちらの方法で治療を進めるかという診断を術前に行わなければならない（**図1-1**）．治療を開始してからゴシックアーチ描記法で下顎位が不安定であることがわかり，「治療用義歯が必要である」と患者に説明しても「途中でそんなことをいわれても困ります」「治療前に治療用義歯が必要だとの説明は受けていません」「何故，治療前にわからないのですか？」という口論に発展し，治療計画の修正に対する同意を得ることが難しくなることもよくある話である．患者に不信感を与えないために，術前に下顎位の検査をすることは不可欠であり，それは，患者とのよりよいコミュニケーションを得るうえで必須となる．しかし，ACPの義歯難易度分類（American College of Prosthodontists，**図1-2**）を代表にこれまで紹介されてきた検査法は，おもに顎堤吸収状態や粘膜面の異常などを把握するためのものである．こちらは印象の難しさを検査するのに役立つが，下顎位が安定か不安定かを知ることはできない．

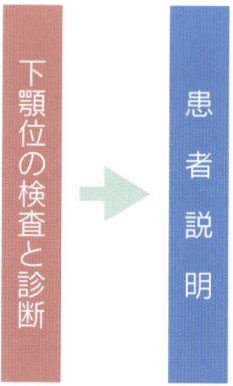

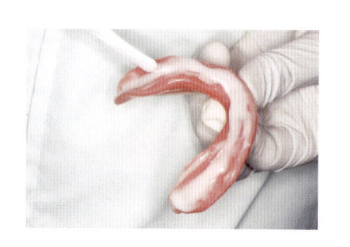

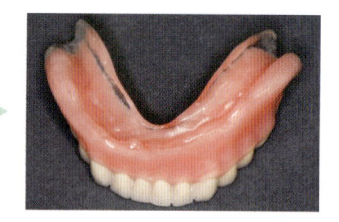

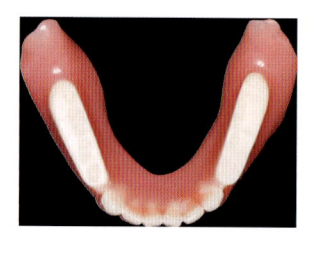

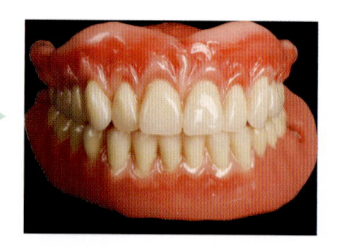

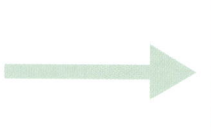

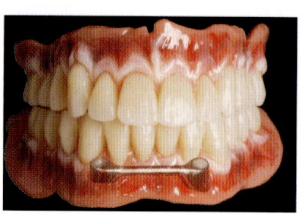

図1-1　検査によって変わる義歯製作過程

この項では，患者が安心して治療を受けられるように，術前に治療用義歯が必要かどうかの下顎位の検査を顎関節 X 線検査によって行う方法を提示する．

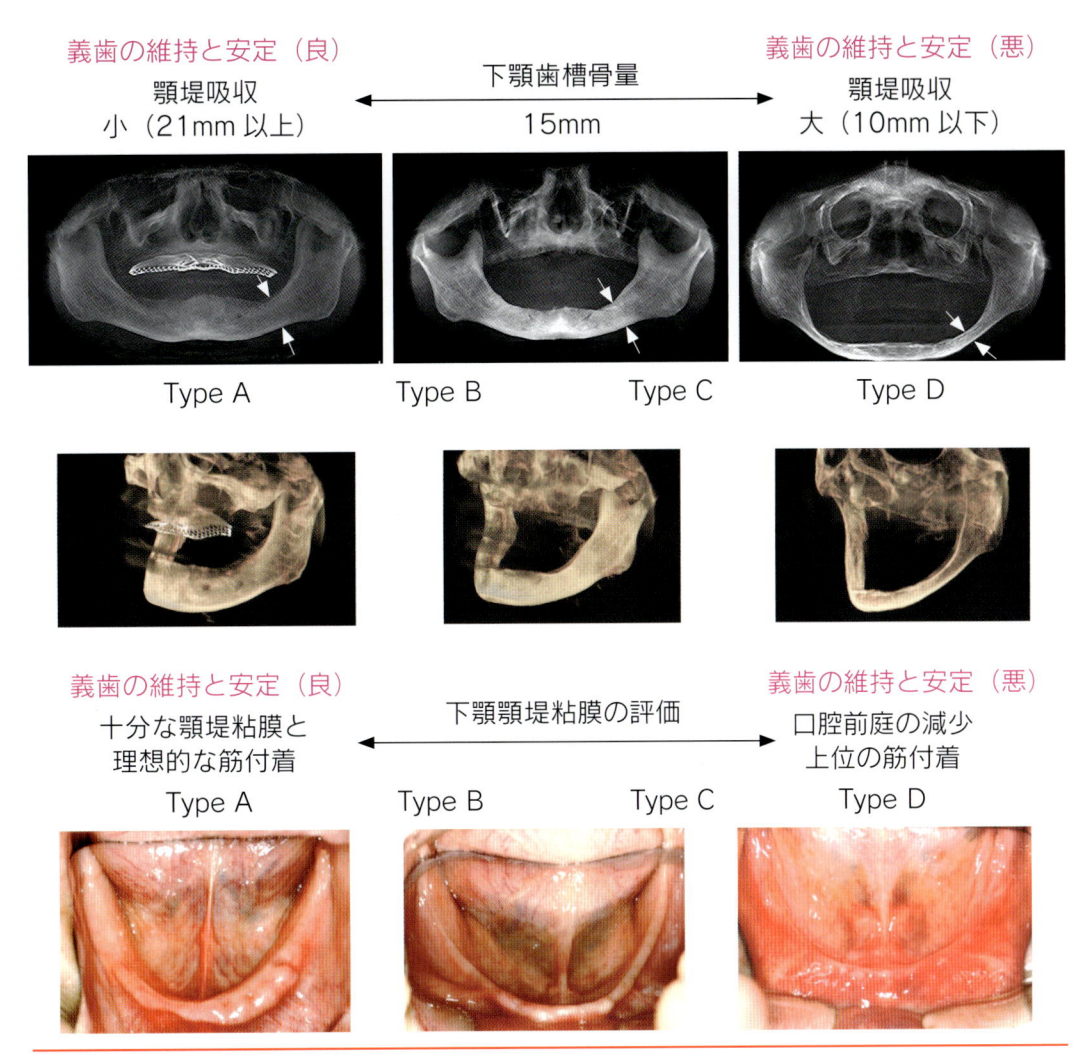

義歯の維持と安定（良）　　　下顎歯槽骨量　　　義歯の維持と安定（悪）
顎堤吸収　　　　　　　　　　　　15mm　　　　　　　顎堤吸収
小（21mm 以上）　　　　　　　　　　　　　　　　　大（10mm 以下）

Type A　　Type B　　Type C　　Type D

義歯の維持と安定（良）　　　下顎顎堤粘膜の評価　　　義歯の維持と安定（悪）
十分な顎堤粘膜と　　　　　　　　　　　　　　　口腔前庭の減少
理想的な筋付着　　　　　　　　　　　　　　　　上位の筋付着
Type A　　Type B　　Type C　　Type D

図 1-2　ACP の義歯難易度分類

2 適性下顎位の検査
―X線による診断

POINT **2D X線，コーンビームCTによる下顎位の検査**

　下顎位のズレは，顎関節部の下顎頭と関節窩の位置関係でみるのがわかりやすい．パノラマX線は顎堤の吸収状態を把握するのに役立つが，下顎がどのようなポジションにあるのか，また，顎関節部が異常な構造なのかは，ほとんどわからない．このようなことから筆者は，適正下顎位の診断を顎関節部のX線検査，コーンビームCTあるいは2D顎関節X線にて実施している．

　顎関節部の観察に関しては，パノラマX線（**図 2-1**）→ 2D顎関節X線（**図 2-2**）→ コーンビームCT（**図 2-3**）の順で情報量が多くなり，X線被曝量も多くなる．顎関節観察には，理想的にはコーンビームCTが望ましい．

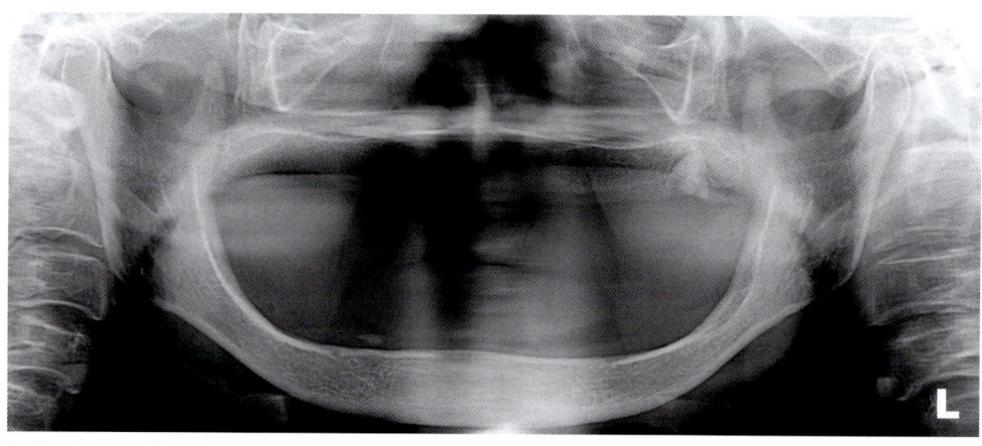

顎堤吸収状況を把握できる．

図 2-1　デジタルパノラマX線

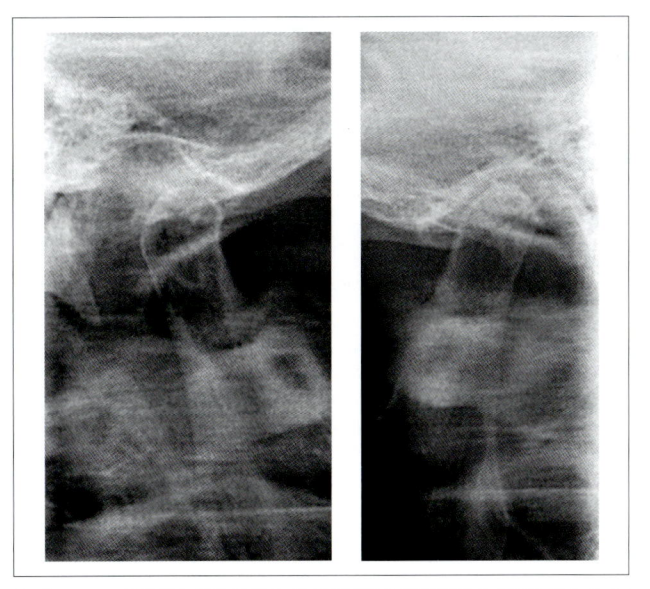

2次元で下顎頭と関節窩の位置関係や顎関節の構造変化を知ることが可能.

図 2-2　デジタル 2D 顎関節 X 線

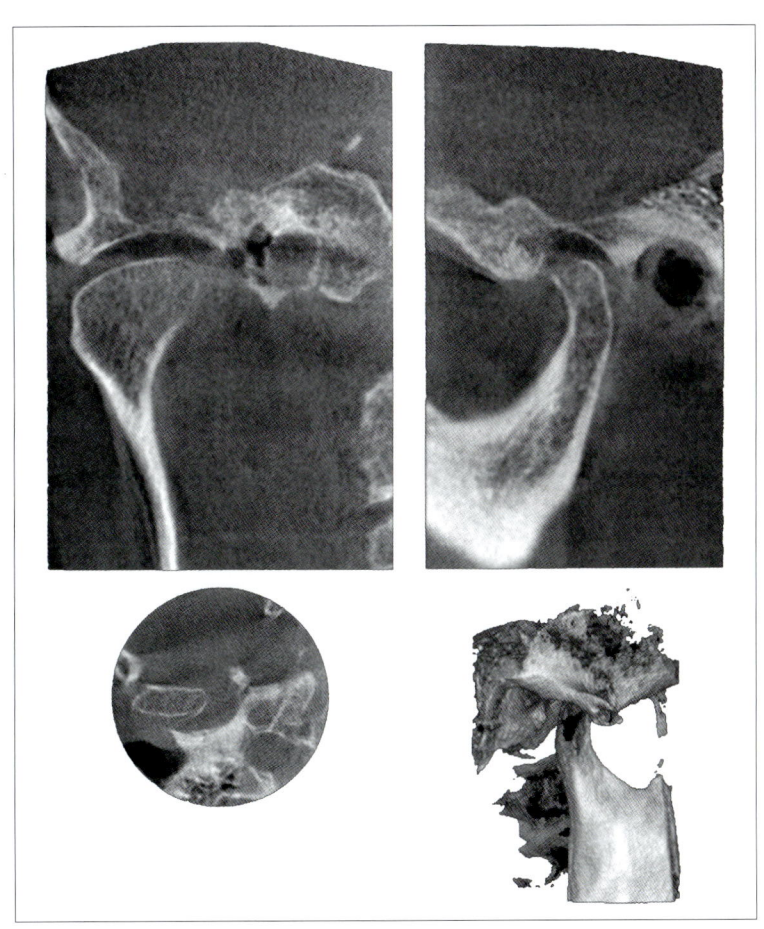

3次元で下顎頭の変位や顎関節の構造変化（炎症，平坦化，骨棘）を知ることが可能.

図 2-3　コーンビーム CT

3 検査から治療への フィードバック

> **POINT**
> ❶義歯製作において，顎関節X線で確認する最も重要なのものは，関節窩における下顎頭位であり，その左右差であり，義歯装着後の下顎位の大きな偏位は咬頭嵌合位の再構築を余儀なくする．
> ❷無歯顎者の80％以上は，顎関節に異常がある（図3-1）[43〜45]．また，下顎頭や関節窩が平らになっていないか，皮質骨が断裂した形で現れることが多い炎症性吸収像，骨棘様の変形が認められないかなど形態的特徴（図3-2）を観察する．これらの形態異常は，義歯の精密な咬合調整が必要であることを教えてくれる．

1. 2D X線症例

顎関節X線検査から治療にフィードバックしたいことは，二つある．
一つ目は，製作義歯の咬頭嵌合位が適性下顎位と容易に一致しやすいケースか否かという

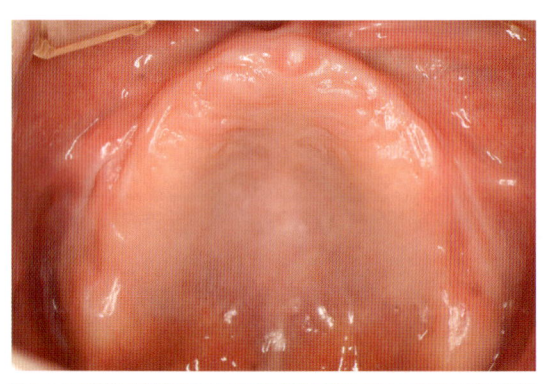

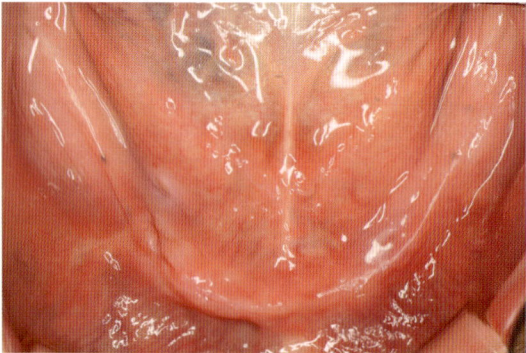

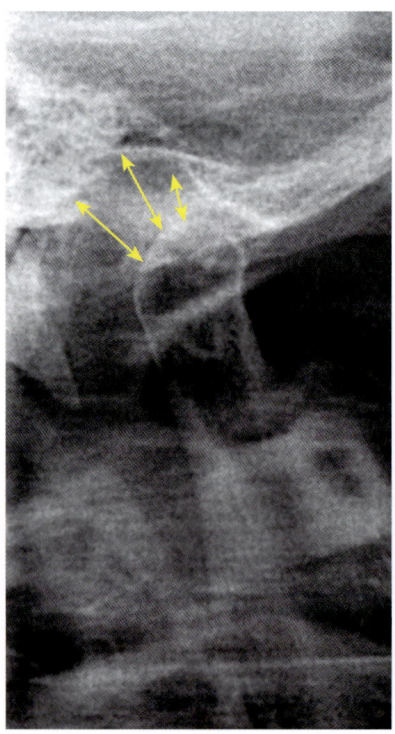

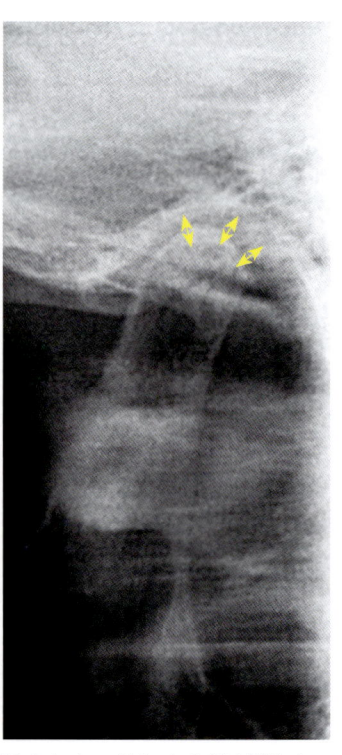

初診時の顎関節X線観察で，関節窩や関節結節に対する相対的な下顎頭の位置関係に不正が認められた．特に左右差が著しい．左右の下顎頭の位置に注目すると，右の下顎頭が関節窩に対し大きく前方に，左は後ろに位置している状況が観察された．このようなケースでは一度目の義歯を治療用義歯として使用し，下顎位の変化を待って最終義歯をつくり上げる．

図3-1　左右下顎頭の位置異常から治療義歯の必要性を予測する

位置的な問題（図 3-1），そして，二つ目は，平均的な下顎運動ができない状況にあるか否かという機能運動的問題である（図 3-2）．いずれも，患者に顎堤粘膜の痛みを引き起こす．そして，重要視しなければならないのは前者にかかわる検査と診断である．下顎位の大きな偏位が起きるとせっかくつくり上げた咬頭嵌合位を再構築しなければならないからである．後者の運動障害に関しては咬頭嵌合位さえ合っていれば，そこから側方運動や前後運動の咬頭干渉を取り除くように調整することで人工歯をすべて配列し直すという問題は起こらない．筆者は，「検査なくして診断はあり得ない」という考えのもとに，製作する義歯の咬頭嵌合位が，適正な下顎位と一致し安定するかどうかを術前に顎関節 X 線撮影で検査し，診断して治療計画を立てている．

　初期検査の段階で義歯装着後に下顎位が大きく変位することが予測できれば，治療計画の段階で最終義歯をもう一度製作する可能性を患者に伝えることができる．現場では，十分なインフォームドコンセントを得て治療に臨むことが大切だからである．

2. コーンビーム CT 症例

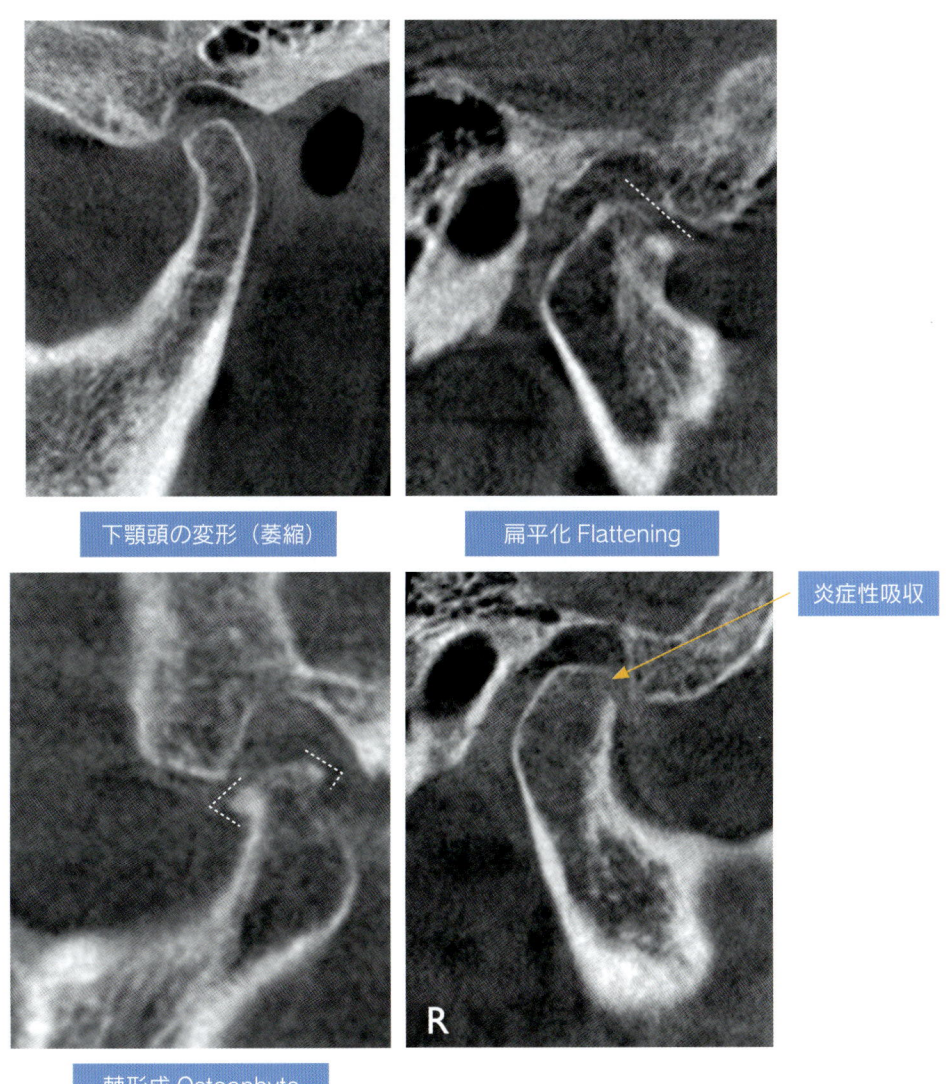

図 3-2　CT によってわかる下顎頭の変形

4 顎関節X線情報の臨床サイドへのフィードバック

POINT 顎関節X線検査で下顎頭の位置異常があるか，左右差があるか等を確認し，その結果で治療用義歯の必要性を判断する．

1 治療用義歯を必要としない症例

図4-1は，ACPの顎堤吸収の分類をあてはめると，Type D（顎堤骨幅10mm以下）の難症例に該当する．ところが，コーンビームCTで観察してみると，関節窩内の下顎頭位の左右差は少なく，右下顎頭前方部に炎症性の透過像が認められる程度である．このように下

下顎頭の位置異常や左右差なし
炎症性吸収と形態変形が観察される

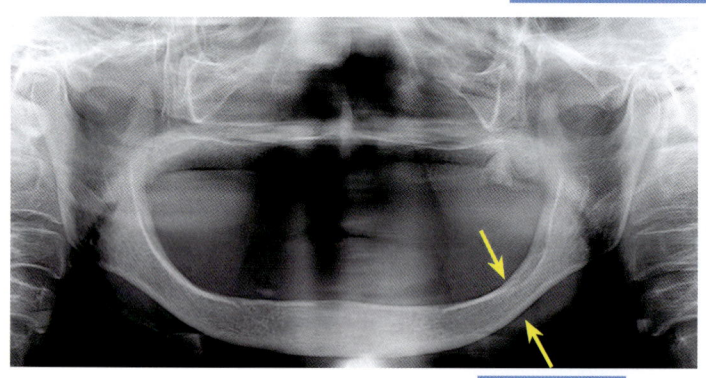

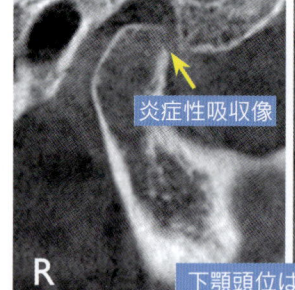

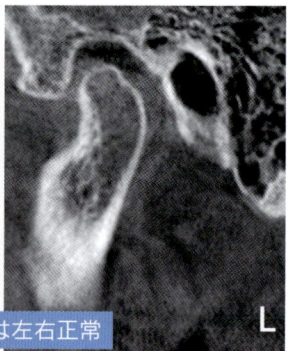

炎症性吸収像

R　下顎頭位は左右正常　L

Type D　10mm以下

治療用義歯の必要性 → 'Yes' or 'No'

顎骨が10mm以下でも下顎頭位が正常なら治療用義歯は不要

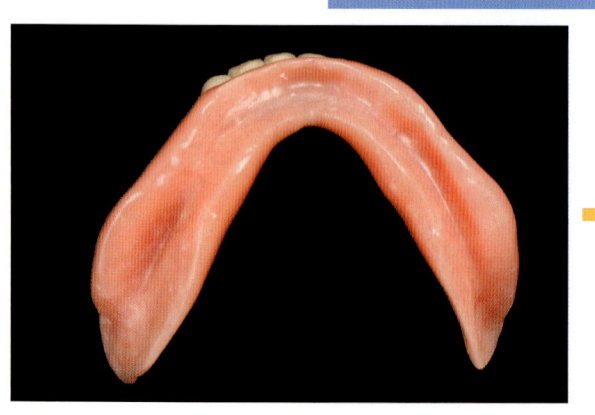

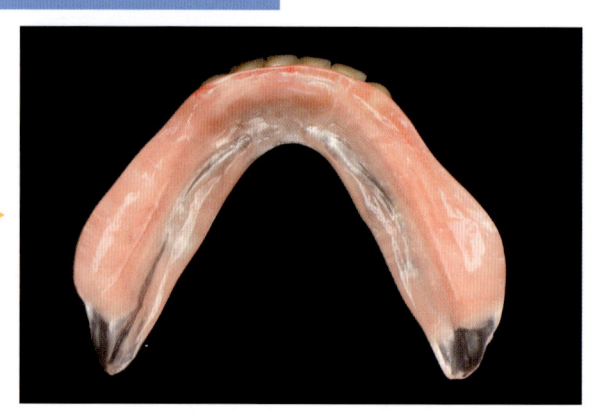

粘膜面のみリベースにより修正

図4-1　治療用義歯を必要としない一症例

Ⅲ編　かみ合わせの狂いを知る
4．顎関節X線情報の臨床サイドへのフィードバック

顎頭位がかなり安定している像が観察された点から，新義歯装着後の突然の下顎位の変位は避けられると診断した．装着後は咬合調整を繰り返し行い，3か月後にリベースを行って治療を終了した．

2　治療用義歯を必要とする症例

　この症例（**図4-2**）は，症例1と同じくACP分類のTypeDの難症例に該当する．コーンビームCTの観察では，下顎頭位の左右差が大きく，右下顎頭部に平坦化と炎症性の透過像，左下顎頭部には，前後に棘形成，上部に平坦化が認められた程度である．左右の下顎頭位に顕著な差が認められることから，下顎位変位が予測されると同時に，著しい顎関節部の変形により，安定したかみ合わせが望めないケースと診断し，治療用義歯が必要であると診断した．

78歳，女性

平坦化　平坦化
炎症性吸収像　棘形成
10mm以下　下顎頭位の左右差が大きい

治療用義歯の必要性　→　'Yes' or 'No'

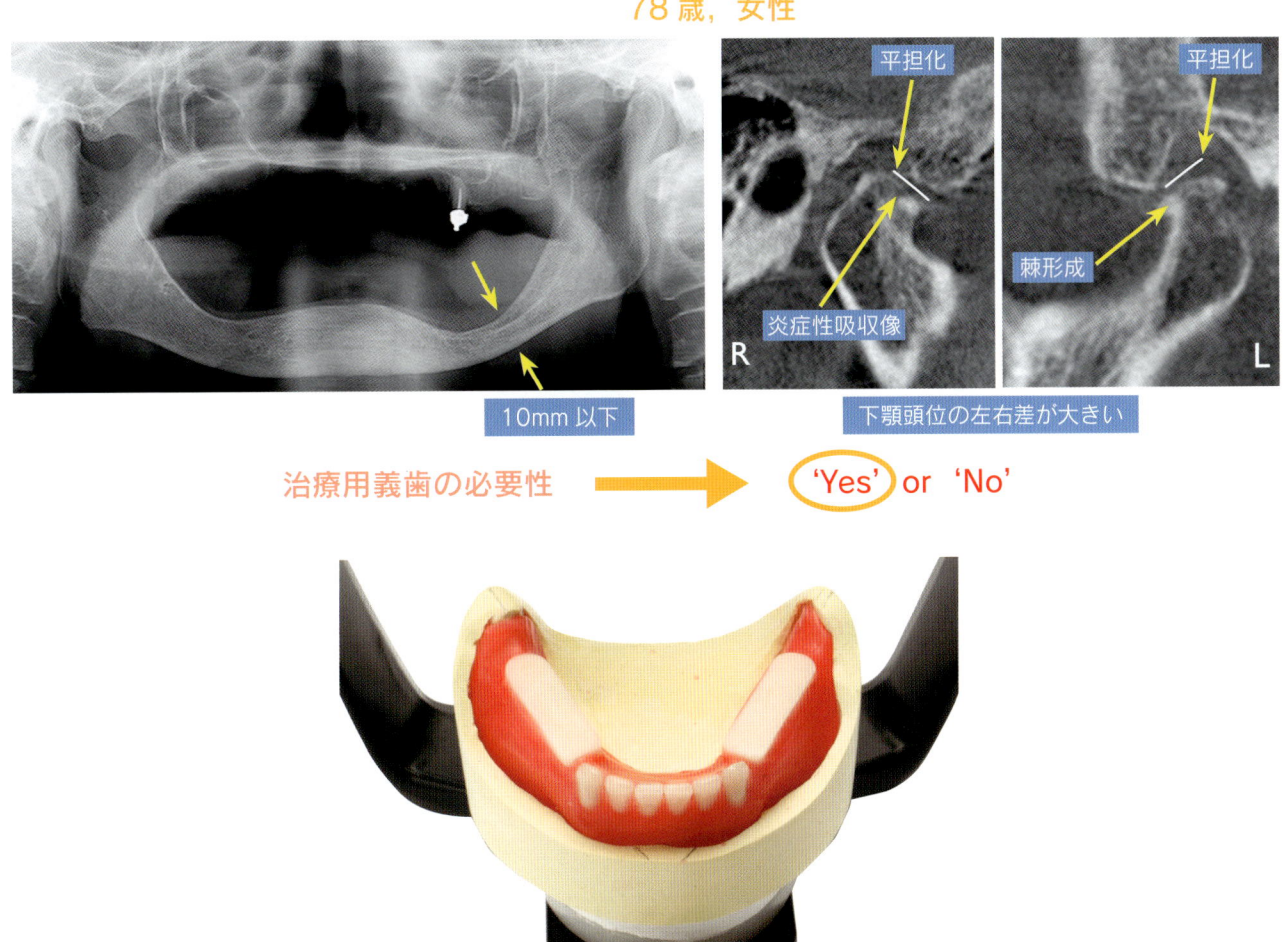

図4-2　下顎頭の位置異常と左右差，炎症性吸収，変形（次ページへ続く）

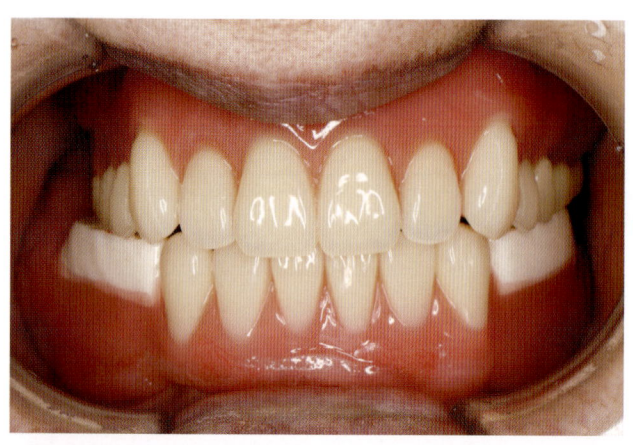

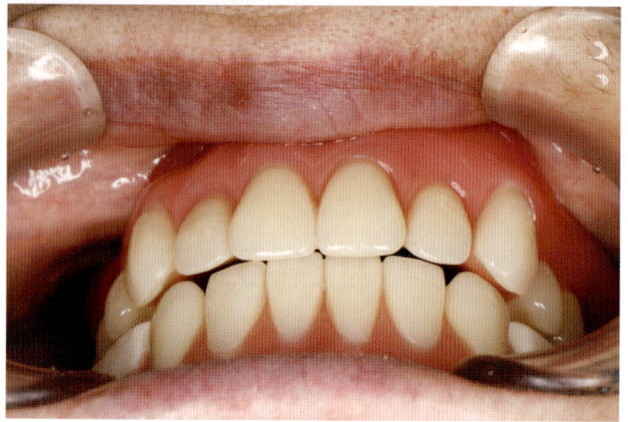

上下治療用義歯の装着．下顎の臼歯咬合面にはフラットテーブルを使用．粘膜面には不安定な下顎位による義歯の当たりを避けるためティッシュコンディショナーを用いた．

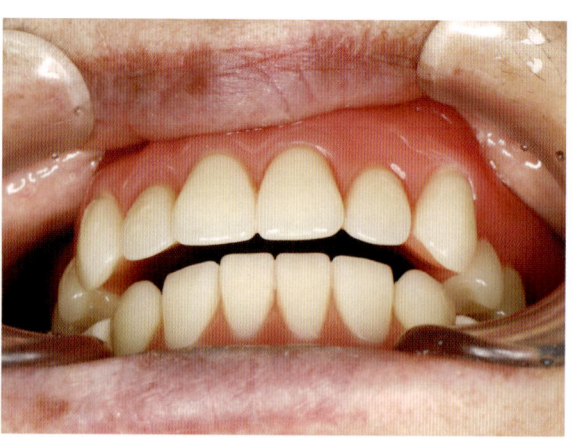

下顎位の変化
治療用義歯装着後わずか2週間で下顎が大きく左へ回転しながら後退した．

義歯の新製
治療用義歯により，下顎が右へ大きくシフトした状態で安定し，痛みなくかめるようになったので最終義歯に移行した．右は交叉咬合を付与．X線でこのような顎関節構造が観察できる患者は，術後も再び下顎が不安定になりやすい．3～4か月サイクルのかみ合わせのメインテナンスを欠かさないことが成功の鍵となる．

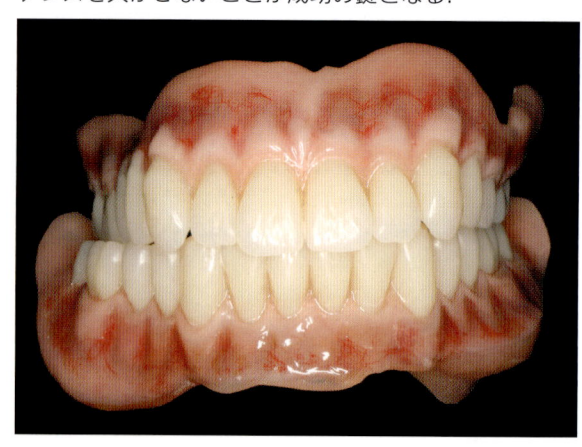

図4-2　(続き)

III編　かみ合わせの狂いを知る
4. 顎関節X線情報の臨床サイドへのフィードバック／5. 被曝情報の提供

5 被曝情報の提供

> **POINT** CTを使用する際には患者に被曝について十分に説明する．

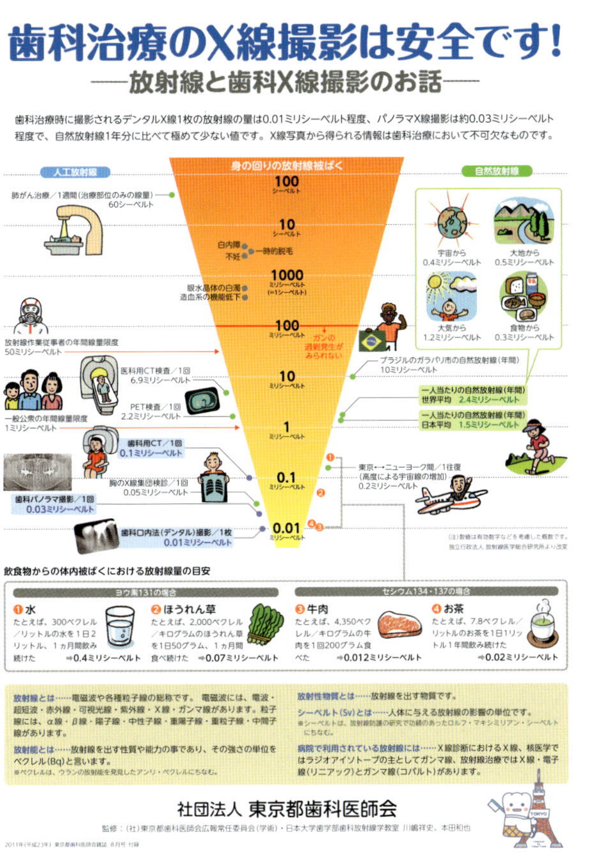

2011年の東日本大震災にかかわる原発事故により，X線被曝に対して十分な配慮が求められている．CTを使うときには，必ず患者に被曝情報を提供する．

当院では，東京都歯科医師会の患者説明用資料を利用し，患者のインフォームドコンセントにあたっている．

この資料はインターネットで取得可能である．あるいは各医院で使用しているX線被曝の情報を患者にプリントアウトして手渡すことも大切である．

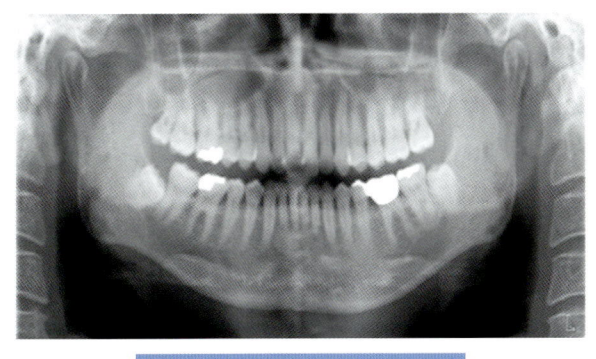

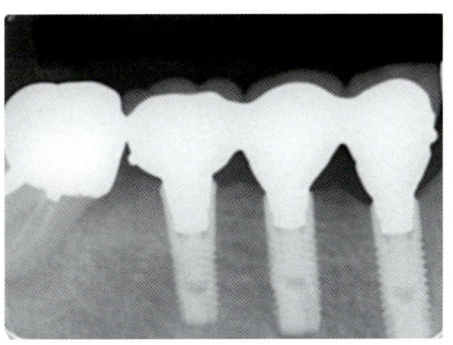

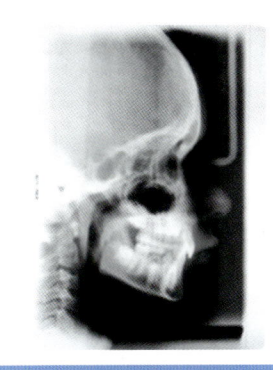

図5-1　患者さんへの被曝線量の通知（東京都歯科医師会）

	1mmSV／パノラマ撮影 1年間に約60枚撮影に相当	1mmSV／デンタル撮影 1年間に約160枚撮影に相当	1mmSV／セファロ撮影 1年間に約60枚撮影に相当
デジタル	0.010〜0.020mmSV	0.010〜0.020mmSV	0.002〜0.010mmSV
フィルム	0.030〜0.040mmSV	0.030〜0.040mmSV	0.015〜0.020mmSV

＊フィルムはD感度フィルムを基準

図5-2　ICRP（International Commission on Radiological Protection；国際放射線防護委員会）による年間被曝量の国際基準は1ミリシーベルトである．年間の被曝量を常に考慮することが大切である．

6 検査を基本とした歯科医院づくりのすすめ

　顎関節Ｘ線以外にも，無歯顎治療には多くの検査が存在する．しかし，そのほとんどが保険適応外の検査であるため十分には普及していない．難症例の解決において，検査による痛みの原因の特定は治療方針に大きな影響を与えるはずである．保険の適応であるなしにかかわらず，やはり，検査を中心とした治療が実施されなければ患者は安心した歯科治療が受けられない時代になるだろう．

　この項では，以下の六つの検査を用いて，患者の義歯の痛みの原因が脆弱な顎堤粘膜にあると診断し，義歯治療を行った症例を掲げる．読者諸氏の今後の参考になれば幸いである．

1. 顎関節Ｘ線
2. OHIPアンケート
3. 山本式総義歯咀嚼能率判定票
4. オクルーザー（ジーシー）
5. 唾液量（ジーシー）
6. バイトアイ（ジーシー）

Dr.　：あなたの顎堤は，とても吸収しています
患者：どのくらいですか？
Dr.　：顎関節が悪いですね
患者：そんなに悪いのですか？
Dr.　：咀嚼がうまくできないと思いますが……
患者：口をみただけでそこまでわかるのですか？
Dr.　：かみ合わせが悪いですね
患者：何を根拠にいっているのですか？

　これらは，日常臨床でよく耳にする会話のやり取りである．歯科医師が，「どのようなことを根拠に自分たちを診断しているのだろうか」と疑問に思う患者は多い．これまでの歯科治療は，視診や感覚，そして経験による曖昧な診断のもとに行われてきたのが現状である．おそらく，ほとんどの歯科医師が，上記の患者の質問の大方に答えることができないだろう．

　しかし，医科は違う．内科では必ず尿検査や血液検査を行い，そのデータ結果をもとに，「あなたは糖尿病です」と診断する．眼科では「眼底写真」や視力検査，視野検査のデータから「あなたは緑内障です」と診断する．

　歯科医院に来院する未来の患者は，おそらく確かなデータをもとに診断を行い，治療を進

める歯科医師を探し求めて集まるに違いない．歯科医師過剰のなか，これから生き残れる若手歯科医師は，自由診療の割合が高くなければ生き残ることは難しくなる．つまり，大切なのは，患者が我々に何を求めているのかに気づくことである．そのためには，データ診断に基づく確かで記録に残せる診断，そして，治療計画の立案が重要になる．

　筆者の個人的な予測であるが，ふと気がつけば，近い将来，診断データをもとに治療計画を立て実行する歯科医師が頭角を現しているだろう．彼らは，これまでの歯科医師の常識を打ち破り，新しいタイプの歯科医院となって歯科界を変えていく．

　多数歯欠損患者や無歯顎患者の検査が健康保険に導入されるまで待つほど時間的な余裕はない．まずは，自由診療の検査としてこのシステムを取り入れ，先手必勝の勝ち組に入ることが大切である．やがて，検査を基本とした歯科治療の実践が認められ，「確かな歯科医院」として評判を得られるようになることだろう．

1 脆弱な顎堤粘膜に対する対応

症例）患者 89 歳女性，他院からの紹介
主訴）下顎義歯が痛くてかめない
　　　（農家を長く営んでいたので，腰が大きく曲がっている）
下顎位は比較的安定していてユニット上では水平位でも診療できる．
返答もしっかりしていて認知症の疑いはないが，日常は壁に手をつくか，這って移動しているとのこと．2 階にある当院までは，家族がおぶってつれてくる．

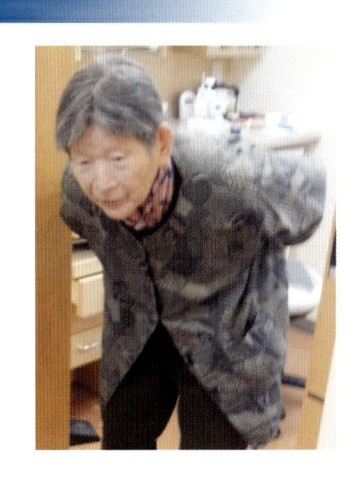

①検査結果から考えられる痛みの原因

　痛みの原因を知る目的で，顎堤のパノラマ X 線，OHIP アンケート，山本式咀嚼判定票，オクルーザーにて検査した．

1. 咬合力が比較的強い，特に移動の際に食いしばる傾向が疑われたが，旧義歯の咬合力は，56 ニュートンと極めて小さかった（無歯顎者は 200 ニュートン程度の咬合力が望ましい）．
2. 右側に残存している対合歯で習慣的に強くかむことが原因ではないかと考えたが，左側も痛みが発現していることから，その考えは否定された．
3. 下顎位は，顎関節コーンビーム CT から下顎頭位は安定していると診断できる．痛みの原因が咬合採得のエラーによる不安定な咬合ではなさそうである．
4. 唾液量が不足しているが，口腔内観察では湿潤している．

　検査から，咬合力値が小さいにも関わらず痛みを呈することがわかり，顎堤粘膜の脆弱さが原因ではないかと考えられた．痛みの原因を治療用義歯を用いて問題点を探り最終義歯に移行することを伝えた．

5. OHPI スコア 40 点／70 点（中等度の患者満足度）

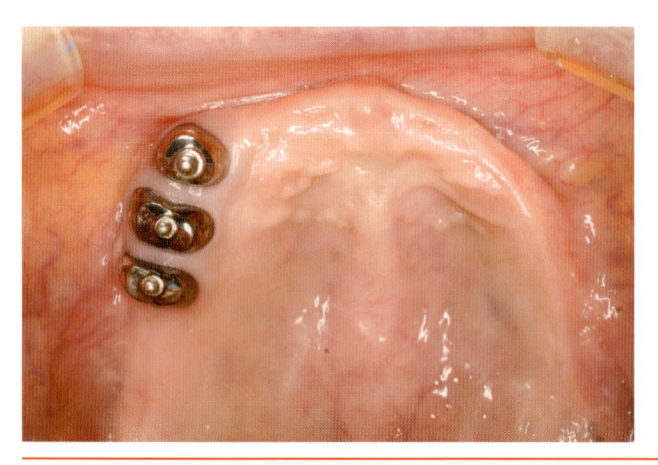

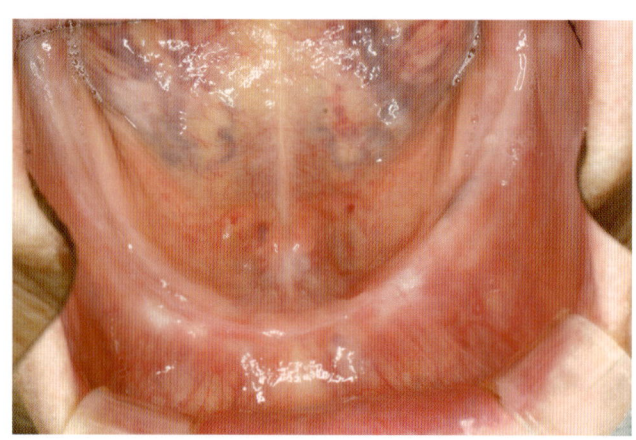

図 6-1　口腔内所見

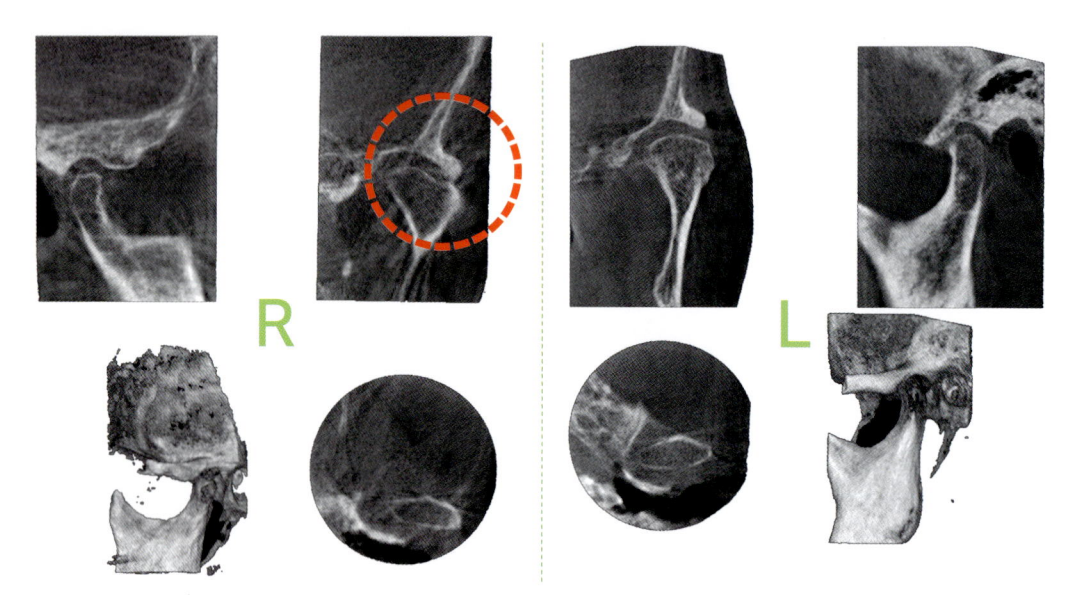

顎関節の変形が認められるものの，左右の下顎頭の位置異常が観察されないことから，比較的安定した咬頭嵌合位が得られることが推測される．

図 6-2　コーンビーム CT 所見

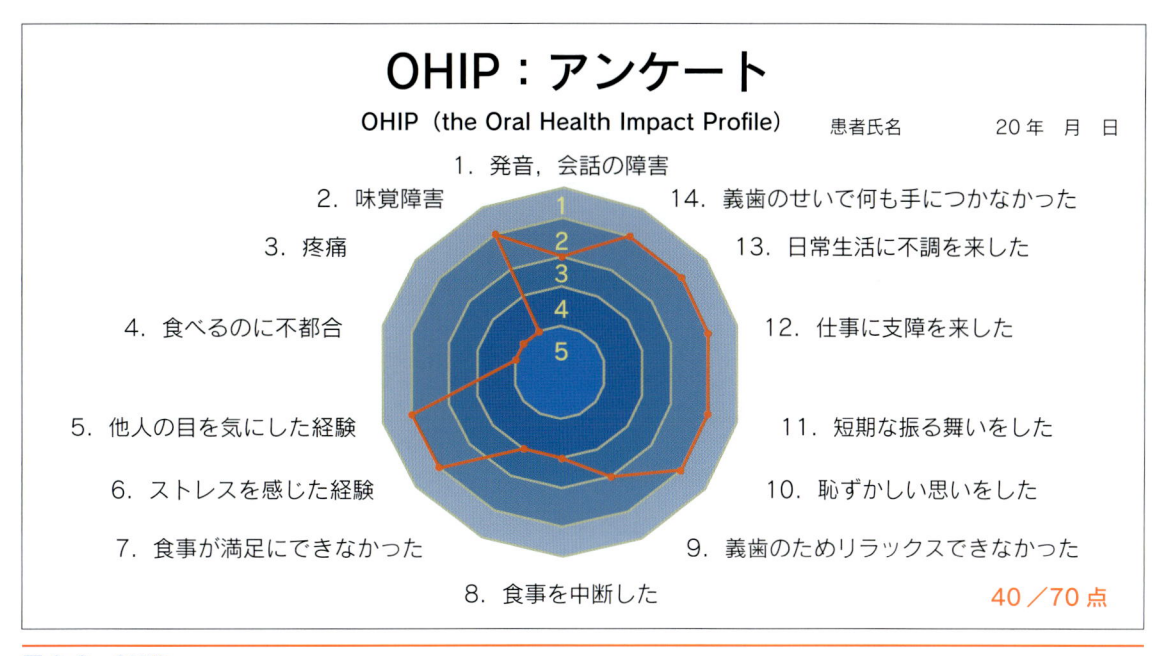

III編　かみ合わせの狂いを知る
6. 検査を基本とした歯科医院づくりのすすめ

図 6-3　OHIP

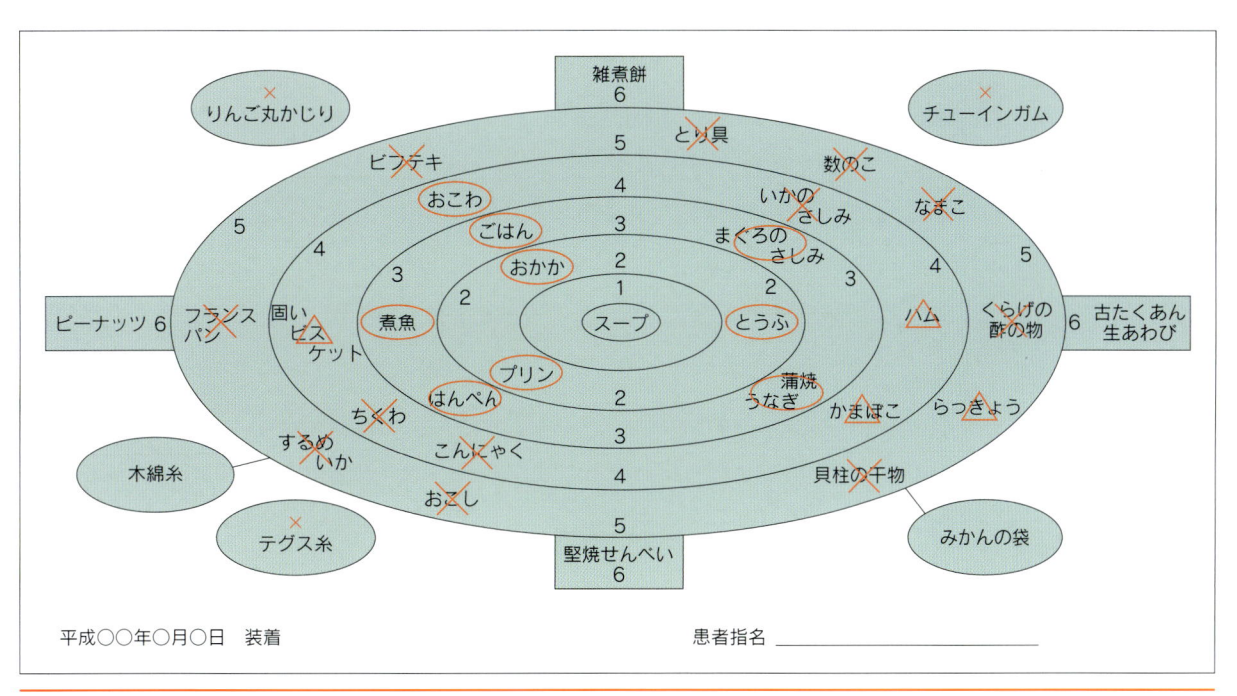

図 6-4　山本式総義歯咀嚼能率判定票

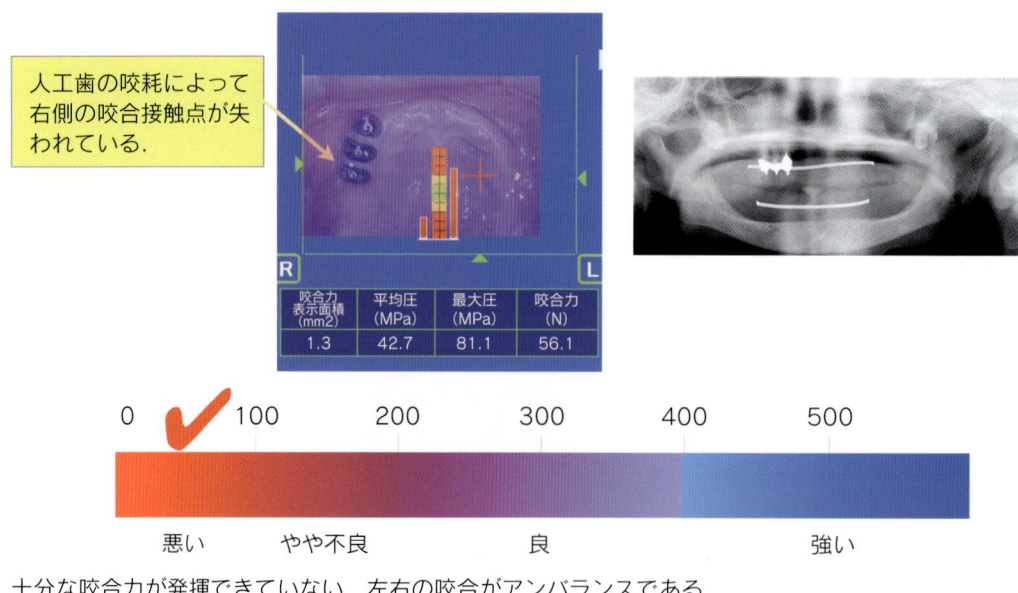

十分な咬合力が発揮できていない．左右の咬合がアンバランスである．

図 6-5　咬合力判定結果

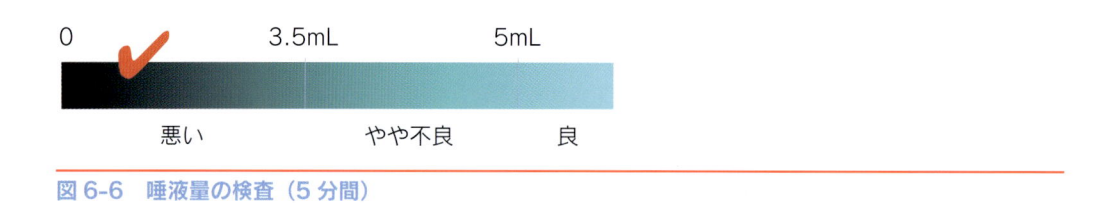

図 6-6　唾液量の検査（5 分間）

②検査による診断

　主訴の「義歯による痛みが消えない」ことを考慮し，軟性裏装材の必要性をティッシュコンディショナーを使用しながら検討する必要がある．検査の結果から，痛みの原因は適性下顎位の誤りよりも，唾液量の減少と粘膜の脆弱さが疑われる．

③痛みを除去するための治療用義歯

　脆弱な顎堤粘膜に対する痛みを取るための技工技術として，咀嚼時の義歯の転覆を抑制するために歯槽頂に寄せて配列した．天然歯がもとあった位置に人工歯を配列する．いわゆる理想的な配列が患者を快適にするという希望を捨てたわけではないが，長い間不適合な義歯を使用している患者にとって，天然歯のあった位置へ配列することに大きな重要性をみつけられなかったからである．舌房を侵害することよりも，痛みをなくすことを最優先した．また，座位から這って移動したりする姿勢の変化に対応した咬頭嵌合位を与えるために，顆路傾斜を弱め，ワイドセントリックに調整した（図6-7）．そして，治療用義歯を用いて，義歯床の拡大を十分に行い（図6-8），痛みを徹底的にに除去した後（図6-9），最終義歯に移行した（図6-10）．

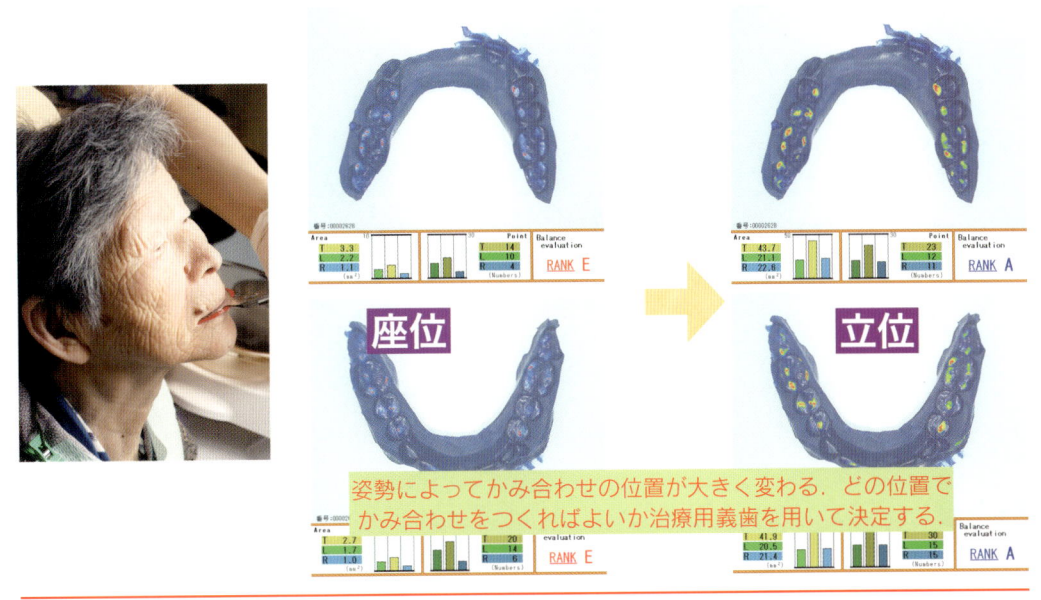

図6-7　姿勢によるバイトアイ咬合変化　Hunch Back（猫背）

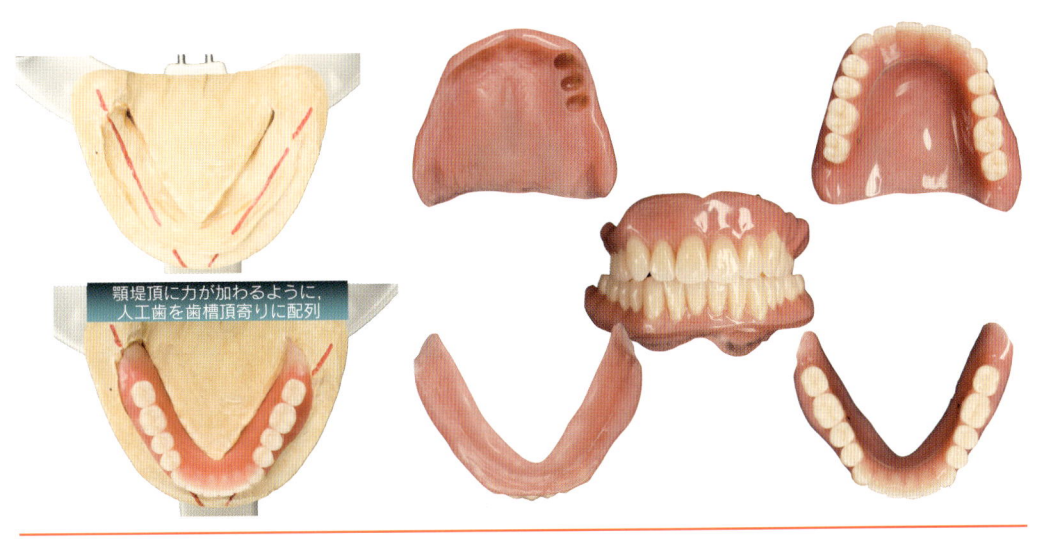

図6-8　治療用義歯

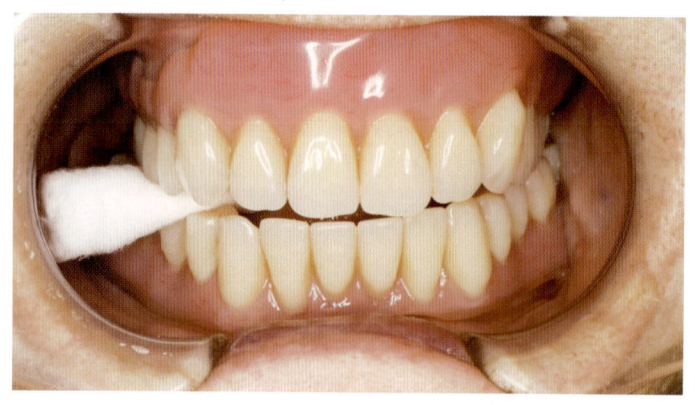

右でかむと下顎義歯が踊る．
痛みが止まらない

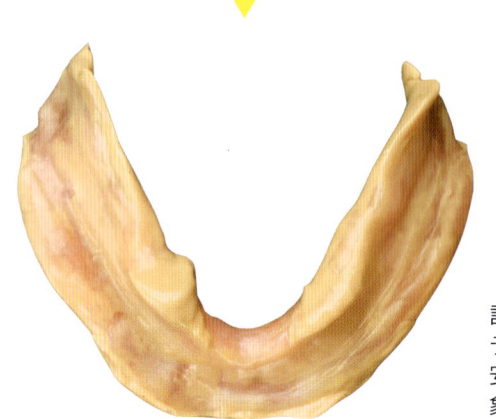

耐圧面積の拡大

許される範囲で義歯床の拡大．
ティッシュコンディショナーを用いて義歯を
安定させたあと，フローのよいシリコーン印
象材で印象（患者主導型印象）

図 6-9　咬合調整とティッシュコンディショナーによる痛みの除去

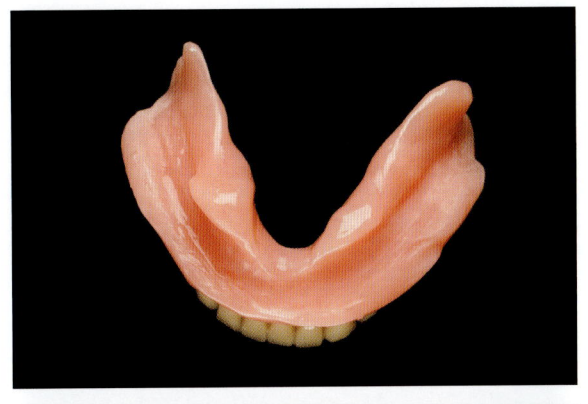

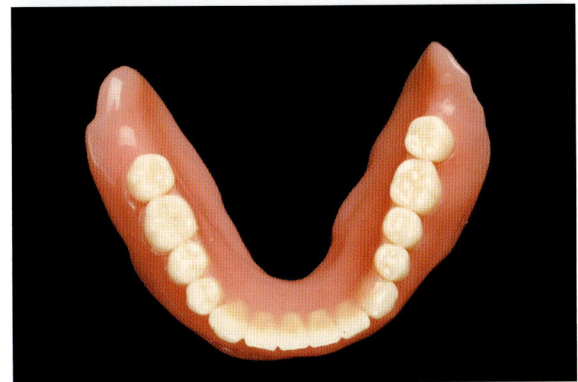

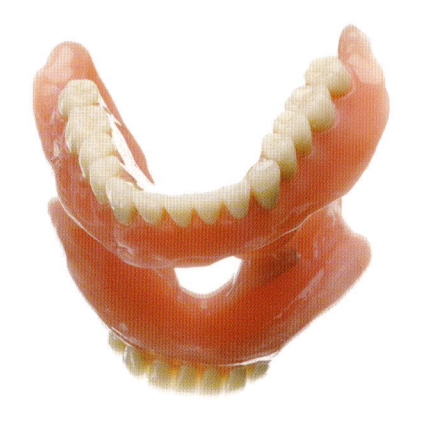

III編　かみ合わせの狂いを知る
6. 検査を基本とした歯科医院づくりのすすめ

完成義歯／義歯床を許容できる範囲で拡大．人工歯配列は，義歯の転覆量をできるだけ減らすため，やや歯槽頂に寄せて配列した．

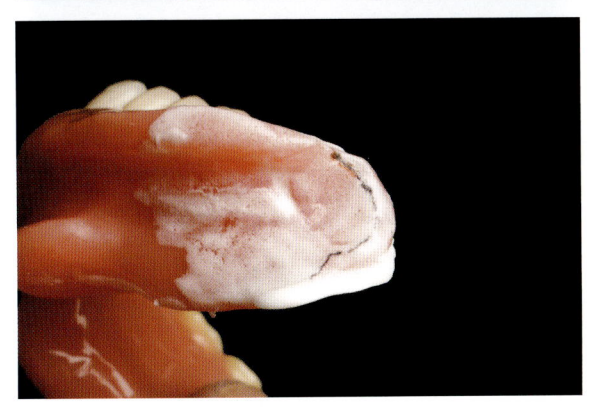

レトロモラーパッドの形態に合わせて完成義歯の形態を修正すると後縁の封鎖がよくなり吸着が得られやすくなる．

来院時に義歯内面にPIPを塗り，軟らかい食品を食べさせる．実際に咀嚼をさせることによって，当たる部位がわかる．

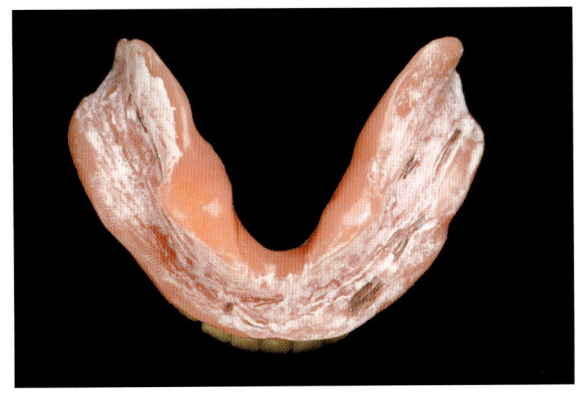

図6-10　最終義歯への移行

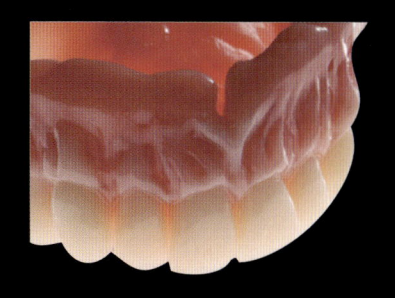

Ⅳ編

難症例の臨床対応

1 上顎義歯の難症例

POINT 上顎義歯が落下しないということが，臨床で最も重要となる．

　臨床で一番大切なのは，上顎義歯が落下しないことである．テレビで，俳優のスピーチ中に義歯が落ちるシーンをおもしろおかしく放送することがあるが，本人にとってそれはとても恥ずかしく深刻な問題に違いない．落ちる上顎義歯をつくる歯科医師はヤブ医者と評価されるため，これは何としても避けなければならない問題である．

　しかし，義歯を入れると吐き気をもよおす嘔吐反射の強い患者，前歯部組織がコンニャク状になったフラビーガム，上顎結節部も骨吸収した平坦な顎堤の患者，ClassⅢのケースでClassⅠの顔貌を要求する患者など，上顎義歯が落下しやすい条件を持つ患者があとをたたない．

　ときには下顎前方歯群だけが残った上顎シングルデンチャーのケースは，上下顎が無歯顎のケースよりも厄介な場合もある．

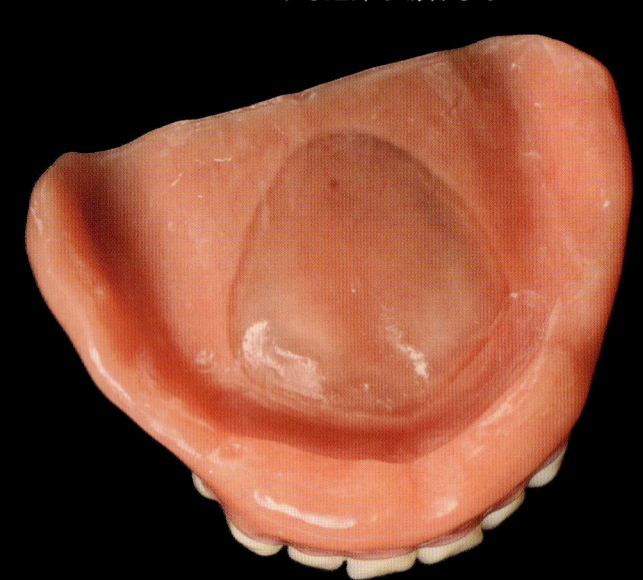

　上記難症例の一部分は，インプラントに維持を託した補綴によって解決されるようになったが，経済的理由でインプラント補綴に移行するケースは少なく，義歯による解決を求める患者が多いのが実情である．また，下顎と比較して失敗率の高い上顎インプラントの撤去により，思わぬ顎堤吸収状態に追い込まれた難症例も増加していることを忘れてはならない．

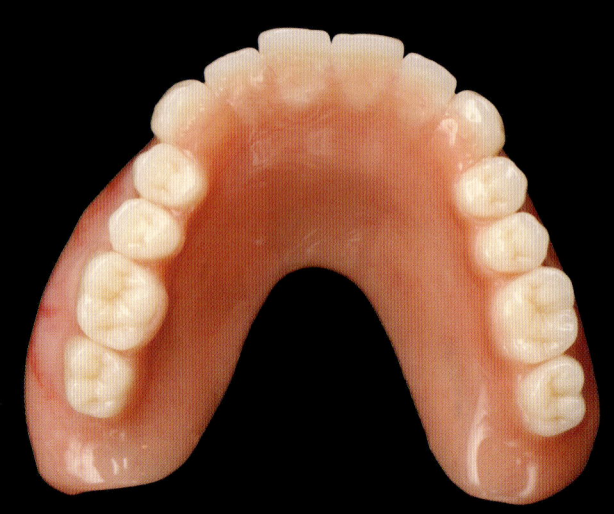

2 上顎難症例を克服するための工夫

POINT
❶ 上顎義歯は，下顎と比較して開閉口時の歯肉頰移行部の動きがとても小さい．
❷ そのため，ある程度の義歯床拡大しか望めず，安定のための工夫は人工歯配列位置や咬合接触関係などを中心に行う．

　我々が臨床のなかで行える工夫の数は限られている．「義歯が上手！」といわれる先生は，限りある手法を凝らして問題を解決しているのであって，魔法のテクニックをもって難症例に対応しているわけではない．上顎義歯の特徴として，開閉口時の歯肉頰移行部の動きが，下顎と比較してとても小さいことがあげられる．つまり，上顎の歯肉頰移行部は可変要素がきわめて少なく，ある程度の義歯床縁の拡大しか望めないので，義歯の安定に関する工夫は，人工歯配列位置や咬合接触関係などを中心に行うことになる．

　具体的には，

　　① 小臼歯部の人工歯を歯槽頂に近づけて配列する．
　　② 矢崎の均衡面削合．
　　③ 後方口蓋義歯床内縁を極薄に製作する．
　　④ 前歯部歯肉床縁に厚みを与える．
　　⑤ 硬口蓋に軟性裏装材を用いる．
　　⑥ 義歯接着剤の使用．

ということがあげられる．①〜③は，嘔吐反射の強い無口蓋義歯に利用されるテクニックであり，p.136 以降で説明する．④，⑤は，上顎前歯部のフラビーガム症例に使われるテクニックで p.172 以降で説明する．

3 下顎難症例を克服するための工夫

POINT
❶ 下顎義歯の問題点は，下顎顎堤粘膜の痛みと義歯の浮き上がりの 2 点．
❷ 浮き上がりには吸着で，痛みには原因に応じた工夫にて対処する．

そして第二の問題が，下顎顎堤粘膜の痛みと義歯の浮き上がりである．口を開けると義歯が浮き上がるという問題に関しては，下顎総義歯の吸着メカニズムに則した義歯づくりを心がければ解決できる．その成功率はおそらく 7～8 割であろう．しかし，痛みに関する問題は，そう簡単には解決できない．

下顎義歯の痛みの原因は，術者による誤った下顎位の設定，骨隆起，咀嚼時の義歯の動きの大きさ，片側かみ癖，脆弱な粘膜，無歯顎のブラキシズム，ドライマウスなどさまざまである．

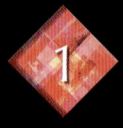

1 下顎難症例を克服するための工夫

上顎の場合と同じように，下顎難症例に対しても臨床で行うことのできる工夫の数は限られている．具体的には，以下のようなものがあげられる．

①小臼歯部の人工歯を歯槽頂に近づけて配列する

臼歯部の人工歯配列に関しては，以前の歯槽頂間線の法則から，天然歯がもとあった位置に配列するという意見が圧倒的に多くなっている．

天然歯の位置に人工歯を配列することによって，本来，人がもっている自然な舌や頬の動きの邪魔をせず，生理的な義歯が完成するという理由から，この考え方が普及している．しかし，過去の書籍では人工歯が歯槽頂部に配列された小さな義歯が頻繁に見受けられた．義歯床が小さい場合，あるいは咬合力が強い場合は，できるだけ歯槽頂付近に人工歯を配列して咀嚼時の義歯の傾きを抑制することは物理的に理にかなっている．一方，天然歯のもとあった位置に配列する方法を採用すると，人工歯が歯槽頂よりも外側に配列されるので，側方圧をサポートする頬棚部に比べ，小臼歯部での義歯の頬側への転覆が必然的に多くなる．この問題を解決するためには，転覆に対して抵抗できる十分な広い義歯床を与えなければならない．この考え方が現在は義歯成功の王道となっていて筋の付着部まで義歯床を拡大するコンパウンド印象法として歯学部学生教育に採用されている．しかし，さまざまな患者がいるのが現場のむずかしさである．過去数年，小さな義歯床で満足していた患者に大きな床の義歯を装着してもらうと，「こんな邪魔な義歯は入れていられない」というケースも出てくるように，すべての患者が大きな義歯床を受け入れるわけではない．「小さい義歯床⇄人工歯配列を内側へ」「大きい義歯床⇄人工歯配列は天然歯のもとあった位置，頬側へ」といった具合に，常に臨機応変に人工歯の配列位置と義歯床の大きさのバランスを考慮して義歯を製作

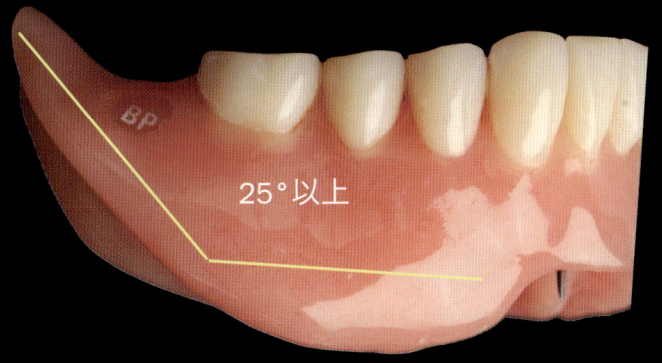

スキーゾーン：レトロモラーパッドから前方に向かって25度以上の角度がついたものをさす．

図3-1　スキーゾーンと義歯

しなければ臨床の成功はありえない．特に小臼歯部でのかみ癖があるケース，顎堤形態がよく歯槽頂がシャープに尖ったケースなどは，歯槽頂部付近に人工歯を配列したほうが転覆力が減少し，痛みも発生しなくなる．

②臼歯部のスキーゾーンに配列をしない

最後方部の顎堤吸収が著しく，レトロモラーパッドから前方に向かって急な斜面となる場合がある．その部位に配列された人工歯部で食片を砕こうとすると，義歯が顎堤上で前方に滑ることからスキーゾーン（図3-1）とよばれていて，義歯の離脱や痛みを軽減する目的で，スロープが25度以上の部位には第二大臼歯を配列しないように心がける．

③可能な範囲での義歯床面積の拡大（clinical side）（図3-2）

下顎の印象が難しい理由は，印象の大きさが各個トレーの設計線によって左右されたり，術者の求める拡大量の意識の違いで印象範囲がまったく異なってしまう点である．誰が印象を行っても同じように採れない理由が，大きな下顎臼歯頬側部の可変量にあるといえる．

ティッシュコンディショナーを用いて無理のない大きさまで拡大することが肝要である．

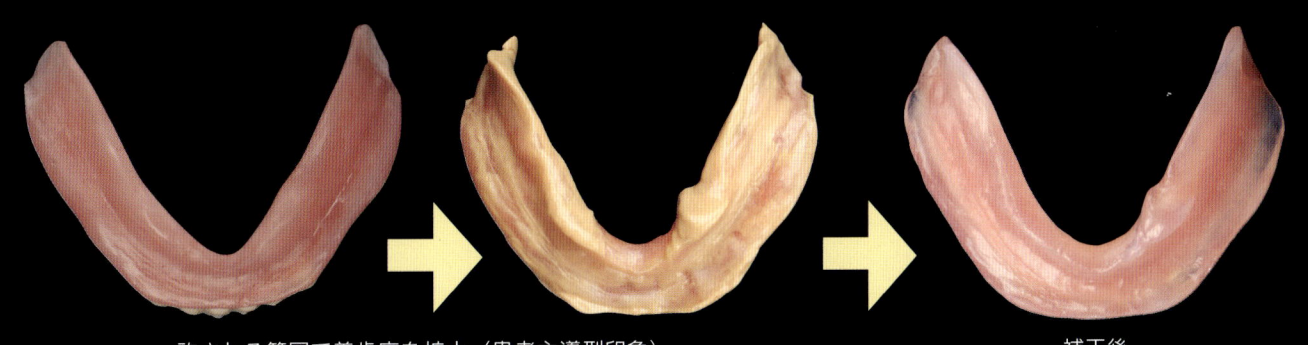

許される範囲で義歯床を拡大（患者主導型印象）　　　　　　　　　補正後

ティッシュコンディショナーを用いて義歯を使用したあと，痛みの消失を確認してインジェクションタイプのシリコンにて最終印象．ベースレジンのみを新しい材料に置き換える（リベース）．

図3-2　ティッシュコンディショナーを用いた無理のない範囲での義歯床拡大

④咬合力の強い患者，顎堤粘膜が脆弱な患者に対する軟性裏装材の利用

　無意識の強いかみ締めや痛みのでやすい顎堤粘膜への対応は，咬合力や顎堤粘膜の性質を変える手だてがないことから，軟性裏装材を用いて対応せざるを得ない．軟性裏装材は耐久性が低く，劣化しやすい傾向にあるので，一定期間ごとに交換する必要性を患者に説明し，同意を得て実施する．

　脆弱な顎堤粘膜やブラキシズム症例に対しては，比較的大きな床を付与して耐圧面積を拡大することも解決策の一つである．

⑤義歯接着剤の使用（吸着が不可能な症例，ドライマウス）

　高齢になると，たくさんの薬剤を服用している患者が多い．降圧剤，精神安定剤などの唾液量を減少させるタイプの薬剤を多く服用しておこるドライマウスの場合は，義歯製作技術の問題にかかわりなく，積極的に市販の接着剤を使うことを避けられない場合がある．

4 臨床症例を呈示するにあたり

POINT 難症例は，術者の技量によって異なる．

「難症例とは何か」と問われれば，一般的には，「術者が最善を尽くして補綴物を製作しようとしても，よい結果が予測できない症例」，あるいは，「術者が製作した義歯の結果がよくなかったケース」が答えとなる．

過去の無歯顎に関する書籍において，1冊の本のなかに難症例に対する対応策がまとめられたものは少ない．その最大の理由は，難症例と感じる症例そのものが，それぞれの歯科医師の技量によって異なり，本として一つにまとめることが難しいからである．

したがって，以下の会話のように術者の経験や技量の差によって話の内容を共有できないこともしばしばである．

Dr. A「難症例の患者で苦労しているよ」
Dr. B「どんな難症例なの？」
Dr. A「顎堤がないんだよ．義歯が安定しなくて困っちゃうよ」
Dr. B「どの程度，吸収しているの？」
Dr. A「平らだよ，平ら」

5 難症例を克服するために行うべきこと

> **POINT** 難症例を克服する方法は，自分の基準となる義歯製作法を身につけ，そこから，いろいろな技術を学んでいくことである．

1. 自分にとっての平均的義歯製作法を，身につける．
2. いろいろな義歯製作方法を学び，うまくいかない症例に使う．

この二つが難症例を克服するために行うべき事柄である．

歯科臨床の環境は，世界においては各国の保険制度の状況，国内においては歯科医院の事情でそれぞれ異なる．

保険中心，保険治療＋自由診療，自由診療中心の歯科医師などさまざまで，いずれも歯科医師として患者を救い，生活を営んでいる．したがって，難症例を扱うには，まずはそれぞれの環境下で自分が日常的に行っている方法を患者に行い，その結果から，アレンジして最終義歯を完成させるのがよい方法である．その方法がいわゆる「一発義歯」に相当するクオリティーの高いものであればさらによい．

本編では，これよりさまざまな難症例について呈示する．それらの義歯製作過程には読者に役立つアドバイスがたくさん含まれているに違いない．また，得られた技術は，今後難症例に立ち向うための武器になることだろう．治療法の引き出しが多いほど難症例を解決する手だてが多くなることはいうまでもないからである．

- 平均的な義歯の製作方法を身につける
- いろいろなオプションを学び適用する

各難症例に応じた
具体的な対応策と義歯の製作

各難症例に応じた具体的な対応策と義歯の製作

　これから提示する症例すべてが，筆者の歯科医院で実際に経験された臨床報告である．当院では，自力歩行で来院可能な意思疎通の行える患者を対象として治療を行っていると同時に，自費率の高いことも読者を困惑させるかもしれない．しかし，このような垣根を乗り越え，歯科医師や歯科技工士の工夫やテクニックを学ぶことに集中していただければ幸いである．

　筆者の臨床における義歯製作方法は，下顎総義歯の吸着技法をスタートとしている．難症例に対しては，この義歯が治療用義歯になり，そこから多くの工夫が施される．本書では，筆者がおもに実践している臨床テクニックを紹介してみたい．

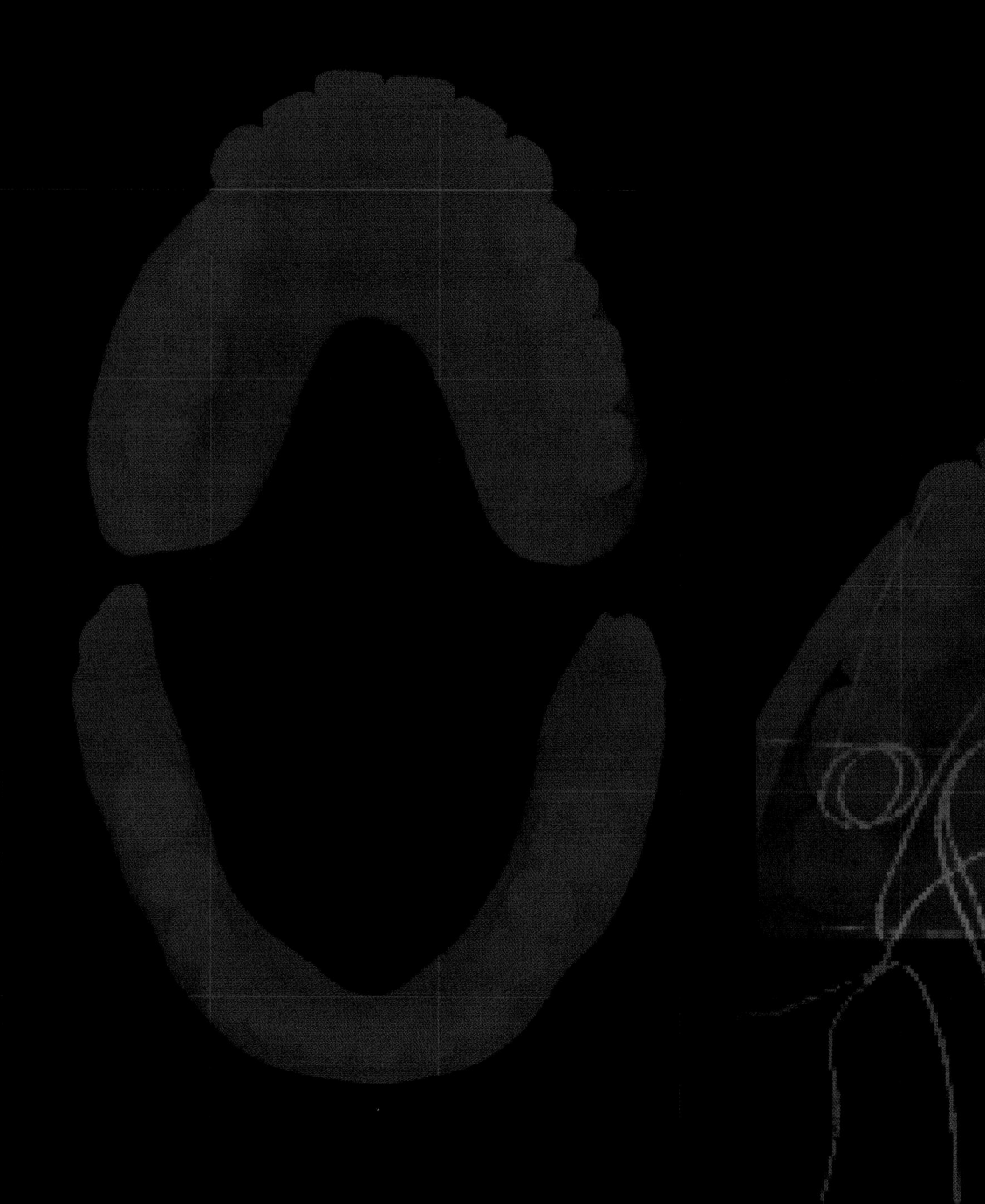

掲載症例

1. 義歯を装着することが難しい症例（→ p.76）
2. 無歯顎者における生体補償（→ p.79）
3. 義歯長期未装着者について（→ p.81）
4. 長期にわたる上顎義歯未装着症例 ―上顎無補綴による生体補償（→ p.82）
5. 義歯装着ストレスへの対応 ―メンタルな問題と義歯の違和感（→ p.87）
6. 無歯顎ドライマウス患者（口腔乾燥症）（→ p.92）
7. 舌不随意運動（オーラルジスキネジア）の患者に対する臨床対応（→ p.94）
8. 顎機能障害による咬合不安定への対応（1）（→ p.98）
9. 顎機能障害による咬合不安定への対応（2）―下顎2インプラントオーバーデンチャーを中心に（→ p.106）
10. 下顎シングルデンチャーの痛みへの対応（→ p.114）
11. 審美の難症例について（→ p.118）
12. 上顎片側の著しい顎堤吸収への対応（→ p.128）
13. 嘔吐反射に対する上顎補綴（→ p.136）
14. 上顎シングルデンチャー（→ p.150）
15. 残存歯の状況に合わせた上顎シングルデンチャーの臨床実践（→ p.156）
16. 無歯顎症例における上顎フラビーガムの対処法（→ p.172）
17. Class Ⅰの顔貌を切望する Class Ⅲの上顎シングルデンチャー（→ p.187）
18. ブラキシズムへの対応（→ p.198）
19. 顎堤吸収が著しく，下顎位が不安定な症例（→ p.202）

1 義歯を装着することが難しい症例

POINT
❶生体補償（biologic adaptation）と口腔容積の萎縮．
❷義歯を入れていない患者，入れていられない患者の補綴は本当に難しい．

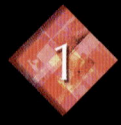

1 下顎遊離端欠損における生体補償（biologic adaptation）とは

　生体補償（biologic adaptation）とは，「口腔内に不自然な空間が生まれると，その空間を可動粘膜組織が埋めようとする現象」である[46]．その源は，1日に約2,000回行われる嚥下時の陰圧であり，この陰圧によって口腔可動組織が欠損空間に向かって引き込まれる作用のことをいう．下顎遊離端部で顕著であり，顎堤吸収を伴う欠損空間の縮小がみられる．ときには，頰筋の付着部が内側に位置するほど，顎堤吸収が進んだ，いわゆる強い萎縮がみられる場合もある（図1-1）．

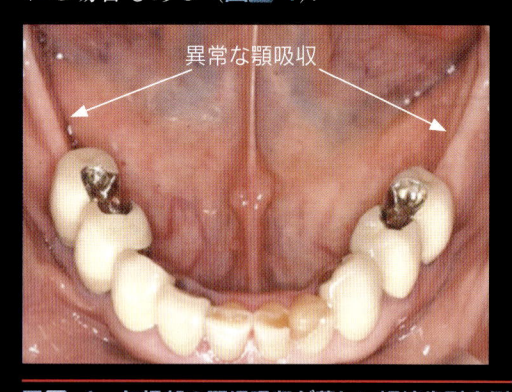

異常な顎吸収

図1-1　欠損部の顎堤吸収が著しい短縮歯列症例

　このような症状を引き起こす原因として，下顎の歯肉頰移行部の可動量が上顎に比べて2～3倍であること（図1-2），上顎骨に頰筋がほぼ垂直に付着しているのに対し，下顎骨の形態が内傾斜した状態で頰筋の付着が剥がれやすく，内側へ移動しやすい形態を呈していること（図1-3），また，レトロモーラーパッドの頰側つけ根に小帯様のスジが存在すること（図1-4）があげられる．その代表例が，第二小臼歯部までしか補綴しない短縮歯列[47]である．下顎遊離端欠損部が長期に放置されることにより，著しい顎堤吸収が観察されると同時に，ときには，舌下部の可動組織が増殖した「複舌」が観察されることもある（図1-5）．欠損部は生体の可動性軟組織によって埋められ，生体の一部が欠損を完全に補綴してしまうため，筆者は，このような生体反応を生体補償（biologic adaptation）と名づけた．そして，一度このような状態を呈すると，部分床義歯のような人工の大型補綴物は装着できない．欠損部に侵入した可動粘膜をかき分けて二重に補綴することになるからである．

①頰筋の付着部が内側に移動する可能性について

　解剖学において筋の付着部は移動しないと考えられている．また，広い義歯床面積を獲得し，咀嚼能力の向上を目的とするコンパウンド印象法では，頰側の義歯床縁を頰側付着部の下顎骨外斜線まで，さらにはその位置を越えた位置に設定すべきであると教えている．そして，部分床義歯の下顎遊離端欠損症例においても総義歯と同様に扱われている．しかし，短

義歯装着時の MRI 所見

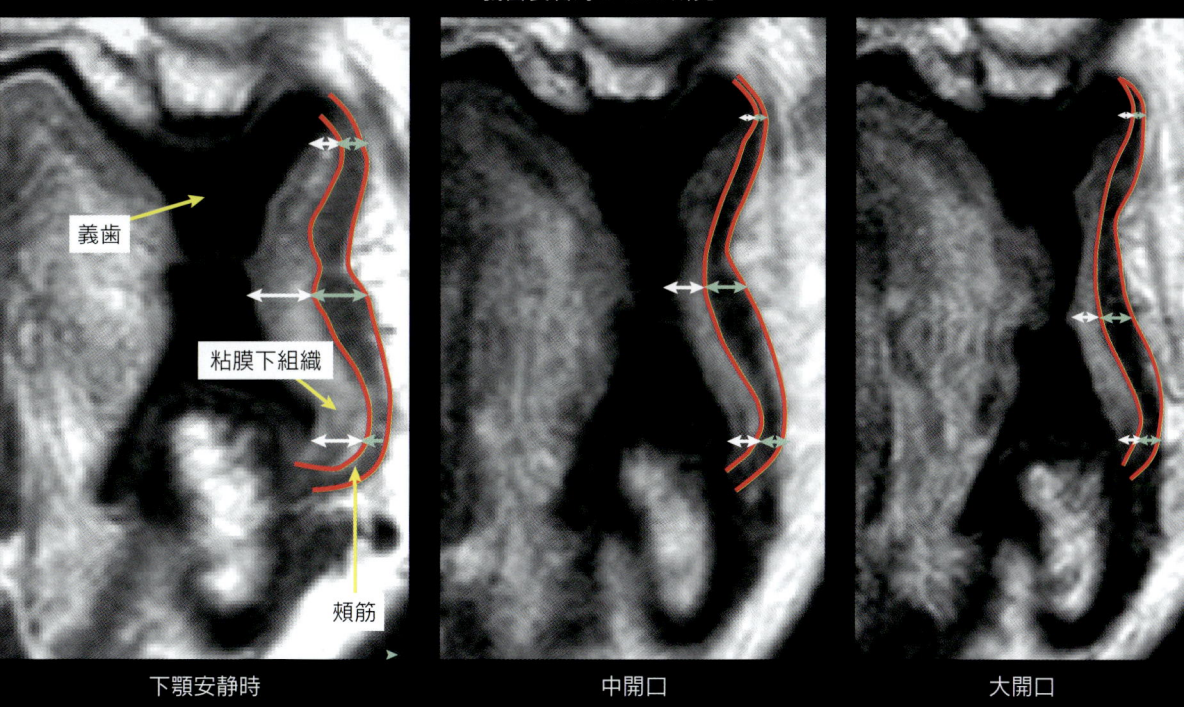

| 下顎安静時 | 中開口 | 大開口 |

図Ⅰ-2 下顎の歯肉頬移行部の動く量は上顎の 2〜3 倍．開口すると上顎に比べ下顎の筋および粘膜下組織は，大きく変化する

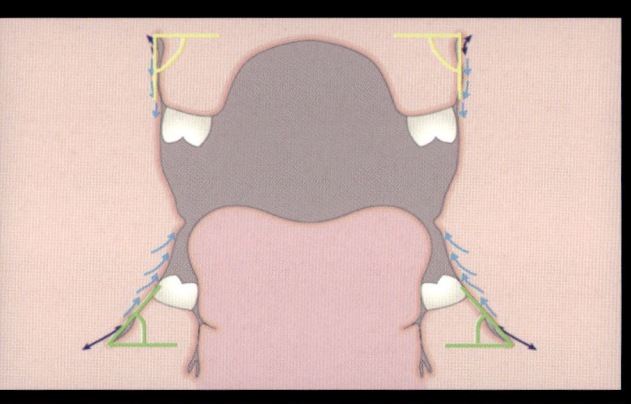

図Ⅰ-3 上顎骨に頬筋がほぼ垂直に付着しているのに対し，下顎骨の形態が内傾斜した状態で頬筋の付着が剥がれやすい形態を呈している

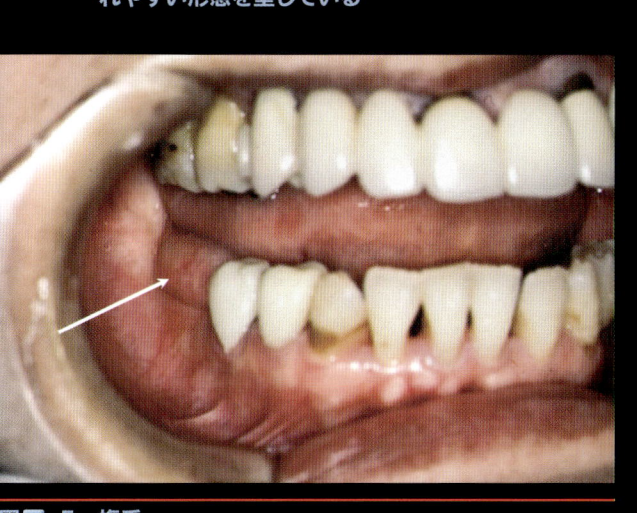

図Ⅰ-4 レトロモラーパッド頬側つけ根にあるスジ（染谷，2008.[41]）

図Ⅰ-5 複舌

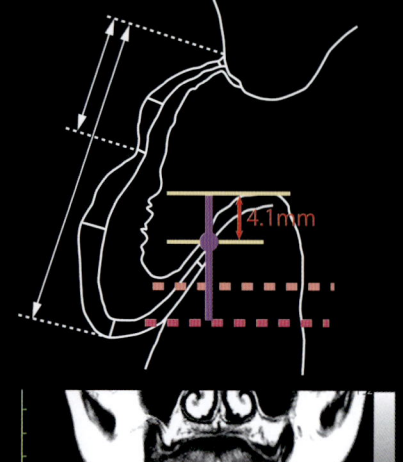

頬筋の付着部位と考えられている骨外斜線の位置に必ずしも頬筋が付着していない可能性があり，特に印象模型で判断することは難しい．

宮尾[48)]の研究によれば，頬筋は無歯の歯槽頂から4.1ミリに位置している．顎堤吸収に伴い付着は歯槽頂寄りに移動する．

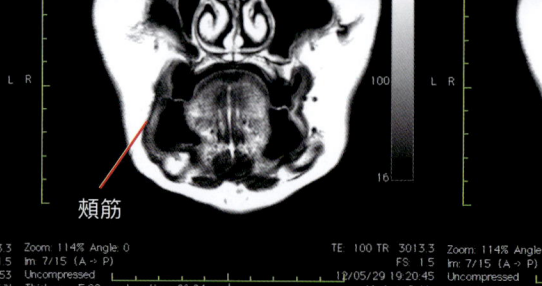

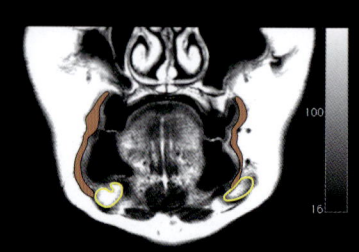

開口状態：右側の頬筋は下顎骨の骨外斜線に付着，左側は骨の舌側に付着．

義歯装着状態：左側では義歯床が頬筋の上に載っている状況がうかがわれる．

図Ⅰ-6　頬筋の付着位置

　縮歯列症例のように大臼歯部の欠損を長期に放置された症例では，義歯床縁を頬側へ広げようとしてもほとんど広がらない．つまり，頬筋が歯槽頂部に付着している，あるいは歯槽頂を越えて顎堤の舌側に付着していると考えられ，頬筋付着の内側移動が疑われる．宮尾[48)]の研究によれば，頬筋は無歯の歯槽頂から4.1ミリ頬側に位置していて，顎堤吸収が進むにつれ，付着部は相対的に歯槽頂付近に移動する（図Ⅰ-6）．あくまで平均的な値であることから，人によっては，より歯槽頂付近に付着が位置している場合もある．そのようなケースでは，顎堤吸収に伴い付着は舌側に存在することになる．また，近年，大トカゲの研究[49,50)]などにより筋の付着が剥がれて移動する可能性が示されている点も興味深い．筆者は，上記の理由と30年の臨床経験から，生体補償には，この筋の付着の移動を伴う現象と，付着の移動を伴わない「口腔容積の萎縮」の2種類があると考えている．特に，頬筋の付着が内側に移動したケースでは，義歯床の頬側への大きな拡大が不可能になることを主張したい．このようなケースでは，さらに欠損が進行した際に大型補綴物による義歯床拡大が望めず，十分な咀嚼機能の改善が難しくなる．

2 無歯顎者における生体補償

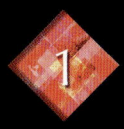

1 「口腔容積の萎縮」と考えられた症例

2002年：上下顎総義歯を当歯科医院で製作．特に下顎は，吸着義歯の臨床テクニックを用いて製作．

人工歯：ジーシー・サーパス，義歯床レジン：パラジェットバリオ

2012年：10年ぶりに来院した理由「下顎義歯が急に浮き上がるようになった」

義歯を観察してみると，毎日，歯磨剤を使って同じストロークで磨いていたことがわかる．ついには，削られた面が歯槽部まで到達し，頰側研磨面部に穴が開いてしまった（図2-1）．

下顎義歯も上顎義歯も吸着の条件は同じで，1か所でも空気が入る場所があれば，上顎義歯は容易に落下し，下顎義歯は浮きあがる．下顎総義歯が浮きあがりだしたのは，研磨面に穴が開いたためである．穴を塞げばもとどおりに吸着し，患者にとって快適な義歯になることは明白であったが，この機会に，人工歯の咬耗による咬合高径の低下，激しい研磨面の形態変化を修正しない手はないと考えて義歯の修理を行った．

10年ぶりに来院の82歳女性
主訴：急に下顎義歯が浮きあがるようになった． → 研磨面の摩耗により，粘膜面に通じる穴ができたことが原因

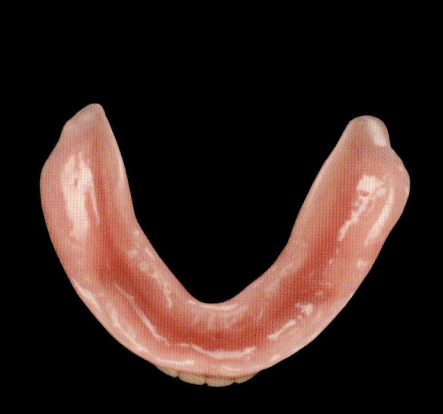

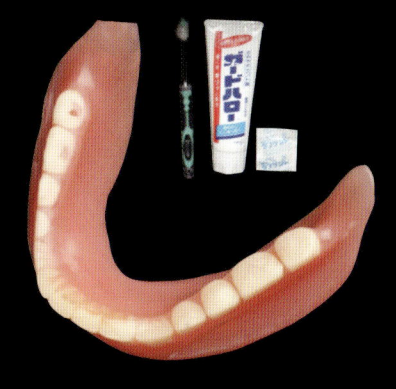

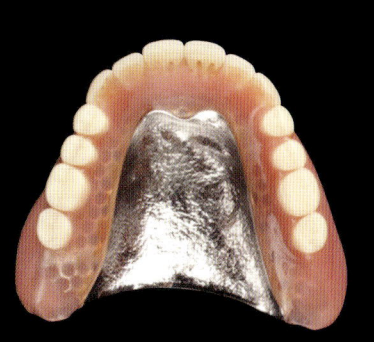

2002年：ジーシー・サーパス，パラジェットバリオ使用

図2-1　過剰な歯ブラシによる義歯の摩擦

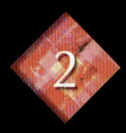

2 起きうる問題の予測

　ところで，人工歯と義歯床研磨面を理想的な形態に変更すると，患者に何が起こると考えられるだろうか？　これだけ歯ブラシによる機械的削合が進めば，誰もがこの部位に食渣が停滞するのは当然だろうと考える．しかし，患者によれば食物が頬側研磨面の削れた部分に溜まることはまったくないという．これらの情報により，ゆっくりと削れていった摩耗部に頬粘膜が徐々に入り込むようになった，つまり，粘膜部が内側に向かって萎縮した状態で義歯は快適に使われていたことが理解できる（図2-2）．義歯の凹みに合わせて頬粘膜が運動する状況になっているのである．したがって，もし，凹んだ研磨面形態をもとどおりの形態に修復すると，頬粘膜が新しい凸の研磨面によって外側へ押し広げられた状況になり，「頬をかむ」「窮屈な義歯になった」などという事態が起きることが想定できる．萎縮の特徴は，多少慣れるのに時間はかかるものの，もとの状況に戻れることである．

　義歯の修正によって起きうる患者の不具合に対し，歯科医師側の準備として，「最初は少し窮屈かもしれませんが，これから年をとるにつれて，きっとよかったと思いますよ．何度か調整に来てくださいね．」と伝えておくことが重要である．

　これまで10年間快適だった義歯でも義歯を修正することによって小さな問題が大きな問題になりかねないので，十分な説明をして患者とのコミュニケーションを確立しておくべきケースである．

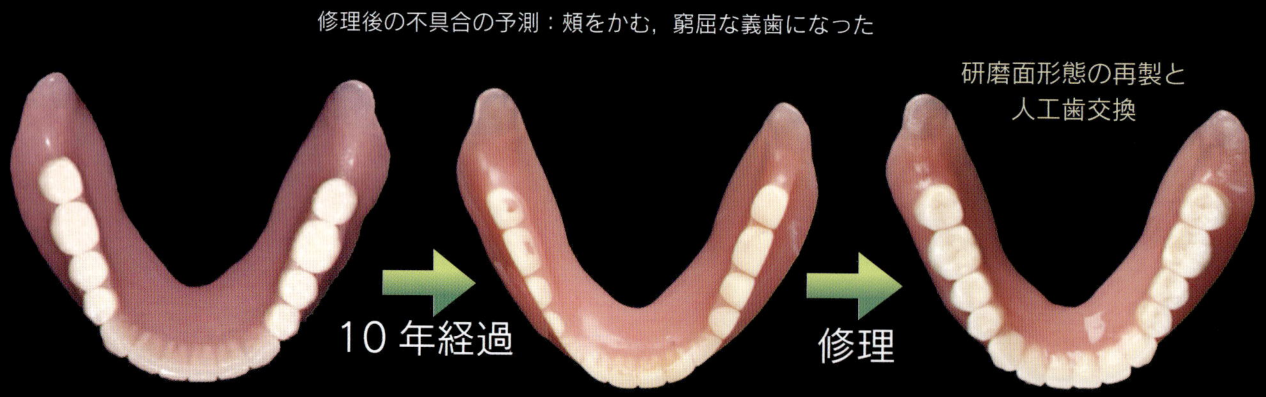

修理後の不具合の予測：頬をかむ，窮屈な義歯になった

→ 10年経過 → 修理

研磨面形態の再製と人工歯交換

図2-2　人工歯と義歯床研磨面を理想的な形態に変更すると，患者に何が起こると考えられるだろうか？

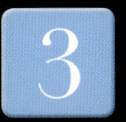

3 義歯長期未装着者について

　義歯未装着生活者は，一般的には下顎に多く，上顎は審美や社会的問題からその数はきわめて少ない．下顎顎堤吸収が著しく，装着しても上手に使えない，痛い，などが下顎義歯未装着のおもな理由である．
　一方，上顎義歯未装着者の場合は，嘔吐反射が第一の原因であり，つくった義歯を入れていられない，あるいは，無口蓋義歯をつくったが常時落下するので装着を諦めてしまったことが第二の原因である．

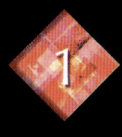

1 義歯未装着者の臨床的特徴は？

1. 長期に義歯を入れていない
2. 「義歯を入れていないのに，ほとんどの食品が食べられる」と答える
3. デンタルミラーで舌を避けようとすると「気持ち悪い」と嘔吐反射を起こす
4. 口のなかをのぞくとデンチャースペースのほとんどが舌や可動粘膜組織で埋められていて，顎堤がみえない
5. 義歯を入れていないのに，きれいな発音で会話ができる

などである．

　特に「5.」は，特徴的な兆候である．義歯を装着していないのにきれいな発音ができる理由は，常時，口腔粘膜下組織が空間を埋めている状態になっているからである．つまり，義歯を装着せずに構音時に舌と頬粘膜や口蓋粘膜の接触関係を上手につくり出せる口腔環境が完成していて，欠損空間を口腔の可動粘膜組織が補綴して機能を営んでいる状況がうかがえる．これが無歯顎者における生体補償（biologic adaptation）であり，義歯を新製しても装着できるかどうかがわからない，つまり，術後のよい結果が予測できない難症例といえる．

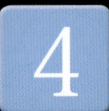

4 長期にわたる上顎義歯未装着症例
―上顎無補綴による生体補償

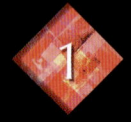

1 概 要

2012年：初診．女性，60歳
主訴：下顎の歯の治療と上顎義歯をつくってほしい．

10年間，まったく義歯未装着で生活してきたが，顔貌や特別な食品を食べることができない以外の大きな問題はなかったという（図4-1）．嘔吐反射傾向が認められた．義歯を装着していないとはとても思えないほど，クリアに発音できる（顔貌ClassⅢ）．

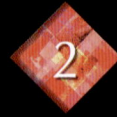

2 治療説明

過去の経緯から，義歯が受け入れられないことも想定し，オプションとして上顎のインプラント固定性ブリッジの治療と費用も説明する．歯科医師としてやれることは可能な限り実施するが，最悪の場合は固定性インプラント補綴を行う可能性も示すことは，お互いの信頼を得るうえでとても大切なことである．

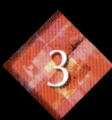

3 問題点と解決

欠損容積を口腔粘膜のアダプテーションによってすでに埋められている可能性がある．この条件下で，義歯を装着することはきわめて難しい．

嘔吐反射が強く，無口蓋義歯ですら受け入れられるかどうかわからない．

☞印象時に嘔吐反射を引き起こさないように十分注意し，治療用義歯をつくる．早期に無

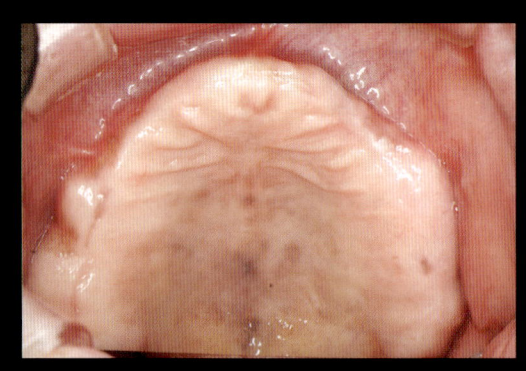

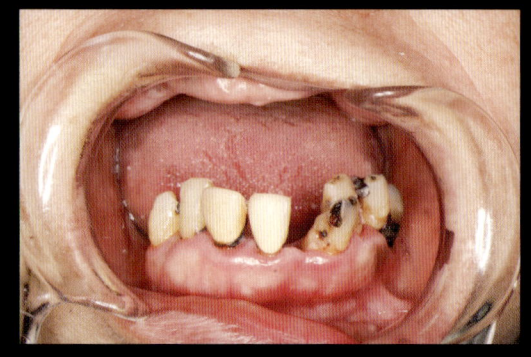

最終目標：欠損部に補綴物を装着して快適な生活を営んでもらうこと．

図4-1 10年間補綴なしで生活していた患者の口腔内

口蓋義歯の技工テクニックを最大に生かした治療用義歯を受け入れられるかどうかを判定する．

顎関節コーンビーム CT で観察されるように，かみ合う歯（vertical stop）がまったくないので下顎頭が前方位を呈している（図4-2）．下顎頭や関節窩に形態の異常はみられないため，下顎前方位の原因は，顎関節部の器質的変化ではなく，義歯未装着による習慣性の下顎前方変位であることがわかる．

歯列矯正治療でみられるオープンバイトの患者が上下前歯間に舌を挟んで嚥下をする，いわゆる tongue thrust の状態と同様に，嚥下する際には舌を前方に出して下顎前歯と上顎顎堤で挟んで嚥下している．これによって，口腔の欠損空間を習慣的に塞いでいる様子がうかがえる．義歯を装着することよって，舌癖が改善できるかも不明である．

☞治療用義歯を入れていられるかどうかを確かめると同時に，奥歯で咬合して嚥下ができるようになるか様子をみなければならない．奥がみは第二指を咬筋部に載せ，咬合させたとき咬筋のふくらみを感じるように意識させ練習させる（図4-3）．

下顎右側顎堤は欠損の長期放置による頰筋の付着の内側移動を伴う顎堤吸収が顕著であり

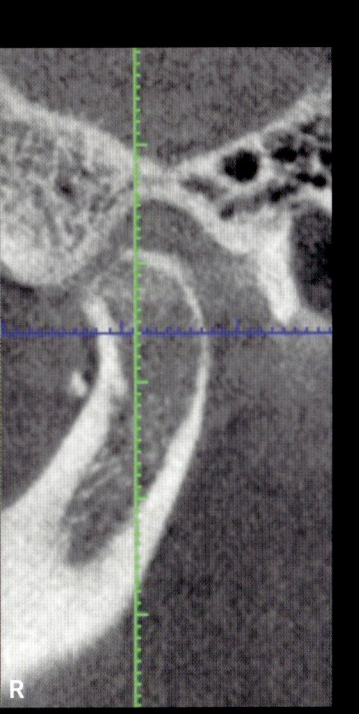

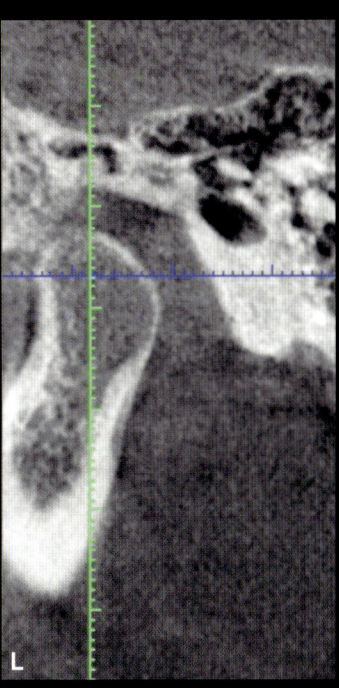

左右下顎頭の顕著な前方変位，下顎頭や関節窩の形態異常は観察されない．

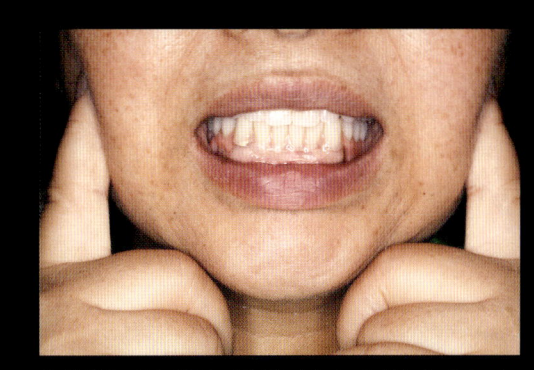

図4-2　コーンビーム CT による顆頭位の習慣性前方変位の確認

咬筋部に指を載せ，「奥歯でかんで!!」と命じる．そのときの咬筋のふくらみを感じさせることで，徐々に奥がみが達成できるようになる．

図4-3　奥歯でかんで嚥下ができるか確認する

アダプテーションによる
顎堤の狭小化

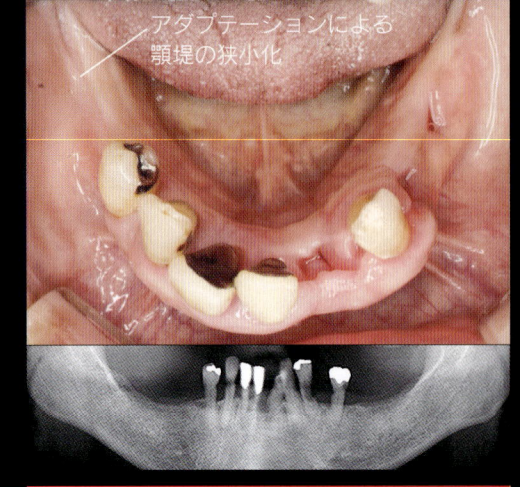

図4-4 頬筋の付着の内側移動を伴う顎堤吸収

（図4-4），頬側への義歯床拡大は望めない．一方の左側下顎顎堤は残存歯が残っていたため，顎堤吸収は穏やかである．

☞ 治療義歯中は嘔吐反射を起こさないように最終義歯の人工歯幅径を狭くして患者の反応をみる．具体的には大臼歯部に，小臼歯用人工歯を用いて対応した（図4-5）．

残存前歯により，前がみ傾向が強くなる可能性がある．

☞ これを避けるためにはリジッド型の2重冠デンチャーにする．

義歯の成功は両側大臼歯部でしっかりかみ合わせができることである．シングルデンチャーの項で後述するが，下顎前方歯群だけが残存するケースでは，リジッドタイプに近いオーバーデンチャーにすることで，大臼歯部で咬合したときに支台歯の歯根膜も同時に刺激され，両側大臼歯部での後ろがみが習慣づけられると考えられる（図4-6）．

いずれも予知できない義歯治療の結果に対し，義歯の成功を目的に行うトライアルである．

義歯製作へ多くの技術を投入すること，そして，患者への励ましを絶やさないようコミュニケーションをとり続けることが大切である．

4 治療用義歯使用後のコミュニケーション

治療用義歯装着の翌日，電話で状況を必ず確認する．

この行為は，患者が義歯を使えているかどうかの確認のみならず，「私達はあなたの義歯を装着しようとする苦労を理解していて，その努力に感謝している」ということを伝えるためのメッセージである．コミュニケーションをとることこそ，難症例の解決になくてはなら

嘔吐反射を防ぐために，大臼歯部の代わりに小臼歯部を使い患者の反応をみる．義歯床は嘔吐反射を起こさない程度の最小の大きさにする．

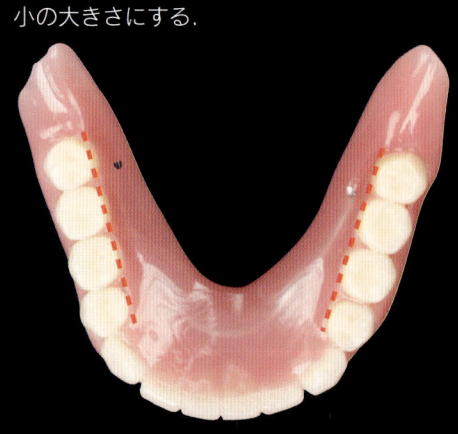

小臼歯部人工歯配列を内側にし，義歯の転覆を抑制する．

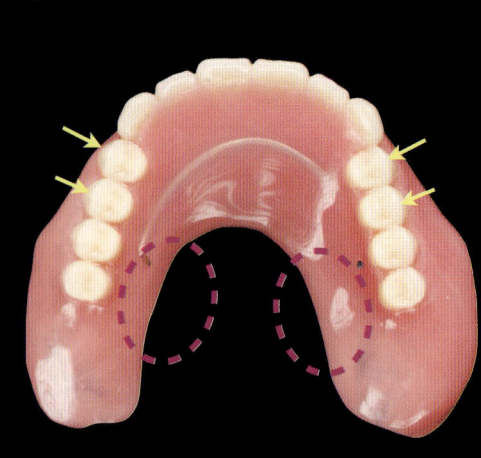

口蓋への義歯床移行部はできるだけ薄くつくり，嘔吐反射を抑制する．

図4-5 治療用義歯（嘔吐反射への対応）

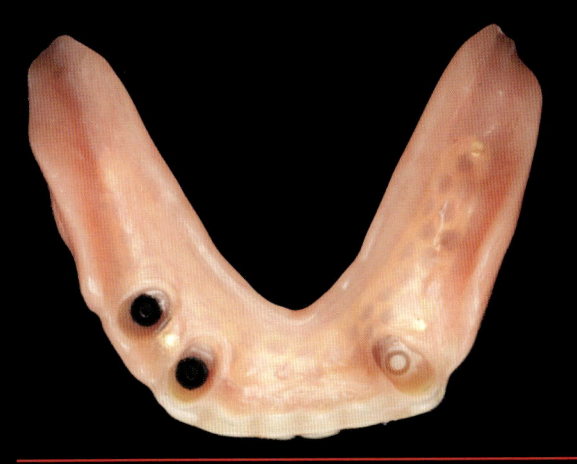

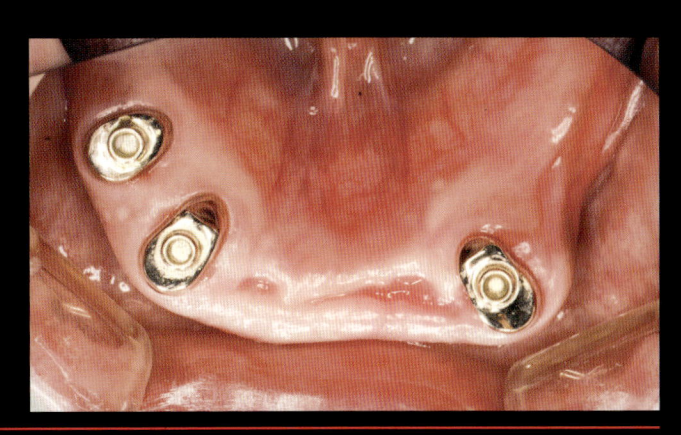

図4-6　リジッドタイプに近いオーバーデンチャー（ERAアタッチメントを使用）

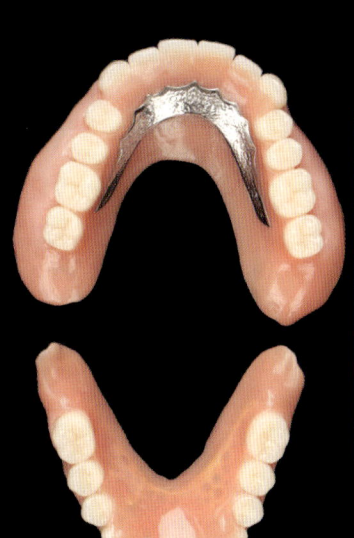

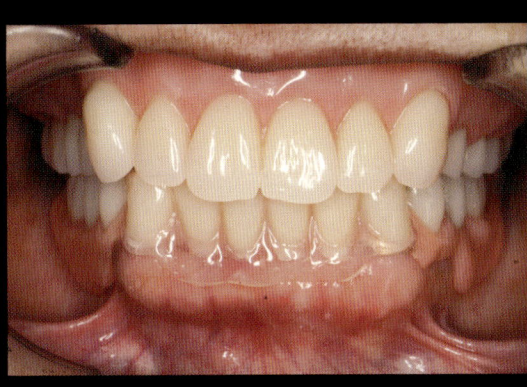

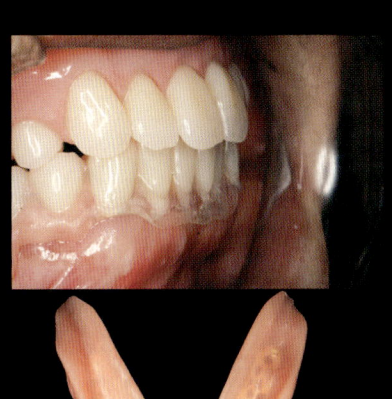

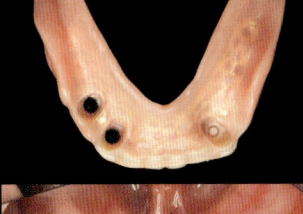

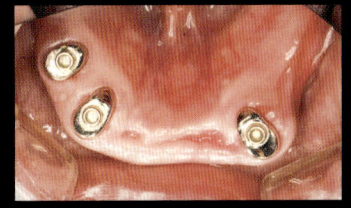

下顎前歯部は審美性を考慮して透明レジンを使用．

図4-7　最終義歯．人工歯 SR-フォナレス

ない人間的サポートである．

5　結　果

「ときどき気持ちが悪くなるが，治療用義歯を初日から1日中入れていた」との報告から，咬合と粘膜面の安定後，最終義歯に移行することが可能になった．

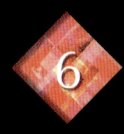

6　最終義歯

上顎は，無口蓋義歯，下顎は3本にERAアタッチメントを装着し，2重冠型の局部床義歯を装着した（図4-7）．下顎第二大臼歯は，スペース不足のため配列せず．下顎前歯の歯肉の色が自然にみえるように，前歯部だけ透明レジン（クリアタイプ）を使用．

人工歯：SR-フォナレス

義歯は常時装着していて,臼歯部で徐々に咬筋を使った咬合力が発揮できるようになっていた.

顔貌の変化に合わせ,整容に対する意識も変わり,社会生活に対する自信を得たと思われる(図1-8).

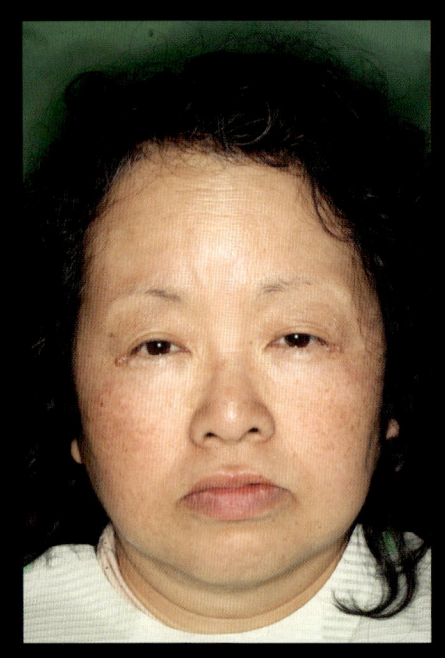

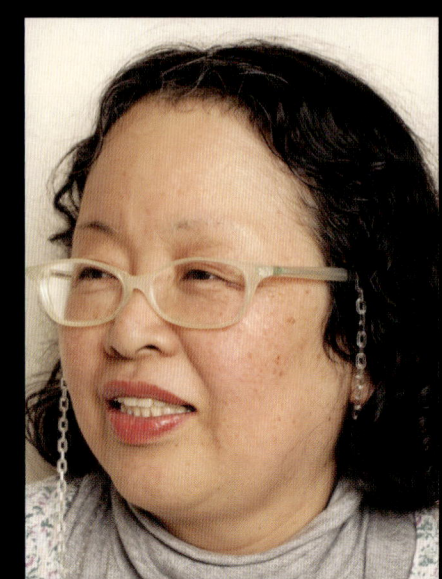

術 前

術 中

術 後

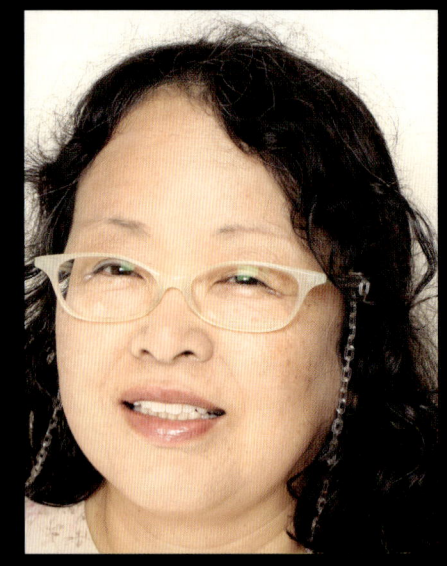

5 義歯装着ストレスへの対応―メンタルな問題と義歯の違和感

　ときには，人間関係が技術よりも重要であることがある．

　義歯を装着して社交的な生活を楽しみたいという気持ちとは裏腹に，違和感が強く義歯を装着できない患者が存在する．製作した義歯は痛みもなく，かみ合わせも安定している．にもかかわらず，義歯の違和感が強いストレスを生み，義歯装着を拒否してしまうケースは，精神的な問題が原因となっている場合が多い．過去の論文において，義歯と患者満足度において重要視すべきことは，

　☞術者および患者相互の対人評価が患者の総義歯治療に対する評価に最も関連する．

　☞技術的にクオリティーの高い義歯よりも患者と良好な関係を築くことのほうが，満足度の向上にはより重要である

と述べられていて，技術的に優れた義歯が必ずしも患者を救えるわけではないことを教えてくれる[52,53]．筆者もこの考えに同感である．

　歯科医師として製作テクニックだけで解決したいという姿勢は当然であるが，私達は，患者という感情をもつ人間を扱っているのであって，機械を扱っているわけではない．メンタルな問題を抱えた患者の義歯治療の難しさがそこにある．このようなケースにおいて重要なことは，義歯の精度のみならず「この病院に通っていれば安心だ！」という安まる気持ちを患者のなかにつくり上げ，義歯装着が可能になるよう，あらゆる角度から歯科医院全体でのサポートを実施することである．

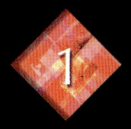

1 概　要

　患者：1948年生まれ

　職業：主婦

　主訴：「1日中義歯を入れていられるようになりたいので，新しい義歯をつくって欲しい」

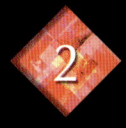

2 問診からの情報

- 普段は上顎義歯のみを装着していて，ゆるく落ちやすい．
- 食事のときは，上下義歯を装着して咀嚼できる．
- 上下義歯を装着していなくても非常にきれいな発音で話ができることから，普段は義歯を装着していない様子がうかがえる．
- 下顎顎堤の触診では，顎堤面積が狭く，頬棚部は頬粘膜が外側に伸びないため義歯床を拡大することが難しい状態になっている．上顎顎堤は良好．
- 義歯を入れていられないのは，義歯自体に問題があるからだと思っている．

義歯未装着の原因を探る

⬇

問題を解決する

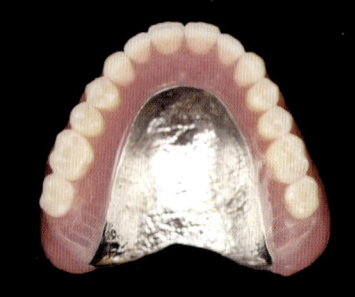

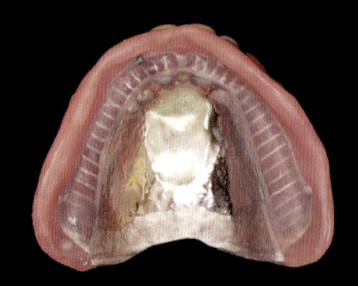

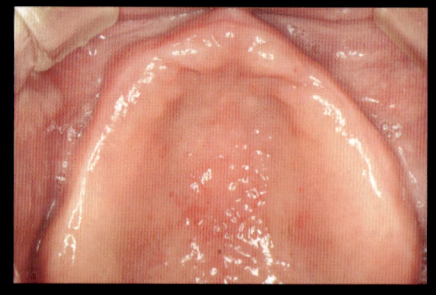

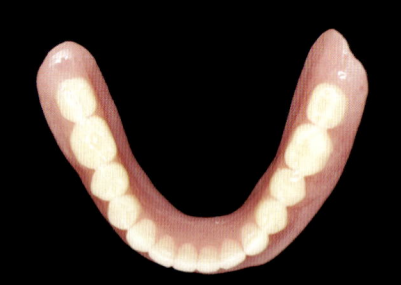

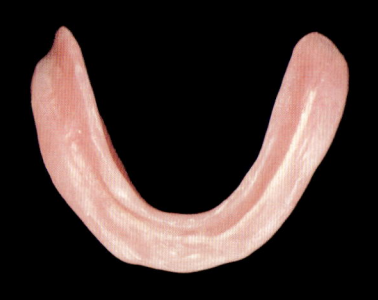

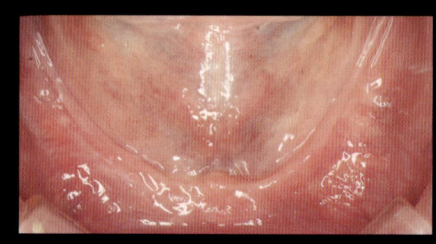

普段，義歯による痛みはないが，下顎義歯を装着していない．

旧義歯は多少の問題点はあるものの安定した咬頭嵌合位が得られていた．

図5-1 精神的な問題を抱えた無歯顎患者（Denture Intolerance）

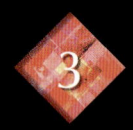

3 治　療（義歯未装着の原因を探るために）

1 step.

　義歯による違和感を軽減させるため，コンパクトサイズで機能的な吸着義歯をつくり，治療用義歯として使用させる．患者がどの程度義歯を装着していられるかを確かめ，装着拒否の原因を探ることにした．その結果によって患者の次の対応を考える．

　「痛みがなく，咀嚼できるのだからそれで我慢しなさい！」とは決していわないように注意する．常に患者を勇気づけるよう心がけ，治療にあたる．患者の満足は，義歯装着時のストレスがなくなり，義歯を1日中問題なく入れていられるようになってはじめて得られるものだからである．

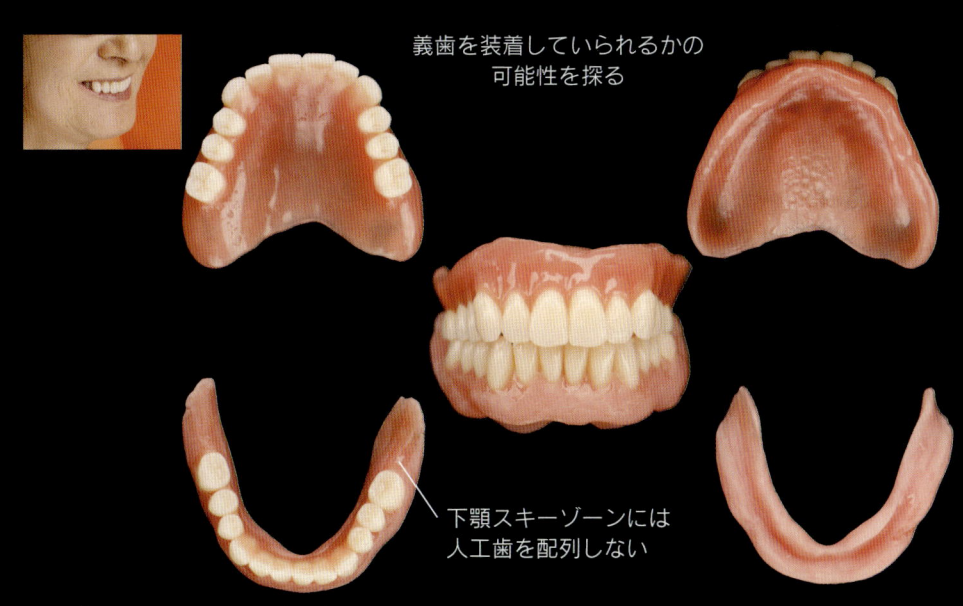

義歯を装着していられるかの
可能性を探る

下顎スキーゾーンには
人工歯を配列しない

デンタルプレスケール咬合力測定値
装着時　212.9N
十分な咬合力を発揮できる値である．
唾液量 1.0mL は，正常値 3.5 ～ 5.0mL よりも大幅に少なく，ドライマウスの傾向がうかがえる．
下顎顎堤幅径が非常に狭い．

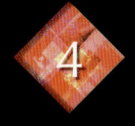

図5-2　治療用義歯

4　患者による義歯装着時間の記録
2011 年 8 月 9 日～ 12 月 12 日（約 4 か月）

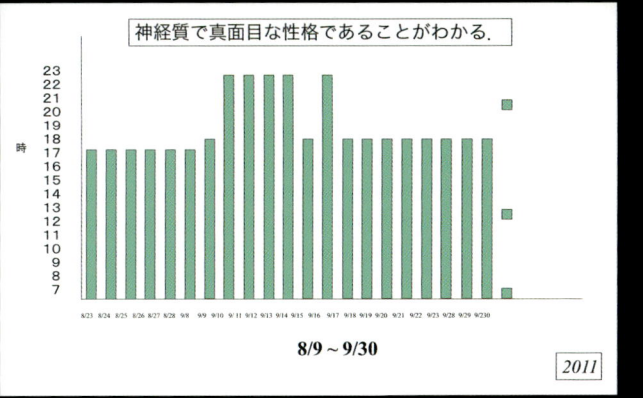

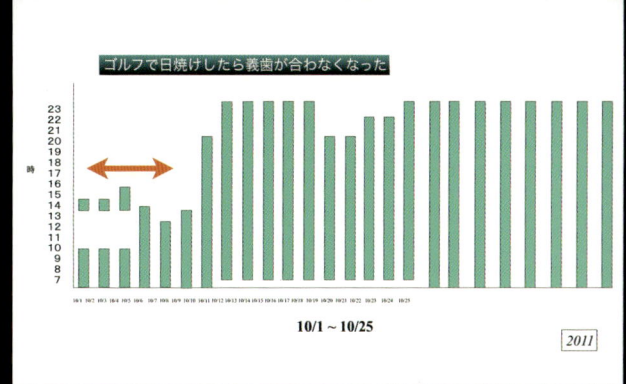

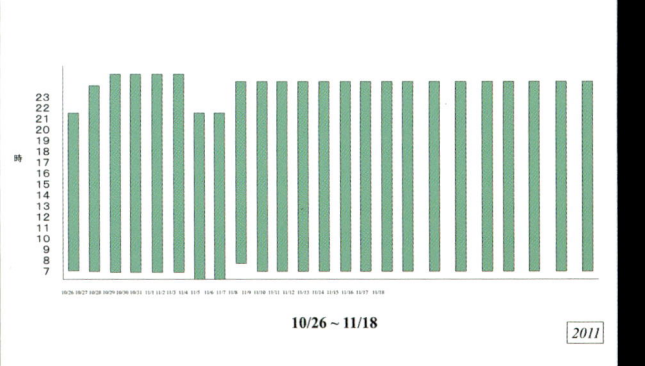

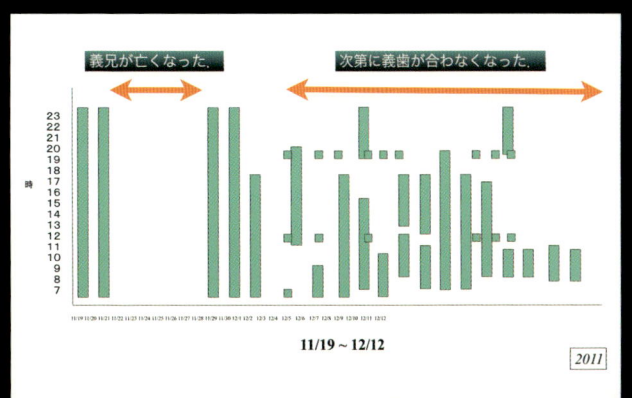

神経質で真面目な性格であることがわかる．

8/9 ～ 9/30　*2011*

ゴルフで日焼けしたら義歯が合わなくなった

10/1 ～ 10/25　*2011*

10/26 ～ 11/18　*2011*

義兄が亡くなった．　　次第に義歯が合わなくなった．

11/19 ～ 12/12　*2011*

図5-3　患者による義歯装着時間の記録

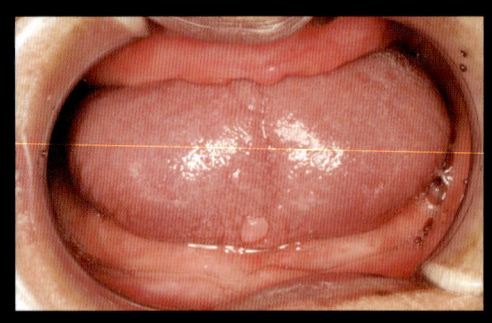

義歯が真紫色を呈していることから，精神的なストレスが大きいと考えられた．

図5-4　舌診

　義歯装着時間の記録をつけるよう指示したところ，毎日きちんと実施してくれた．非常にまじめで，むしろ几帳面すぎる性格であることがわかった．

　また，治療用義歯期間中「ゴルフで日に焼けたら肌が荒れて義歯装着ができなくなった．日焼けすると顎堤が吸収するのかしら？」，「義兄が亡くなったために義歯を入れられなくなった」などの義歯が直接原因とは考えられないコメントが得られ，メンタルストレスが義歯装着の可否に強い影響を及ぼしていると思われた．その時期の舌は真紫色でうっ血状態を呈しており，精神的な不調が義歯非装着の原因である様子がうかがえた．

2 step. 問題解決に必要な患者医師間の信頼関係

　義歯の非装着の原因がメンタルストレスであっても，「患者を見捨てない」という姿勢を示すことが大切である．患者は「何かをしてほしい」「何かがきっかけとなって上手くいくのではないか」と常に考えているものである．努力を知らせる証しとしてパフォーマンス的に再度陰圧バキュームシステム（Ultra Suction Denture kit）を用いた義歯製作を試みた（図5-5）．

　義歯内部に陰圧スペースを設け，陰圧弁によって維持力を増加するという仕組みであるが，陰圧スペースに歯肉増殖がみられると，維持力は減少し効果は薄れた．

　結局，このキットの結果は，患者にとっては不評であったが，これにより私達，医院側の努力を理解してくれるようになった．装着時間は，日によって変わるものの，少しずつ装着時間が長くなってきていて，現在はできるだけ長く義歯を入れるよう努力しているというコメントが得られた．

　最終的にはバキュームキットを外し，義歯床のリベースを行い，現在3か月に一度の定期検査に来院している．

ひとえに仁なり

　このように義歯の製作技術が患者をよい方向へと向かわせたわけではなく，受付，歯科衛生士を含めた医院全体の「この患者の希望をかなえてあげたい」という折れない心が患者を立ち直らせている[52,53]．このようなメンタルな問題を抱えたケースでは，強い仁の心が患

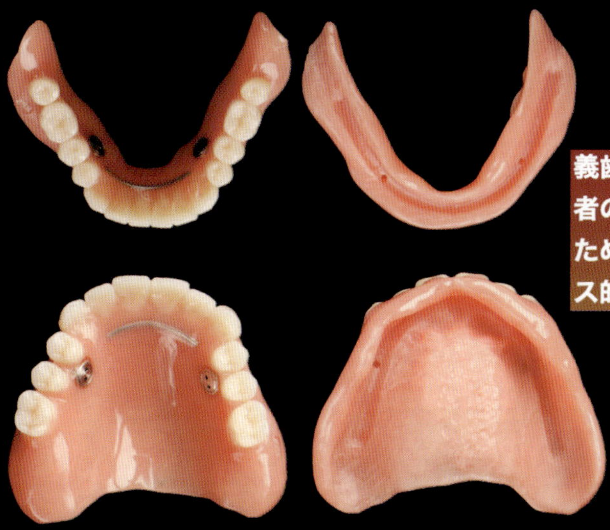

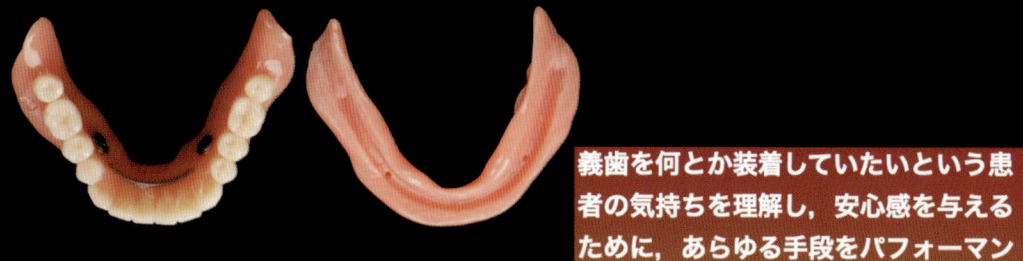

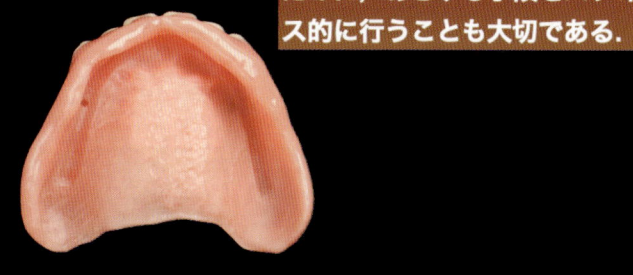

IV編　難症例の臨床対応
5 義歯装着ストレスへの対応 メンタルな問題と義歯の違和感

義歯を何とか装着していたいという患者の気持ちを理解し，安心感を与えるために，あらゆる手段をパフォーマンス的に行うことも大切である．

USD装着日　2012年3月15日
上下無歯顎　上顎CD＋USD　下顎CD＋USD
上顎義歯は半無口蓋義歯

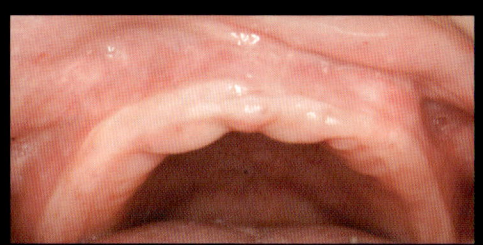

スペース部への歯肉増殖

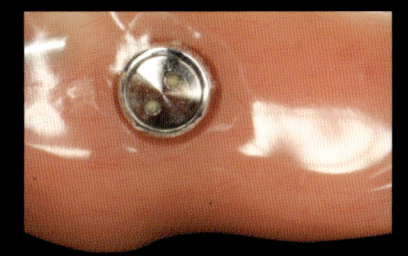

Vacuum Chamberの目詰まり

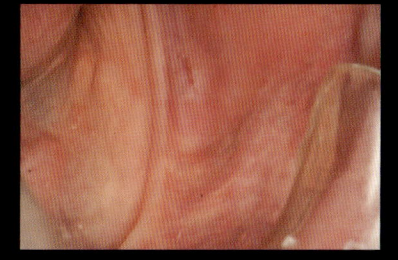

耐圧面積減少による顎堤の痛み

陰圧スペースに顎堤歯肉の増殖やバキュームキットの目詰まりといった不具合がみられた．

図5-5　Ultra Suction Denture

6 無歯顎ドライマウス患者（口腔乾燥症）

　わが国の高齢化の裏側には，医療の進歩と国民皆保険制度の充実があり，その結果，世界随一の服薬大国となっている．糖尿病，高血圧，シェーグレン症候群の全身疾患に由来する医原性のドライマウス以外に，全身疾患に対する投薬の副作用，そして，精神安定剤，睡眠薬などの常習薬によるドライマウスが増加している．図6-1に，口腔乾燥症の患者の例を示す．左上に掲げているものは服用薬剤である．これだけ薬剤を服用していれば，唾液減少が引き起こされるのも当然かもしれない．

　どんなに優れた義歯でも，機能時には顎堤上で動いて機能している．したがって，唾液量の少ない患者が義歯を装着すれば痛みを誘発してしまう．

　唾液減少副作用のある服用薬の変更は，医師のもとで行われるため，私達歯科医師ができることは，以下のとおりである（図6-2）．

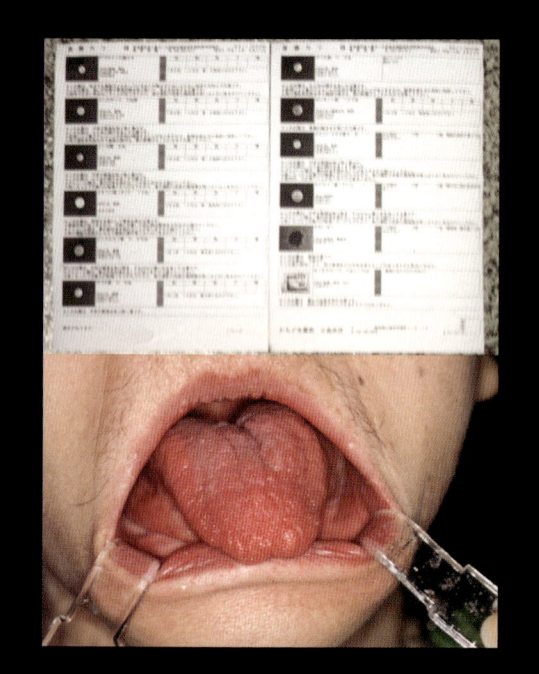

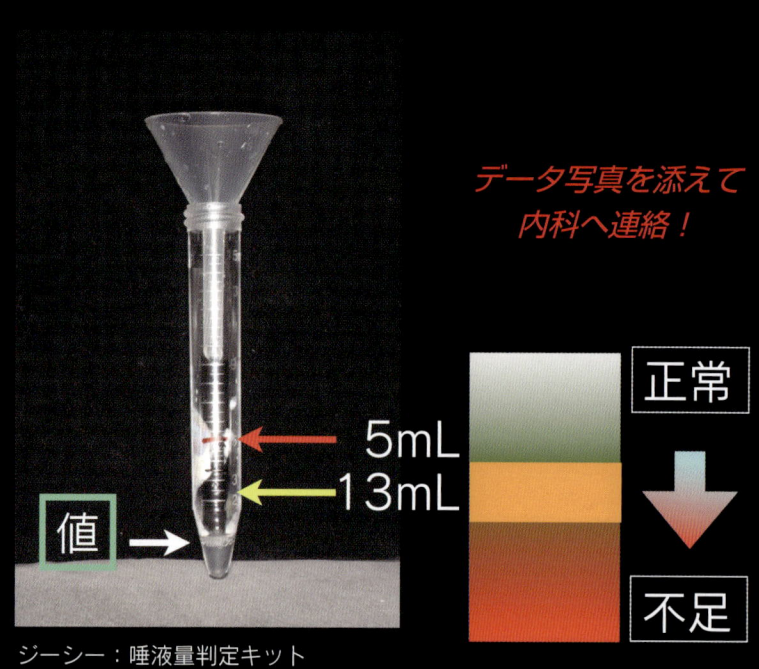

ジーシー：唾液量判定キット

図6-1　口腔乾燥症への対応

IV編　難症例の臨床対応
6　無歯顎ドライマウス患者（口腔乾燥症）

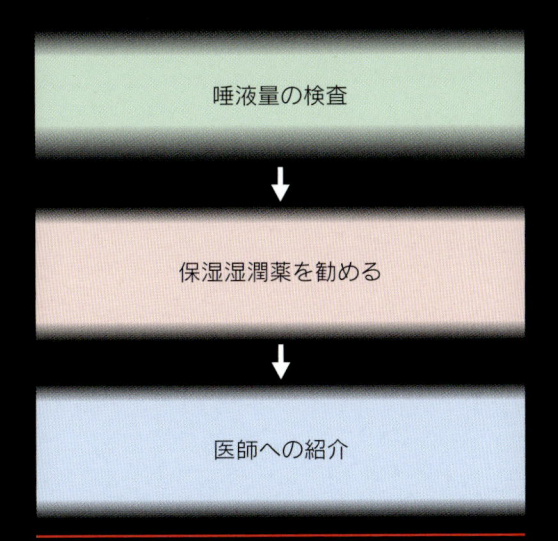

```
┌─────────────────────┐
│    唾液量の検査      │
└─────────────────────┘
           ↓
┌─────────────────────┐
│   保湿湿潤薬を勧める  │
└─────────────────────┘
           ↓
┌─────────────────────┐
│     医師への紹介     │
└─────────────────────┘
```

図6-2　無歯顎ドライマウス患者の対応

①唾液量を測定して，ドライマウスかどうかを診査する．

　医科では，血液検査などのデータを用いて疾病を診断することが一般的である．データを示さずにドライマウスと診断されても，医師側が素直にその情報を鵜呑みにすることはきわめて少ない．したがって，ドライマウス患者の義歯装着に関しては，医科と歯科が連携して対応することが望ましい．唾液量の測定は，貴重なデータ情報であるため，必ず行うべき検査である．

②ドライマウスが軽度の場合は，口腔保湿湿潤薬であるオーラルバランス，ビバジェルエット，オーラルアクアジェルなどを勧める．また，ペットボトルを携帯して適宜水分を補給することもある程度は有効である．

　改善がみられないときは医師に唾液量測定結果を添付し，義歯装着の困難な状況を伝える．服用薬の変更やその治療について補足しておくとよい．

7 舌不随意運動（オーラルジスキネジア）の患者に対する臨床対応

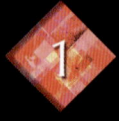

1 主訴：ベロをちょろちょろ動かしてみっともないので，治してほしい（配偶者から）

　初診時には，上下顎パーシャルデンチャーの症例であったが，下顎の残存2歯は歯周病によるhopelessの歯である．（図7-1）で示すように，舌が義歯の下にもぐるような動作を無意識に行う，いわゆる不随意運動の患者である．抜歯後に下顎は総義歯になるが，このまま義歯を製作しても義歯の浮きあがりを止められるはずがない．

　歯科医師の仕事は義歯をつくることであり，この不随意運動の治療にあたることはきわめて難しい．

　まずは，内科医に現状を説明し，舌の不随意運動を抑制することが医学的に可能かどうかを確認する．そして，もし可能であれば内科医へ紹介する（図7-2）．

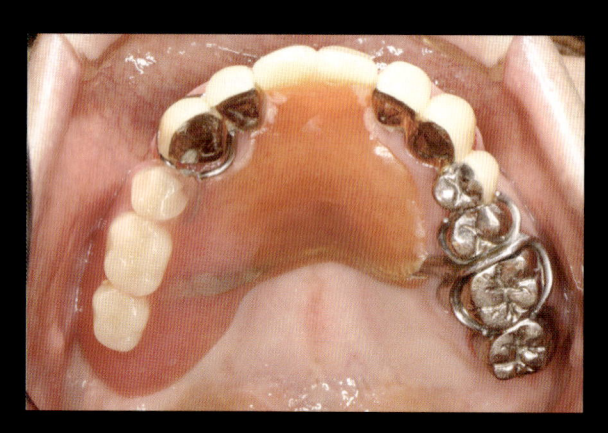

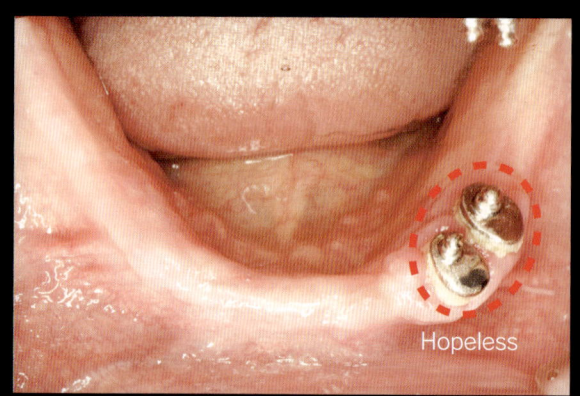

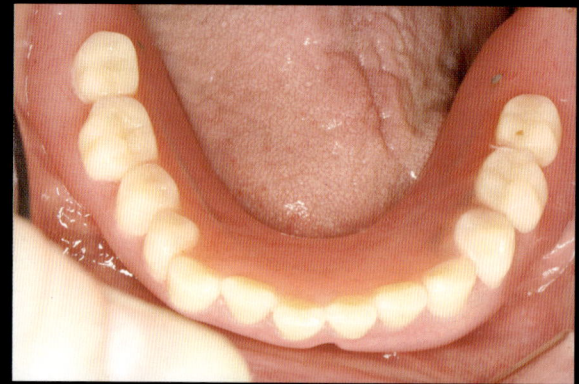

義歯の下に舌を入れてもち上げてしまう

Hopeless

図7-1　オーラルジスキネジアへの対応（81歳男性，術前）

IV編　難症例の臨床対応
7 舌不随意運動（オーラルジスキネジア）の患者に対する臨床対応

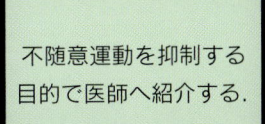

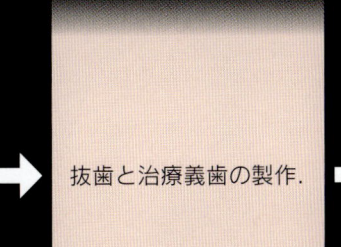

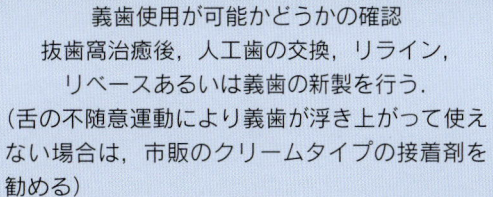

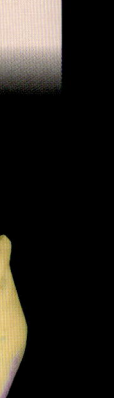

不随意運動を抑制する目的で医師へ紹介する． → 抜歯と治療義歯の製作． → 義歯使用が可能かどうかの確認　抜歯窩治癒後，人工歯の交換，リライン，リベースあるいは義歯の新製を行う．（舌の不随意運動により義歯が浮き上がって使えない場合は，市販のクリームタイプの接着剤を勧める） →

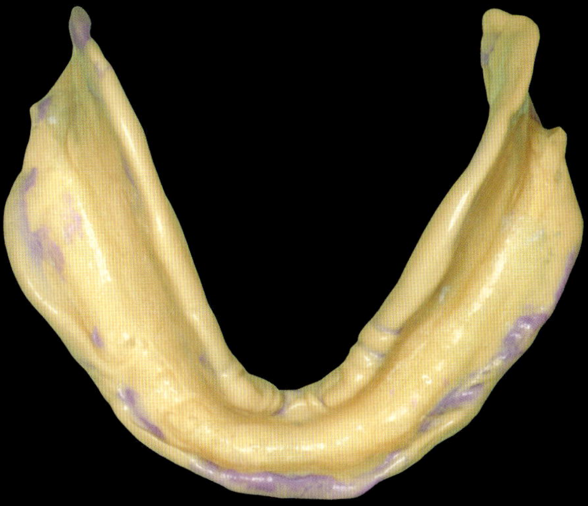

治療用義歯による下顎位の修正

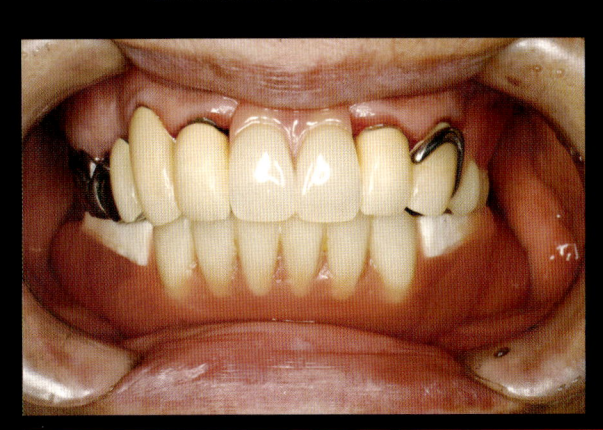

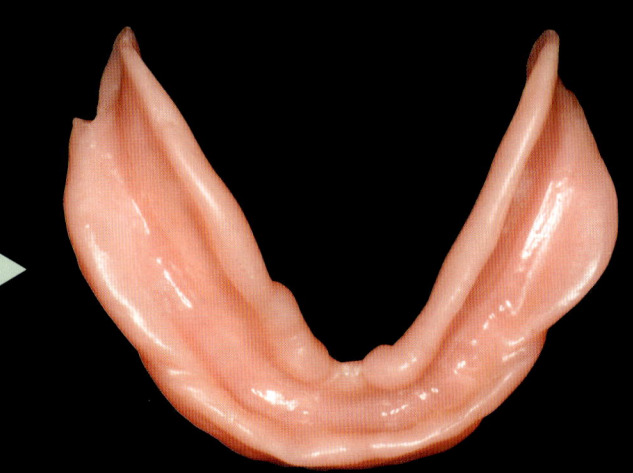

→ ティッシュコンディショナーによる粘膜面の安定

図7-2　治療の流れ（術中）

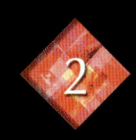

2　治療後

　このケースでは，現在使用中の全身疾患薬の変更により，不随意運動がかなり治まった．
　高齢者の予期せぬ事態に対応できるよう，義歯床縁は必ずレジンで仕上げるように義歯を製作する．それによって，顎堤吸収時のリベースやリライニングに対応する．
　図7-3のように金属床を付与した最終義歯ではあるが，義歯の破折に備えコバルトクロムの金属板をレジン床舌側研磨面に貼りつけた．レジン床内部に金属が組み込まれているわけではない．

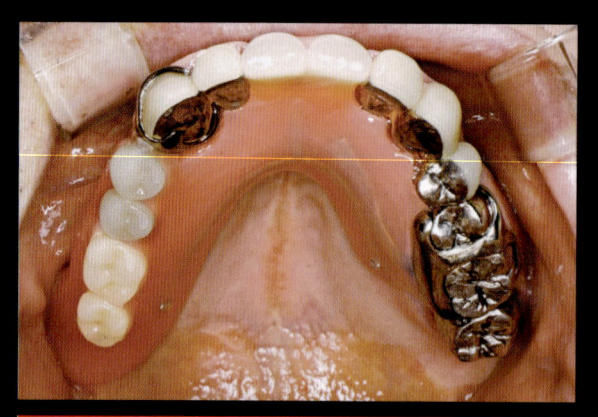

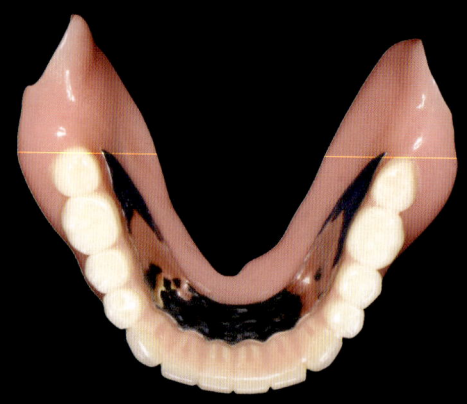

図7-3 術後

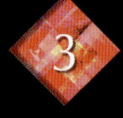

3 術後の経過

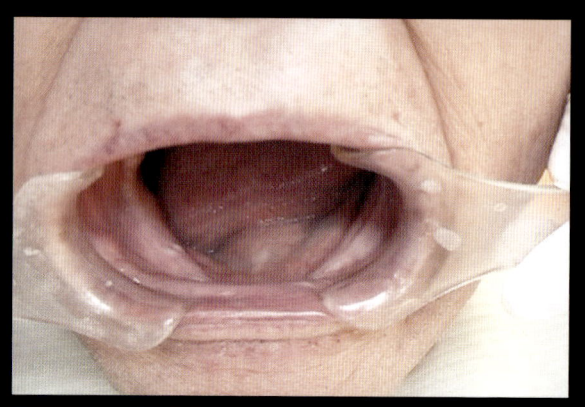

　術後の下顎総義歯の吸着もよく，快適な生活を営んでいたが，約1年後に心臓ステント手術を行ったあと，再び舌の不随意運動が活発になった．長く口を開けていなければ，義歯は浮き上がらないという．現在は，痛みがほとんどない状態で義歯を使用できているので，社交的に必要な場合に限り，市販の接着剤の使用を勧めた（図7-4）．

図7-4 術後の経過

Ⅳ編　難症例の臨床対応
7 舌不随意運動（オーラルジスキネジア）の患者に対する臨床対応

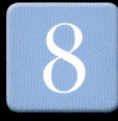

8 顎機能障害による咬合不安定への対応（1）

①治療目的

　開口障害，機能開閉口時の運動軌跡の異常，クリック音，関節雑音などの徴候をもつ顎機能障害患者の問題の多くは，下顎義歯の痛みを訴えて来院する．無歯顎顎機能障害症例の治療目的は，適切な下顎位を与え，義歯性疼痛のない生活を営ませることである．

②顎関節の変形

　歯の1歯欠損から部分床義歯を経て無歯顎になるまでの過程において，顎関節部に加わるストレスが一部の期間でかなり大きくなると考えられている[53]．強いストレスは顎関節の変形や下顎頭の位置異常を引き起こす．体重が重くなると膝に加わる負担が増加し，その結果，膝関節が変形して，歩くときに痛みを感じたりする状況とよく似ている．大きな違いは，顎関節が左右二つの関節で一対になっていることである．そして，無歯顎になると咬合力の減少に伴い今度は逆に顎関節に加わる機能圧が減少する．弱い機能圧は顎関節をさらに変形させる一因となることはいうまでもない．

　したがって，ほとんどの無歯顎症例に顎関節部の変形が認められ，機能障害が併発されると同時に，強い力には耐えきれない構造になっていることが多い．

　また，このような状況になっているにもかかわらず，無意識に咬合しつづけるブラキシズムの患者も存在し，義歯による痛みを改善することが大変難しい場合もある．

③リモデリングの可能性

　顎関節に加わる負担（ストレス）が適性範囲になれば，骨は破壊と新生を繰り返し，リモデリングして健常者と同じような状況に戻ることができると考えられている．しかし，無歯顎になると咀嚼力は有歯顎健常者の1/10～1/6に低下することから，顎関節に加わる負担圧が弱く，老化による新陳代謝の悪さと相まって，その形態がリモデリングする可能性はきわめて低いと考えるのが妥当である[54]．

④検査と診査

　具体的にどのような顎関節構造になっているのか，関節窩に対する下顎頭の位置異常などを具体的に知るために，クリック音，開閉口路に明らかに問題のある場合は，必ず顎関節X線を撮影する．過去の「勘」に頼った治療よりも，状況を確実に知ったうえで根拠ある治療計画や治療説明を行うことが，臨床医として望まれる姿である．

治療の流れ

1. **パノラマ，顎関節X線による顎関節部の検査**
　ここでは関節窩の鈍角化や下顎頭の平坦化，炎症による皮質骨の断裂，骨棘などの形態異常よりも，左右関節窩における下顎頭の位置異常を検査する．筋の触診も併用して行うとよい．下顎骨は筋によって吊り下げられた状態にあり，筋のストレスは下顎位に大きな影響を与えているからである．

2. **フラットテーブル治療用義歯と安定した下顎位の決定**
　フラットテーブルを付与した治療用義歯を製作し，顎関節が比較的スムーズに動ける咬合高径と下顎位をみつける．多くは低位咬合になっていることが多い．同時にティッシュコンディショナーを使ったダイナミック印象により義歯床面積を決定する．

3. **義歯が使用可能かどうかの確認**
　顎関節の変形や関節窩における下顎頭位の左右差から起きる顎運動範囲の異常により側方運動時の下顎後方移動や片側咀嚼癖が改善できない場合がある．これらによって義歯による痛みがなかなか治まらないことが多く，治療用義歯の装着期間が比較的長くなるケースが多い．最終的に治療用義歯で痛みなどの問題がなく生活できるか否かを確認して，最終補綴の決定を行う．
　義歯の痛みが治まる場合は最終レジン床義歯を製作し，定期的調整と経過観察を行う．軟性裏装材を使用する場合もある．
　義歯の痛みが治まらない場合は経済的な負担と外科手術に対する了解が得られる場合は，インプラントオーバーデンチャーによって対応する．

最終レジン床義歯，軟性裏装材を用いた義歯，およびインプラントオーバーデンチャーの製作．

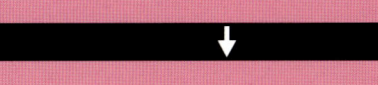

メインテナンス
定期的な咬合調整と粘膜面の調整を行う．

図8-1　治療の流れ

⑤治療目標

　筆者の経験では，健常者と同じような顎運動に戻ったケースがほとんどないことから，治療のゴールを生活に困らない義歯の使用というところに定めている．痛みなく義歯が使えるようになることが具体的な臨床目標となる．

⑥咬合挙上

　無歯顎者で顎関節症の症状のあるケースのほとんどは，低位咬合になっているので，まずは，治療用義歯を使って咬合高径の改善を行いながら，スムーズに顎運動のできるかみ合わせの場所を探すことから始める．機能障害が軽度な場合は，臨床的安静位空隙（free way space）やair blow法に顔貌を対象に加えた方法にて，一度に咬合高径を挙上する．症状が重度で鬱などの精神的な問題を抱えている患者の場合は，何回かに分けて高径を上げる．
　咬合挙上により顎関節痛などの急性症状を呈する場合は，義歯にスプリントを装着させて対応することもある．

⑦最終補綴

　最終義歯は，対症療法的に軟性裏装材を用いて痛みの対応に当たる場合も少なくない．また，義歯性疼痛を除去することを目的としてインプラントオーバーデンチャーに移行するのも一手である．

⑧メインテナンス

　咬合調整，粘膜面調整などを定期的に行う．
　適正な咬合高径を与えて最終義歯を製作したはずであるが，使用しているうちにこれまでの筋の緊張が取れ，徐々に咬合高径が低位の顔貌を呈することがある．そのときは，咬合を再度挙上して，2度目の義歯を新製することも必要である．

適正な咬合高径で製作した総義歯による対応例

初診：1999年

患者：73歳女性，主婦

主訴と来院動機：他院にて治療中．左顎関節が痛くなり，左耳鳴り，義歯による左側顎堤の痛みがひどいために悩み，1か月で体重が10kg減少．鬱状態にあるとのこと．体調不良を家族が心配して当院に連れてきた．

図8-2は鬱状態の顔貌．下顎頭が関節窩の後壁に接触している．左側相反性クリックから関節円板の前方転移が疑われる．

咬合位

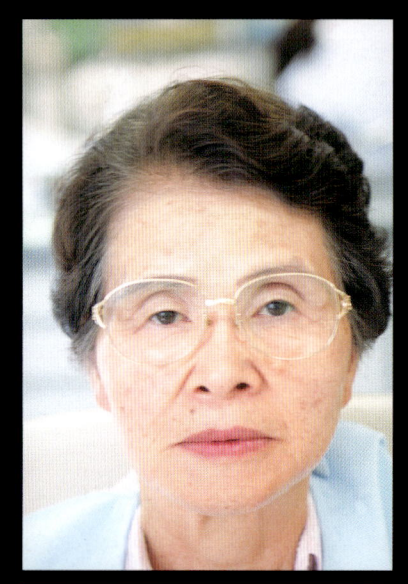

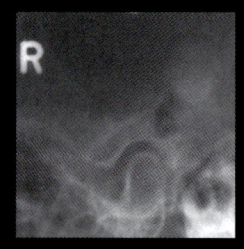

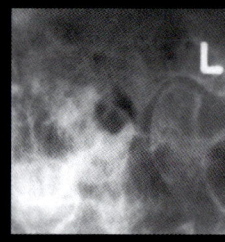

図8-2 顎関節X線所見

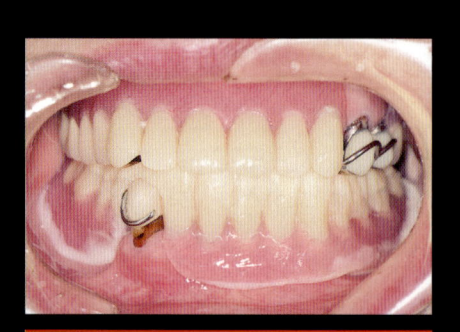

まず，旧義歯を用いて咬合挙上（図8-3）．開閉口時に，顎関節のクリック音が生じない高径を探す（下顎義歯咬合面に即時重合レジンを盛り上げ，2回にわたって咬合挙上）．

図8-3 旧義歯を用いた咬合挙上

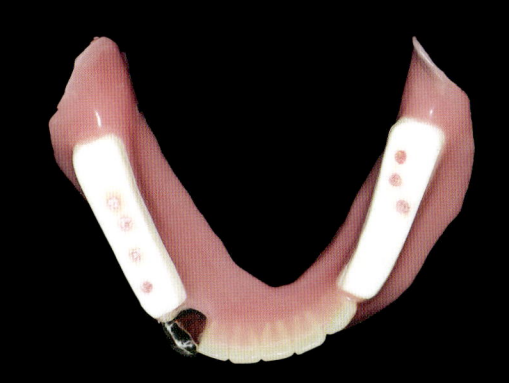

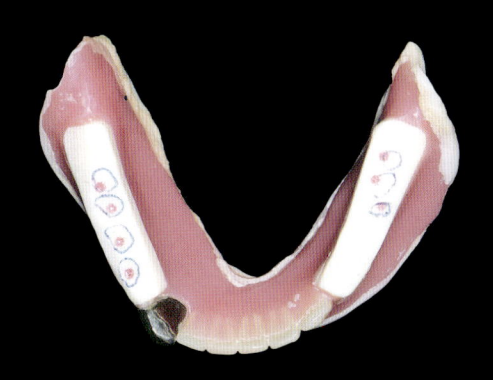

圧痕形成

治療用義歯による下顎位の決定とティッシュコンディショナーによるダイナミック印象

図8-4　治療用義歯を用いて適正な咬合高径と下顎位をみつけることが，治療成功の鍵

　比較的スムーズに顎運動できる場所がみつかったら，その高さで咬合フラットテーブル〈ユニファースト（ジーシー）とシッカロール（和光堂）を1：1で混和〉を用いた義歯を製作．顎運動に合わせた咬合面の圧痕形成を行う（図8-4）．

　患者の信頼が得られたのち，下顎右側犬歯を抜歯．

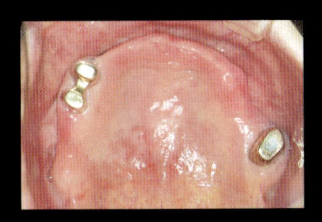

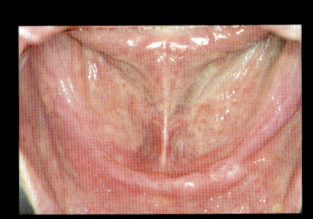

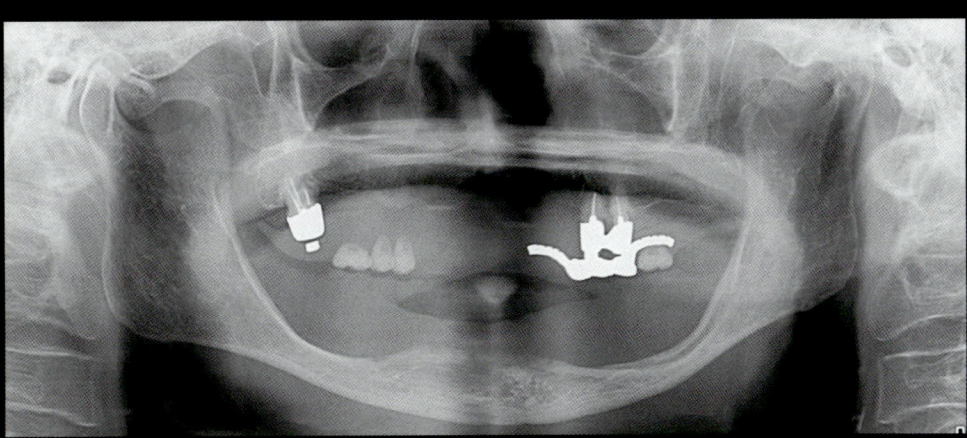

1999年

図8-5　上顎残存歯の補綴が完了

　そして，上顎の残存歯の補綴を完了とする（図8-5）．

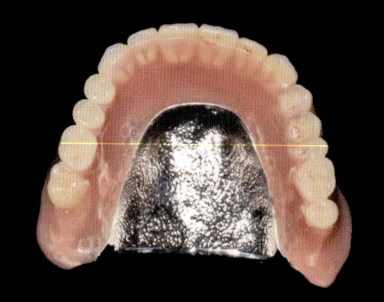

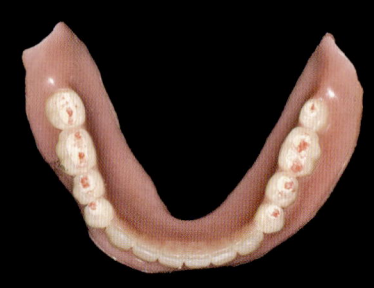

咬合高径と下顎位が安定して、スムーズな機能が営めるようになったら、一度義歯を完成させる。固有の顎運動に合わせて、咬合面自動削合を行わせる〈ユニファースト（ジーシー）とシッカロール（和光堂）を混ぜてつくった自動削合用フラットテーブル〉。

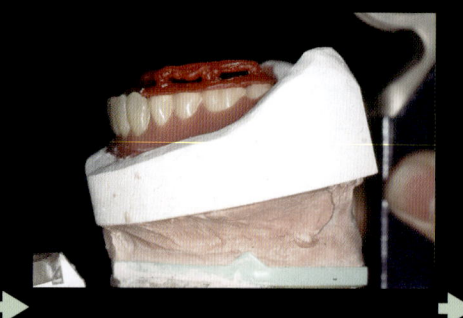

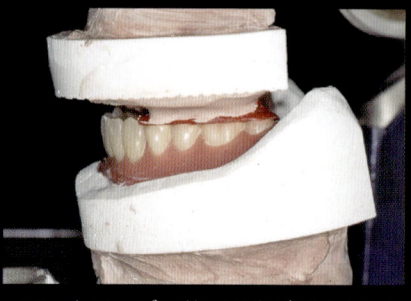

フラットテーブル状に圧痕が形成されたあと、その形態を、パターンレジンにてプリントする。

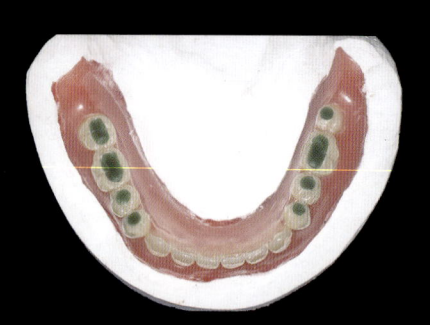

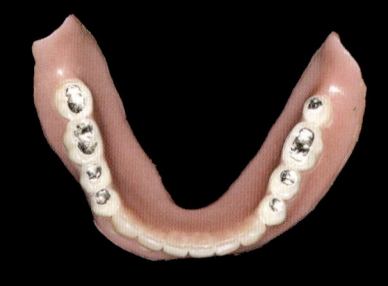

ワックスに置き換えてキャスト。患者の顎運動に一致した金属咬合面の完成。

図8-6　一旦，義歯を完成

　下顎には軟性裏装材を使用した（図8-7）．しかし，この患者ではカンジダ菌の繁殖がひどく，約6か月に一度裏装材を交換した．
　メインテナンスとして，咬合テェックと残存歯のクリーニングを10年間続けた．2005年の治療開始6年後に，再び咬合高径が低いと感じられたので，人工歯を交換して咬合挙上を行った．

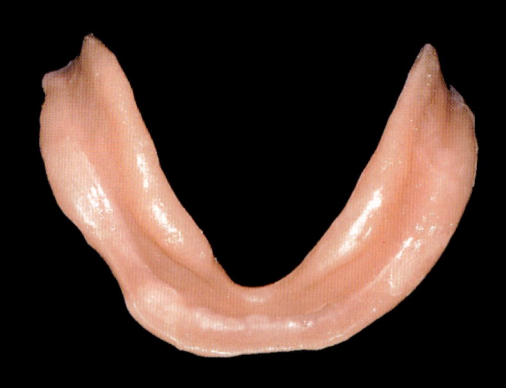

軟性裏装材
モロプラスト B

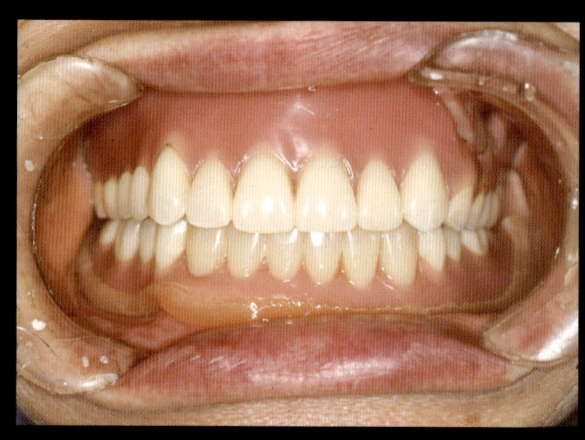

2001 年

図8-7　軟性裏装材の使用

2005年と2010年の顆頭位の変化である（図8-8，9）．開閉口時に，顎運動の乱れはあるものの，クリック音や不快症状はなく良好な経過をたどっている．

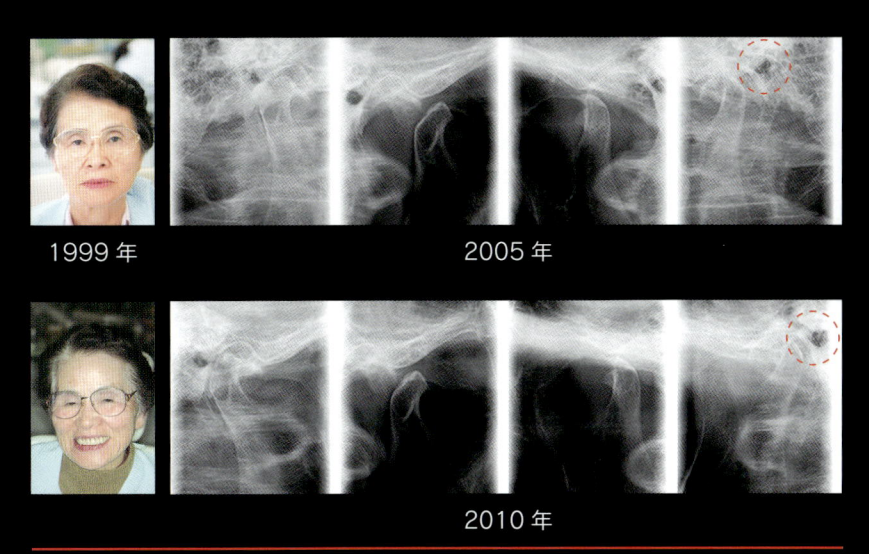

図8-8　5年間の左側顆頭位の変化

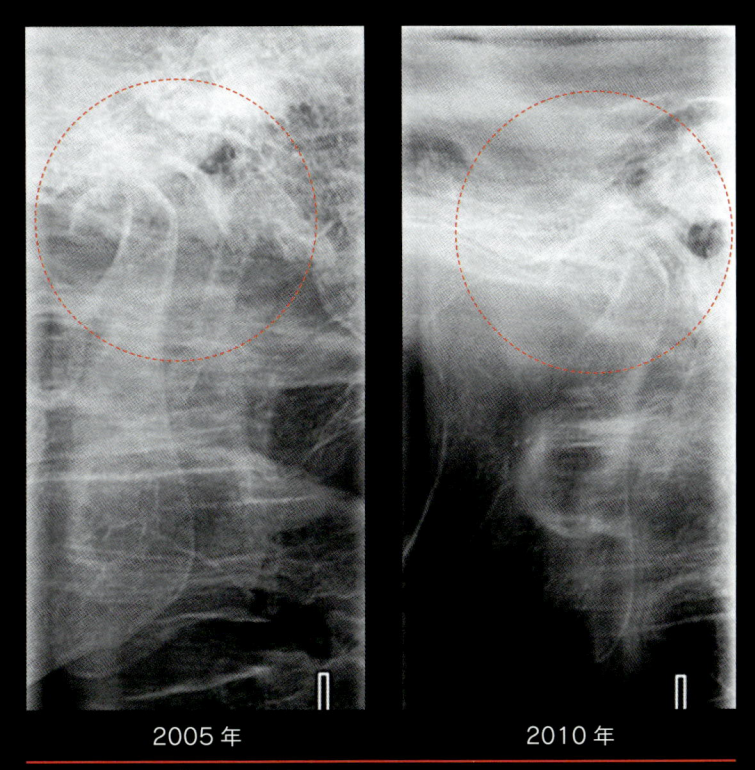

図8-9　左側顆頭位の変化

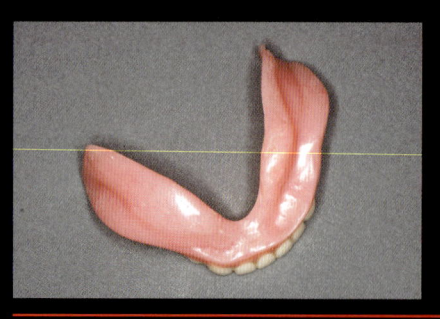

図8-10　2010年．軟性裏装材（パレートレジン）を用いた義歯を再製作

2010年に裏装をパレートレジン（ジーシー）に変更（図8-10）．

2013年現在，患者は87歳になり，車椅子の生活になった．義歯による疼痛がある場合に，家族が連れてきて義歯調整を行っている．

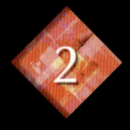

2 軟性裏装材の劣化

軟性裏装材の欠点はカンジダ菌の繁殖により，表面がザラザラになってしまうことである．

この患者においても同様で，3か月程度で軟性裏装材の劣化が始まってしまうため，年に3度程度裏装材の敷き換えを行わざるを得なかった．

近年では，小児口蓋裂補綴に用いるホッズ床としてパレートレジンという材料の劣化が遅い（図8-11）ことに気がつき，軟性裏装材の代わりに使用している．

パレートレジンは加熱重合型である．その填入法を図8-12に示す．

Ⓐ ラバー系弾性裏装材（6か月後）

Ⓑ シリコン軟性裏装材（3か月後）（6か月後）

Ⓒ パレートレジン（ジーシー）（5か月後）

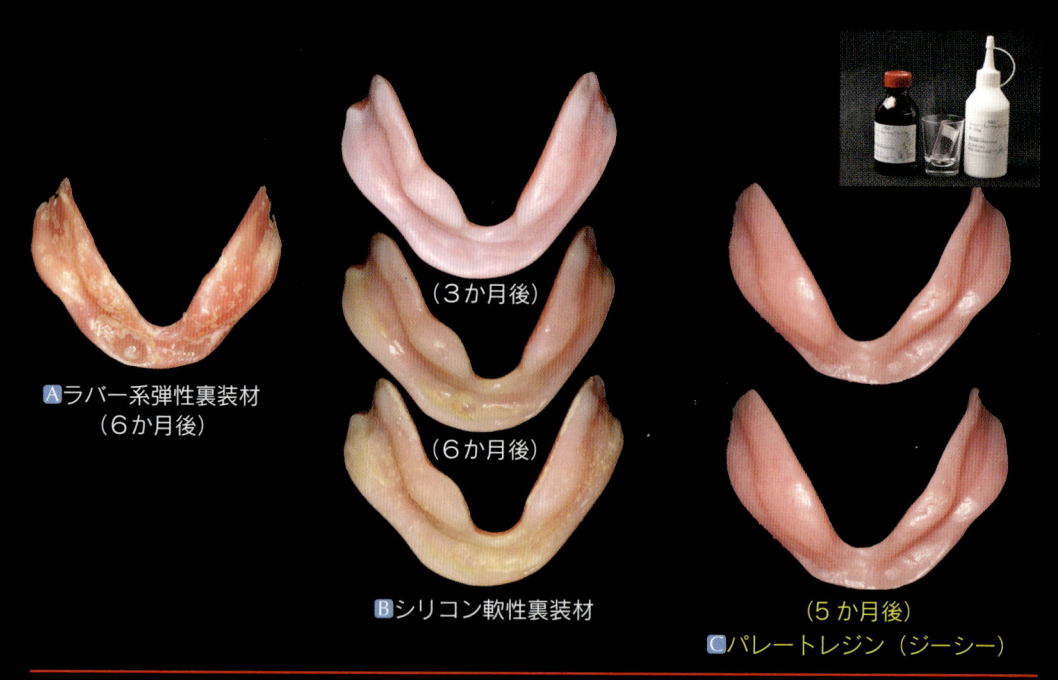

図8-11　同一患者における軟性裏装材の劣化

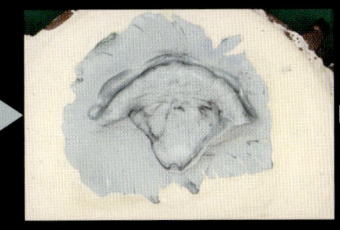

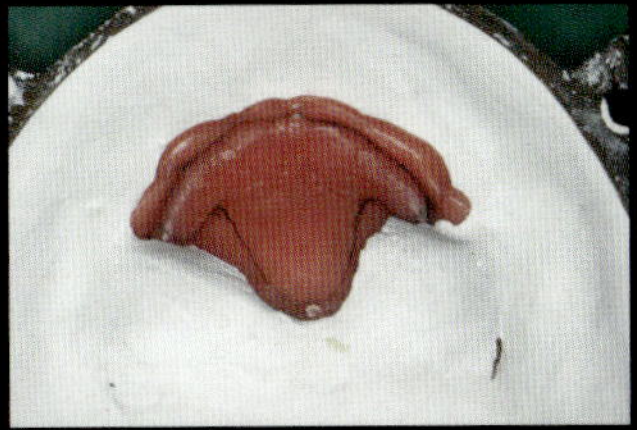

IV編　難症例の臨床対応
8 顎機能障害による咬合不安定への対応（1）

105

1. パレートレジンを填入する部分だけを出して石膏埋没
2. 反対側はシリコーンで作製
3. 填入スペースをつくる 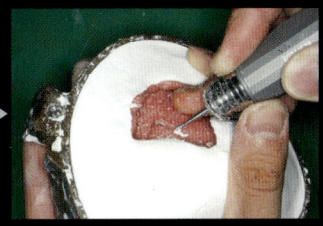
4. スペース 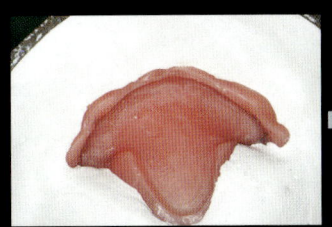
5. パレートレジンの填入 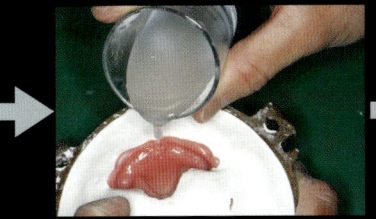
6. 反対側にも填入してプレスする

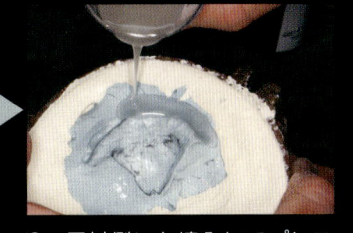

上顎別症例における，パレートレジン裏装法．

図 8-12　パレートレジンの填入方法の説明（上顎前歯部フラビーガムに応用した例）

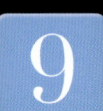

9 顎機能障害による咬合不安定への対応(2)―下顎2インプラントオーバーデンチャーを中心に

インプラントオーバーデンチャーは，インプラント維持により義歯の動きが減少するため，義歯による痛みの改善や機能の向上，そして，顎堤吸収の抑制に，これまでの総義歯とは比べものにならないくらいの威力を発揮する．

しかし，インプラントオーバーデンチャーは，総義歯の基本的な製作術の上に成立していることを忘れてはならない．具体的には，適正な咬合高径ならびに下顎位で製作された総義歯をもとにインプラントオーバーデンチャーはつくられる．そのためには，まず治療用義歯を使用してもらい，下顎位や印象範囲の決定後，インプラント埋入手術に移行することが望ましい．

治療用義歯は，インプラントの埋入位置の指標であるステントの役割も担うし，最終補綴の咬合平面の設定や人工歯配列位置を想定するのにも役立つ．

また，インプラント外科手術に対する不安，経済的な理由から，可能であれば総義歯治療で終了したいと望む患者も多くいる．しかし，そのような患者でも総義歯に対し過剰に期待している場合は，特に満足させることが難しい．よって，治療計画のオプションとしてインプラントオーバーデンチャーを提案しておくことは必要なことと考えている．私達歯科医師の最大の目的は，私達がつくる補綴物によって患者を幸せにすることだからである．

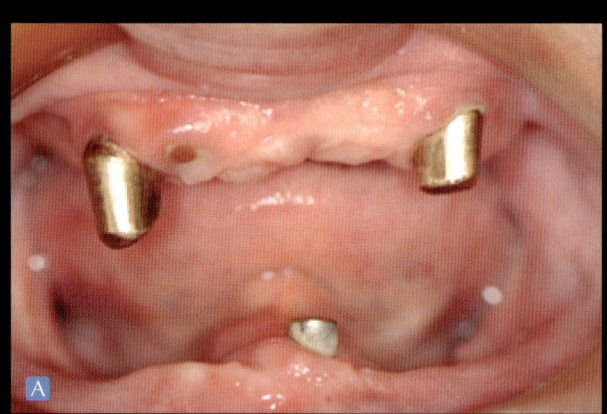

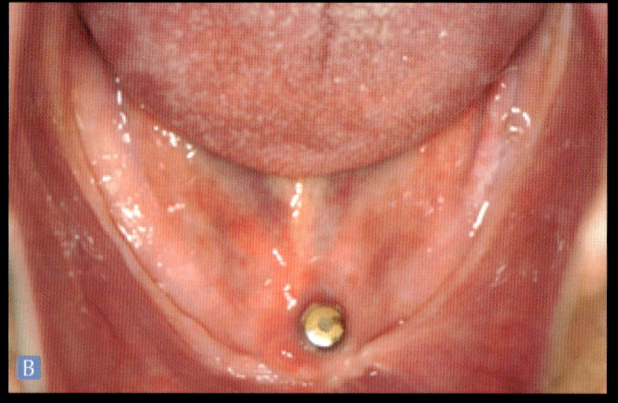

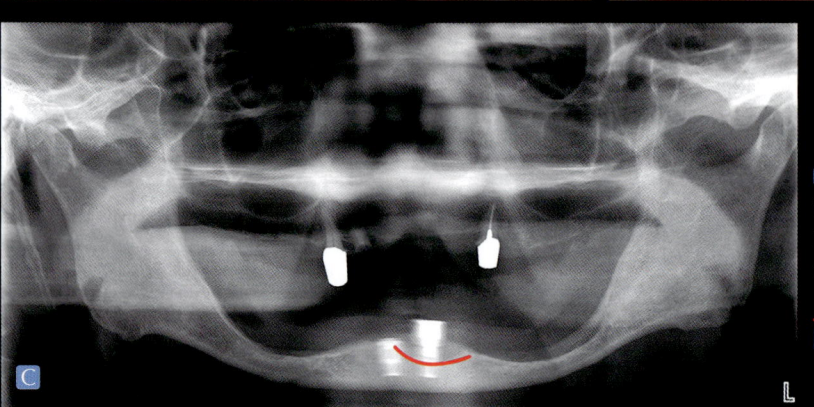

Aプラークで汚れている．　B顎堤から外れた唾液腺開口部にインプラント上部構造がつくられているため，インプラント周囲炎になっている．　Cパノラマ X 線写真

図9-1　インプラント埋入の際，製作義歯に配慮せず，ステントを使用しなかったと思われる症例

```
治療用義歯の役割  →  インプラント埋入のステント  →  最終補綴物の想定
```

　一方，不適切な下顎位や解剖学的ランドマークが含まれない印象は，インプラントオーバーデンチャーで期待される咀嚼機能の維持，顎堤吸収の抑制が難しくなる．最終的には，インプラントの喪失とともに患者の期待を大きく損なうことになるでご注意願いたい．

　図9-1は，ステントを使用せずに埋入されたと思われるインプラント症例（故小林朗男先生からの写真提供）である．

　インプラントが顎堤から外れた舌側寄りに埋入されてしまったことから，義歯を装着しようとしても舌運動の邪魔になり，結局，義歯を装着せずに生活しているとのこと．また，インプラントが唾液腺開口部に埋入されたことにより，清掃が不十分で骨吸収が起きている．何のためにインプラント外科手術を行ったのかと疑問になる症例である．インプラント補綴は，
1．基本的な総義歯製作術の上に成り立つこと，2．安全な外科手術，3．インプラント周囲炎を予防するための定期的なメインテナンス[55]，この三つのkeyを厳守してこそ，成功に導けることを忘れてはならない．

1　顎機能障害患者へのインプラント対応
左顎関節の運動障害により，治療義歯を経て下顎2インプラントオーバーデンチャーにて補綴した症例

患者：58歳　主婦
主訴，歯がぐらぐらで痛くてかめない
デンタルX線所見
残存歯：著しい歯周病
顎関節X線所見：右の下顎頭が大きく前方に変位しているため，抜歯後，まずは治療用義歯にて適正な顎位をしっかりと決める必要がある（図9-2，3）．

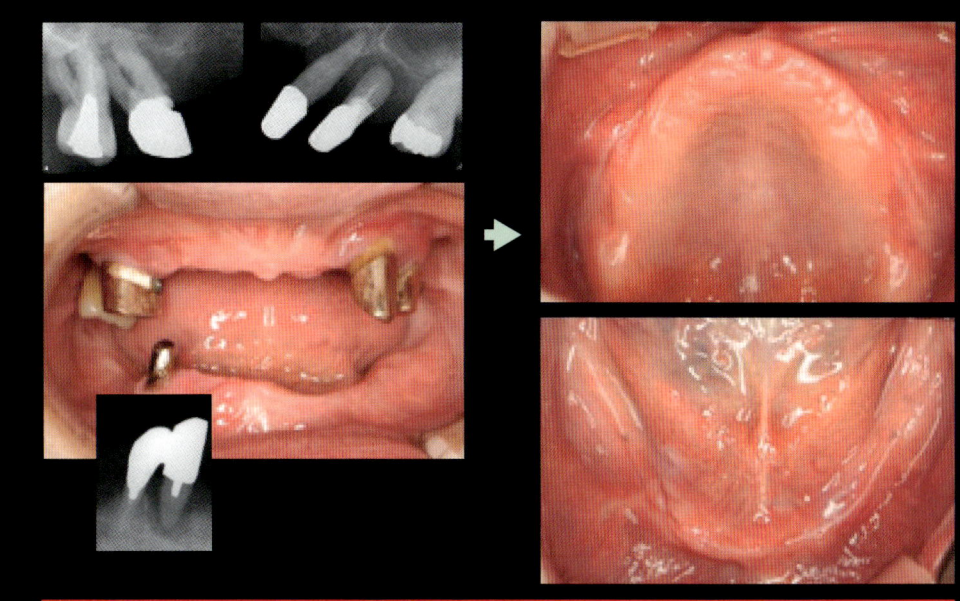

図9-2　顎機能障害へのインプラント対応（阿部ほか，2001.[3]）

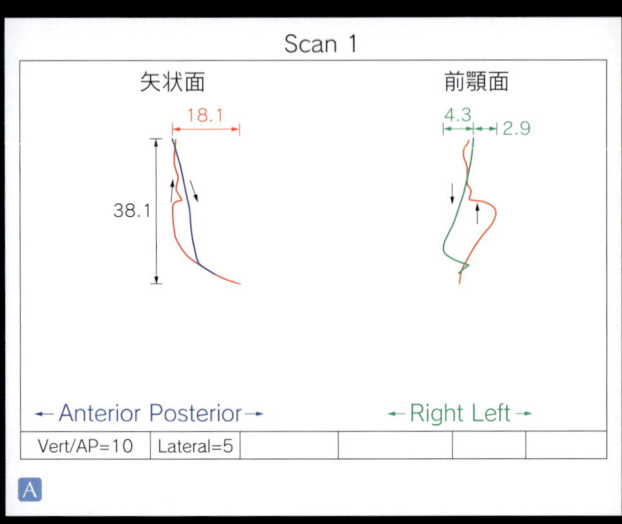

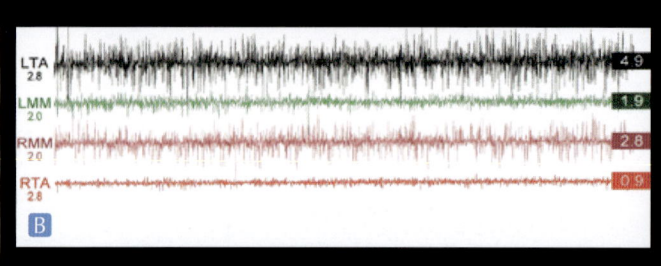

A 開閉口時に左顎関節にクリック音；左側頭筋の過剰な緊張が認められた．右咀嚼癖：右咬筋の過剰緊張が認められた．
B 筋電図は，東京都調布市大塚矯正歯科医院の協力による．

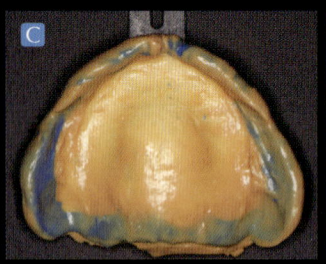

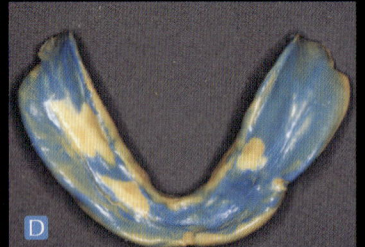

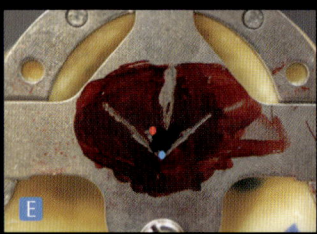

C～E 治療用義歯の製作．BPS 義歯製作過程のゴシックアーチ描記時に，タッピングポイントと Apex ポイントに大きなズレが確認された．

図9-3

治療用義歯による下顎位と粘膜面の改善

　全部の歯を失い歯根膜感覚が失われると，下顎位は変化する．また，顎関節や筋に異常がみられるケースにおいても，適正な咬合高径を与えると下顎位が容易に変化する（図9-4）．
　下顎位の変化に応じて粘膜面の状況も変わるためティッシュコンディショナーにて痛みの除去を行い，最終的に動的な印象（dynamic impression）を行って義歯を完成させる．

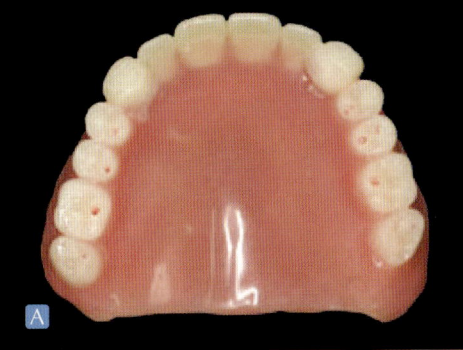

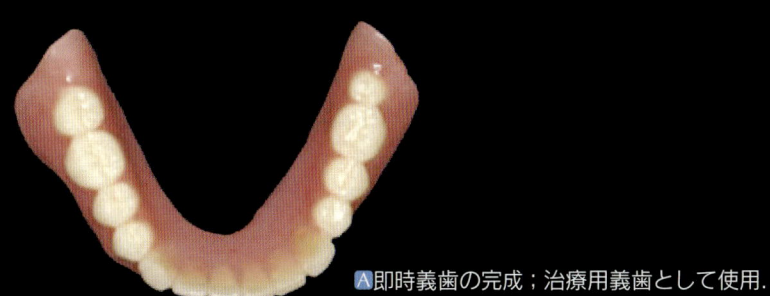

IV編　難症例の臨床対応
9 顎機能障害による咬合不安定への対応（2）－下顎2インプラントオーバーデンチャーを中心に

A 即時義歯の完成；治療用義歯として使用.

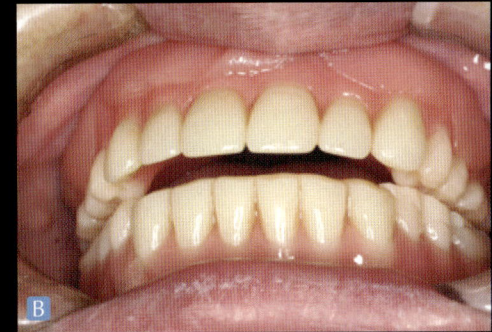

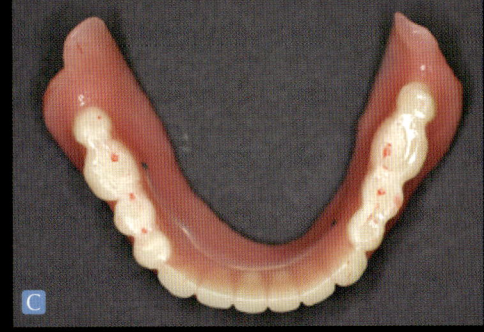

B 即時義歯装着後，2週間で下顎位後退．C 下顎位の変化に対し，咬合面に即時重合レジンを添加して咬合調整を行った．

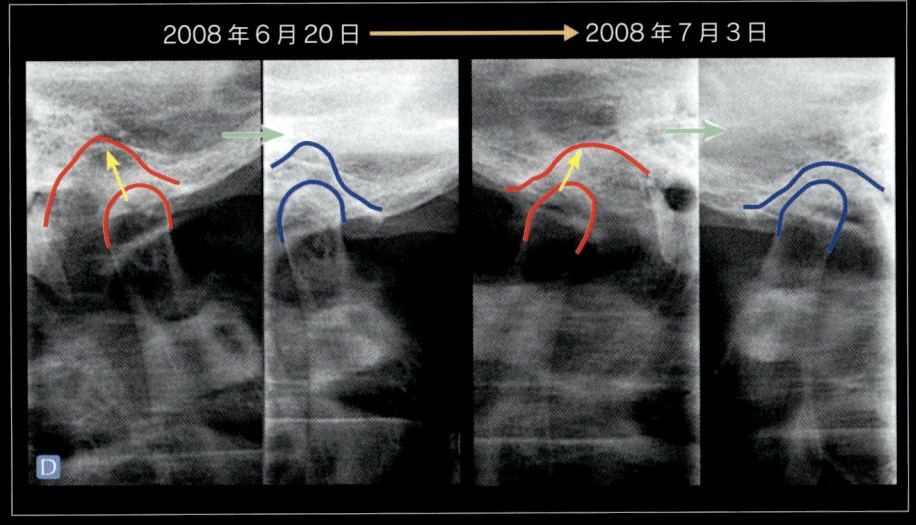

2008年6月20日 ━━━▶ 2008年7月3日

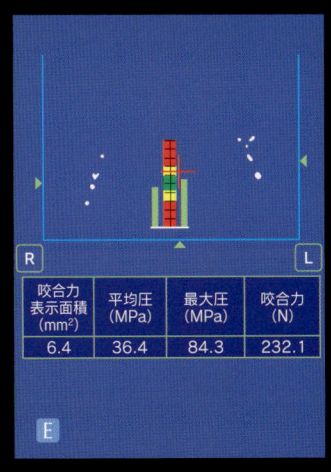

咬合力表示面積(mm²)	平均圧(MPa)	最大圧(MPa)	咬合力(N)
6.4	36.4	84.3	232.1

D 下顎位後退における下顎の変位；下顎頭位の改善が観察された．E 総咬合力は，232ニュートンで，総義歯治療においては満足のいく咬合力を発揮できる状態である（無歯顎者では200ニュートン程度が一般的である）．

図9-4

治療用義歯の経過

　この症例では，6か月間，治療用義歯を使用した結果，下顎位がほぼ安定した．しかし，右咀嚼癖が改善されず，痛みが消失しなかったため，インプラントオーバーデンチャーへ移行することとなった（図9-5）．

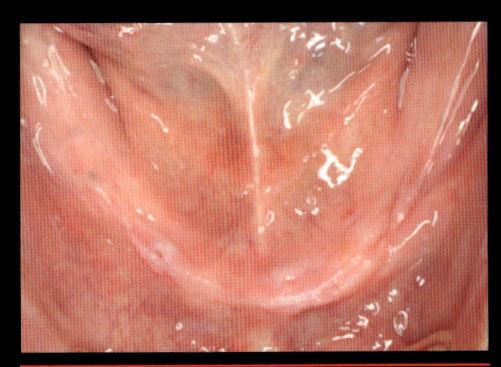

図9-5　治療用義歯6か月間使用
強い右かみ傾向のため義歯性疼痛が消失しない．インプラントオーバーデンチャーへの移行．

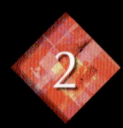

2 インプラントオーバーデンチャーの製作

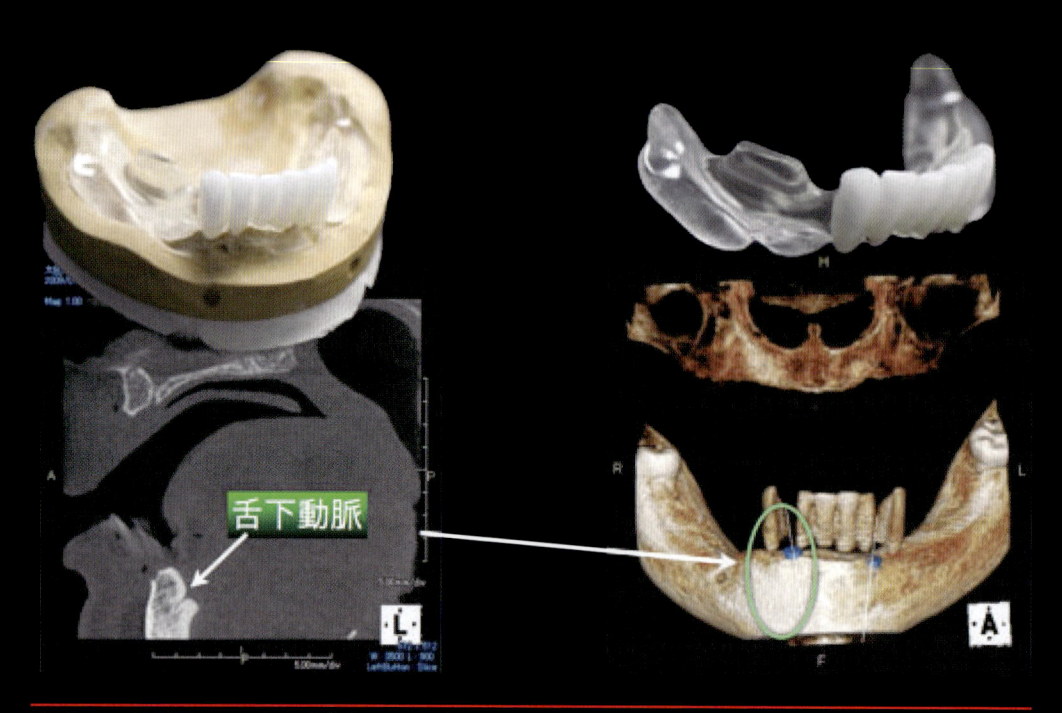

図9-6 外科用ステントの製作とコーンビーム CT による埋入位置決定

治療用義歯をもとに造影性のある人工歯ビボタックを用いた外科用ステントの製作とコーンビーム CT の撮影にてインプラントの埋入位置を決定する．埋入予定 3| に舌下動脈が観察されたため，位置を変更してインプラントを埋入した（図9-6）．

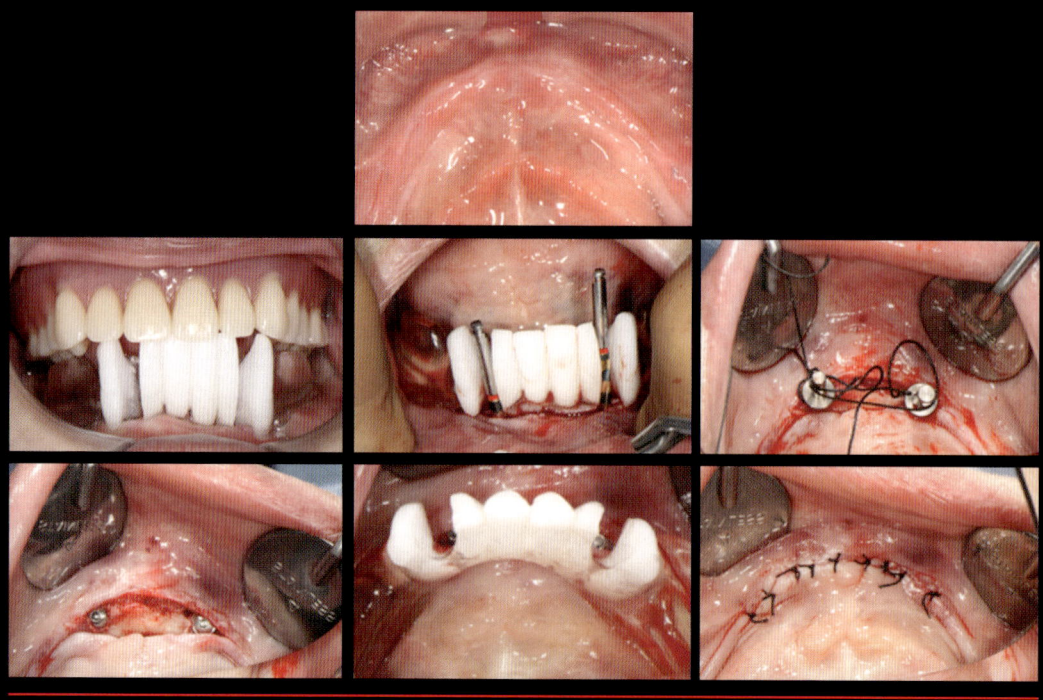

図9-7 インプラント埋入®（阿部ほか，2001.[3]）

左右側切歯－犬歯間にアストラテックインプラントを埋入（図9-7．二階堂雅彦先生の手術による）．

ISUS による Bar アタッチメントの製作

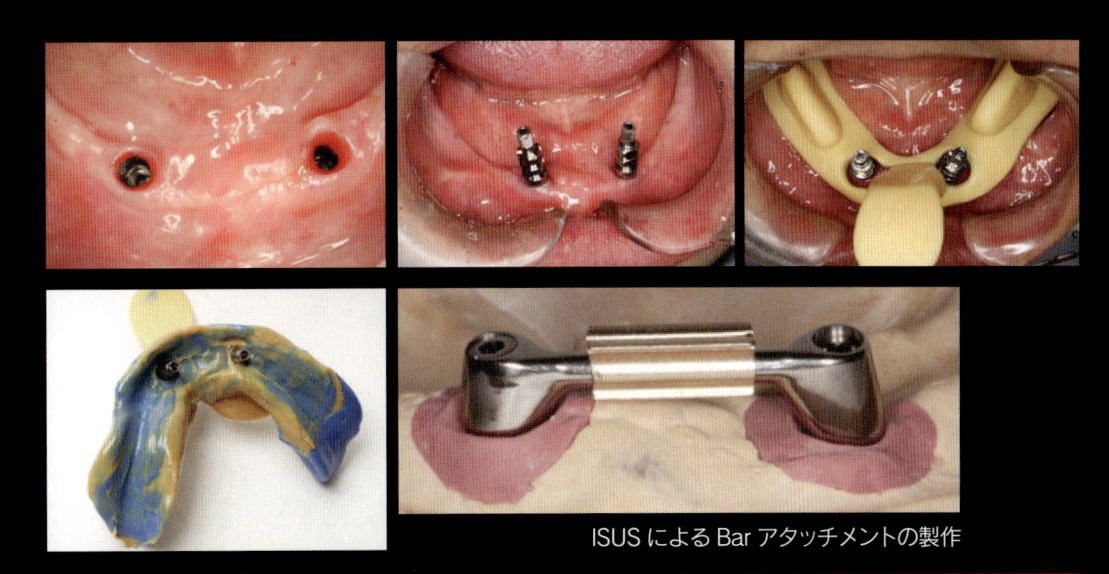

図9-8 ピックアップ印象→ CAD/CAM によるチタン製 Bar アタッチメントの製作
（阿部ほか，2001.[3]）

　二次手術後終了後は，ピックアップ印象から CAD/CAM によるチタン製 Bar アタッチメントの製作を行う（ISUS の協力による）．

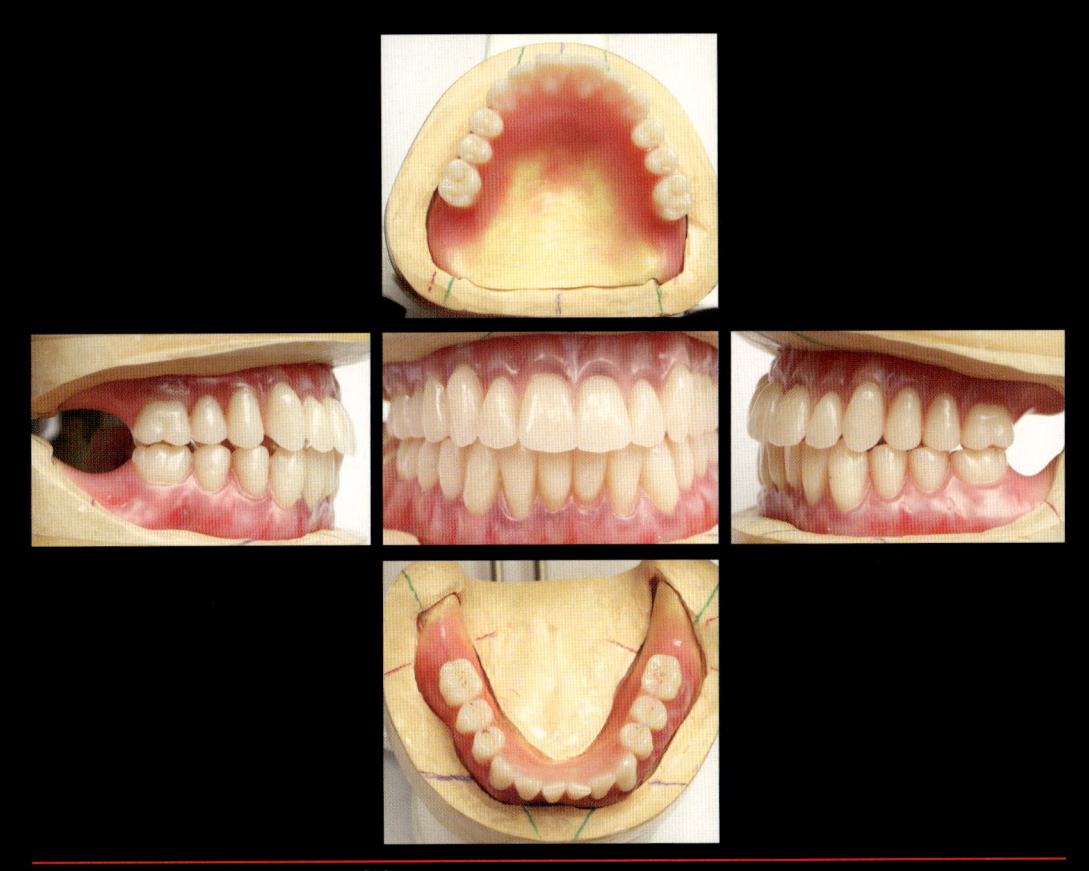

図9-9 ワックスデンチャーの試適

　最終義歯の人工歯配列と試適〈SR-フォナレス（Ivoclar Vivadent 社製）を使用〉（図9-9）．

下顎吸着義歯の概念に基づいた咬座印象

インプラントオーバーデンチャーの精密印象は，下顎総義歯吸着テクニックの基本である以下の五つの運動を激しく行わせる．インプラントオーバーデンチャー装着後に総義歯以上に口腔活動が活性化された結果，義歯の当たりが生じやすくなるためである．
❶口を尖らす
❷イーッと口角を横に引く
❸舌を動かす
❹口を閉じた状態で，下顎切歯舌側部を舌で押す
❺嚥下

これらを経て窒化処理されたチタン床による上下顎義歯を完成させた（図❾-10）．第二大臼歯は配列していない．

結 果

インプラントの維持により下顎義歯の痛みもなくなり快適な生活を営んでいる．咀嚼癖に大きな改善はみられないものの，下顎義歯の安定とともに，上顎義歯の吸着力が増加している．上顎義歯の強い吸着は，上下の人工歯が適正な下顎位で咬合していることを示していて，長期咬合安定の目安となる．クリック音があった左顎関節が次第にスムーズに動くようになってきていることから，さらなる機能向上を期待している．

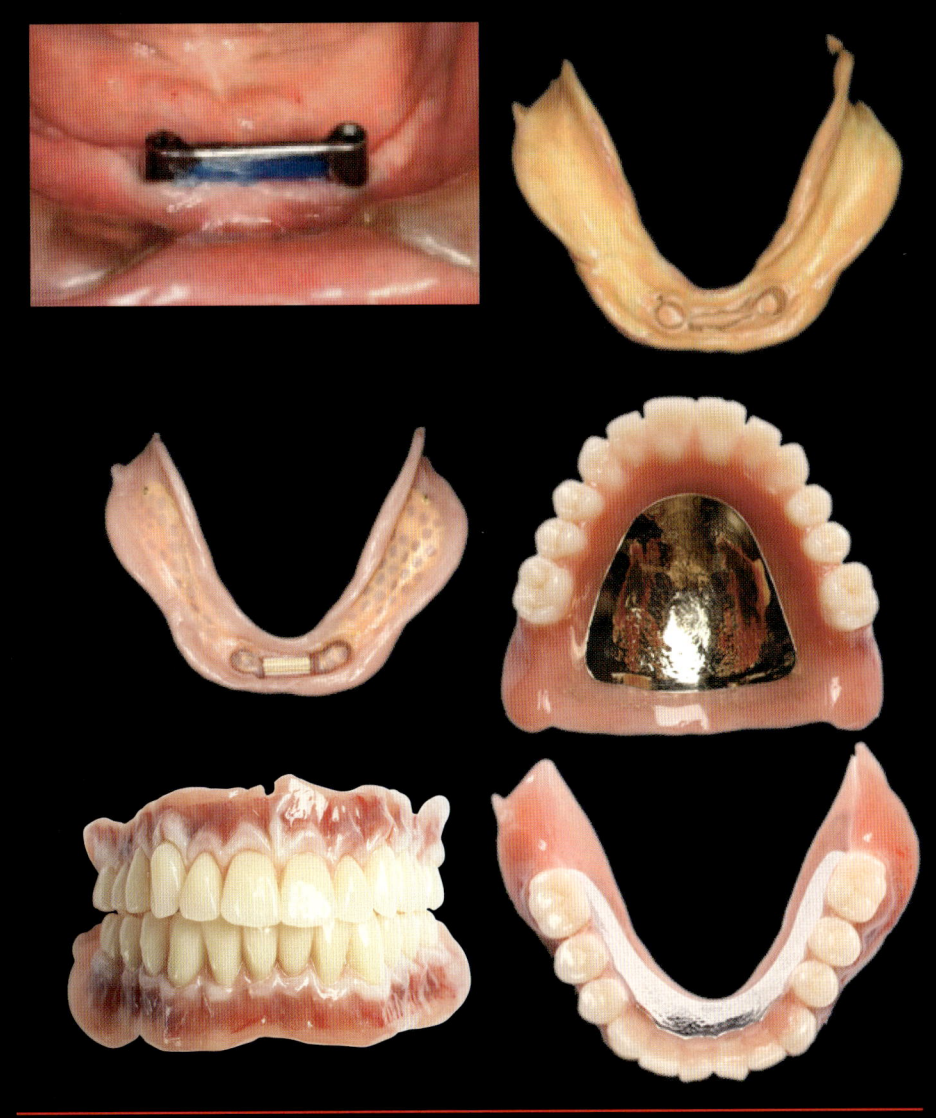

IV編　難症例の臨床対応
⑨　顎機能障害による咬合不安定への対応（2）―下顎2インプラントオーバーデンチャーを中心に

図⑨-10　精密印象と完成義歯

10 下顎シングルデンチャーの痛みへの対応

POINT 義歯床面積の拡大，人口歯配列位置の変更，軟性裏装材の利用．

　上顎に多数歯が残存している場合，咬合力が強く，下顎顎堤の痛みがなかなか治まらないときがある．下顎シングルデンチャーにおける痛みの原因は，強い咬合力と健康有歯顎者と同様のチューイングサイクルで食事をすることにある．上顎欠損のシングルデンチャーケースの咀嚼サイクルは，いわゆるチョッパー，上下タイプの下顎運動に対し，下顎全歯欠損では，横からチューイングストロークが入る涙的状の運動経路を取るといわれている．これらの理由で，下顎シングルデンチャーのケースでは，咀嚼中の義歯に加わる側方運動力が大きく，義歯が左右に揺すられ，特に顎堤吸収が進んだケースでは，義歯の痛みがでやすい．

　一般的な下顎顎堤吸収症例では，義歯床面積の拡大によって減圧し，歯槽頂寄りに人工歯を配列することによって義歯の揺れを抑制できれば痛みは和らぐ．しかし，対合歯が存在する場合は，人工歯をかみ合う位置からズラして，あえて歯槽頂付近に配列することが難しい．舌房を侵害する場合は，パウンドラインの舌側線より舌側にはみ出た部分をバーで削合して舌側のスペースを確保する．

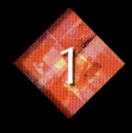

1 義歯床の拡大

症例）患者 91 歳　女性
上顎正中口蓋隆起が表すように，咬合力が比較的強い患者である．
本例は，義歯床の耐圧組織が増加すると痛みは減り，咀嚼効率が向上する．下顎総義歯の吸着状態を損なわないように注意しながら大きな義歯床を製作した症例である（図10-1）．

上顎口蓋骨隆起は強い力を想像させる．

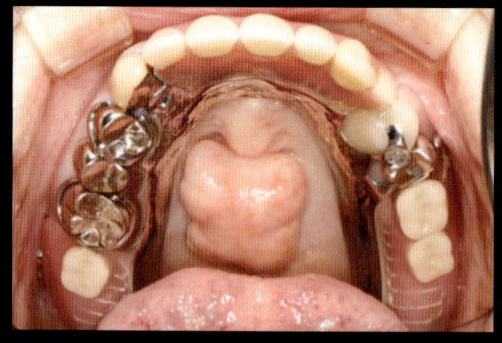

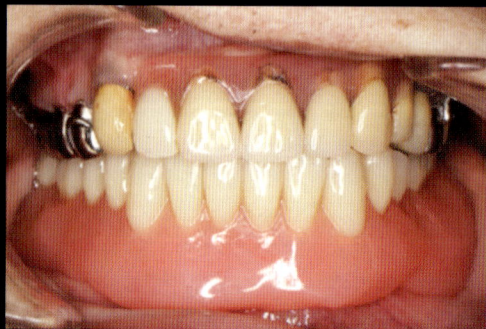

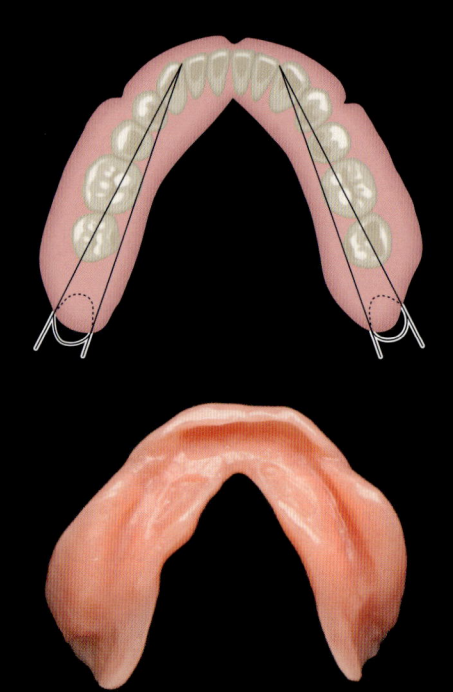

図10-1　強い咬合力に対する下顎義歯（意図的な耐圧面積の拡大）

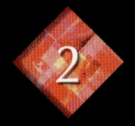

2 義歯床の拡大と接着剤の併用

症例）患者91歳　男性
以前にインプラントを4本埋入したが，3年しか保てず，85歳ですべて撤去した．
それ以来，下顎の土手が痛くてかめない．

　義歯床を拡大し，数度の咬合調整を行っても義歯による痛みが消えない場合がある．高齢者の場合には，外科的リスクや唾液減少，口腔清掃意識の低下などから，インプラントオーバーデンチャーを適応することは難しい．このような高齢者に対しては，接着効果と湿潤効果を狙って接着剤を使用する．

　接着剤を使うことは，歯科医師にとって負け戦のような気分になるかもしれないが，患者の幸せを一番に考えれば必要な処置といえるだろう．

　ペーストタイプの接着剤は，その厚みによってかみ合わせがズレてしまうことがある．バイトが狂わないクリームタイプの市販の接着剤を少量，3か所に使用するように指導する（図10-2）．

　義歯は機能してはじめて価値がでる人工臓器である．

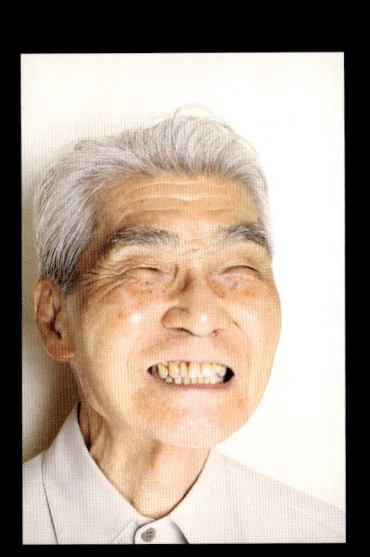

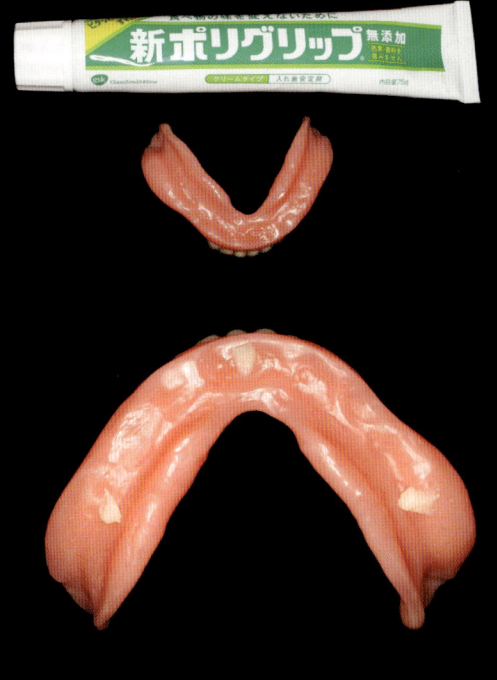

ペーストタイプの接着剤を3か所に置く（米粒大）ように指導する．
図10-2　義歯は今を元気に生きるための道具

■ PIP（pressure indicator paste，製造元；Mizzy社）による食品咀嚼

　患者のかみ癖が読めないことも多いので，必ずPIPペーストにてロールワッテ試験，食品咀嚼試験を行って当たる所を丁寧に削除する（図10-4）．

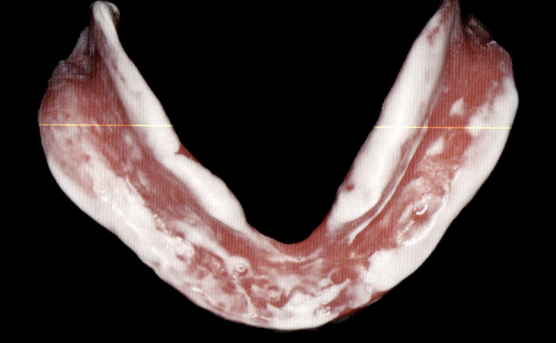

図⑩-3 咬頭嵌合位におけるジーシー・フィットチェッカーによる試験（咬合圧による粘膜フィット試験）

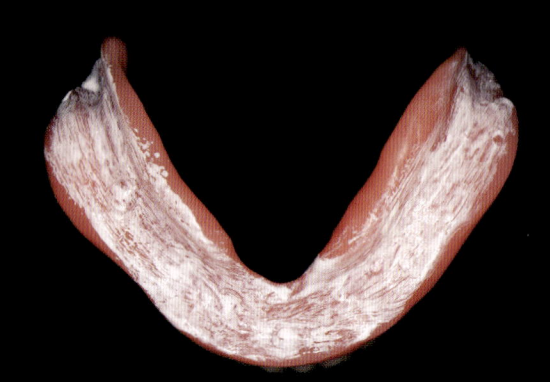

PIP を均等に塗布

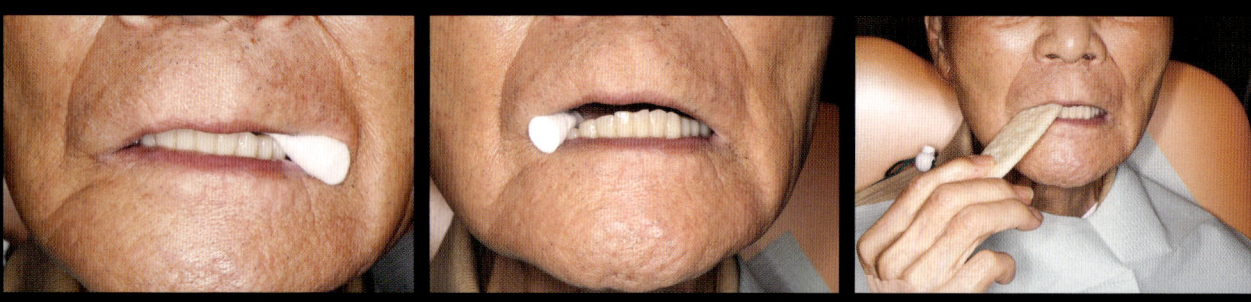

ロールワッテによる咀嚼疑似試験，あるいは実際に食品（ソフトせんべい）を食べてもらう

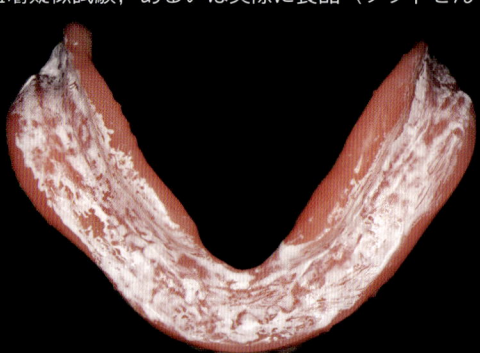

当たるところが色抜けするので，削合する．

咀嚼時中の実際の義歯の動きは，物を食べさせてみなければ分からない．患者のかみ癖，義歯の傾きやわずかな移動が義歯の痛みとなって現れる．PIP による下顎シングルデンチャーの当たりのチェックは，必ず行われなければならない．

図⑩-4 PIP を使った咀嚼時の当たりのチェック

11 審美の難症例について

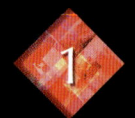

1 はじめに

　顔貌と調和する審美は，誰がみても心地よいと感じるものである．ワックスデンチャー試適時に患者と十分に話し合って義歯を完成させることは，日常的に実践されていて，多くは問題なく患者が完成義歯を受け入れている．

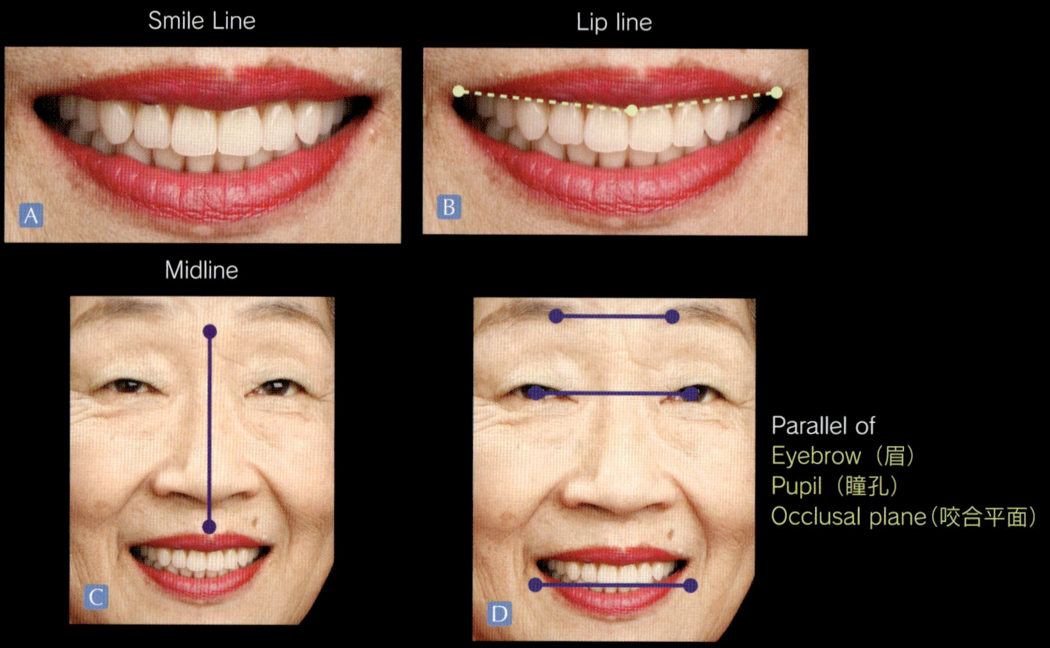

図Ⅱ-1　顔貌全体との調和をはかる審美（阿部ほか，2011.[3]）

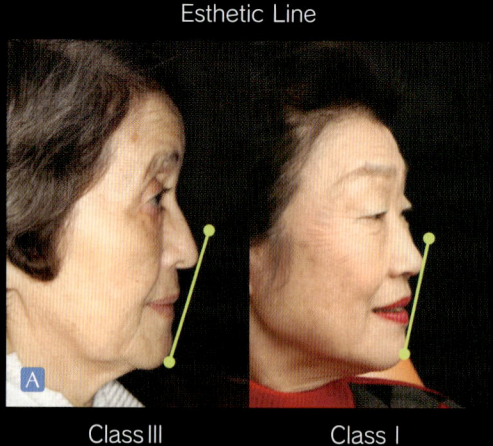

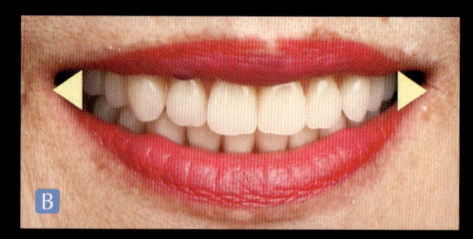

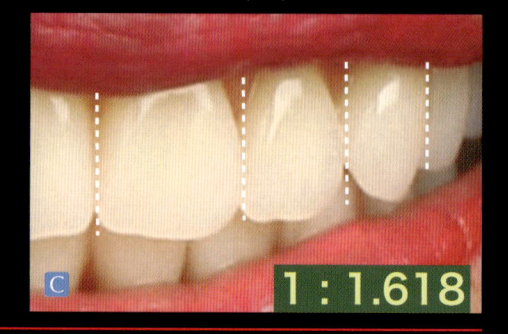

図Ⅱ-2　顔貌全体との調和をはかる審美

①一般的に美しくみえる顔貌づくり

咬合平面を Eyebrow Line や瞳孔線などと平行にする（図11-1）.
Lip line と歯頸線を一致させる．側貌は，esthetic line 上に整えると美しくみえる．左は Class Ⅲ，右は Class Ⅰ，口角にはとの隙間 buccal corridor があると素敵にみえる．ゴールデンプロポーション（黄金比率，1：1.618）を用いた人工歯配列は，さらに審美性を向上させる（図11-2）.

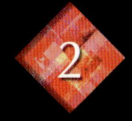

2 高齢者における前歯配列のポイント

また，高齢者の審美の特徴も捉えておくと審美性を高めることができる．高齢者における前歯配列のポイントは，成人に比べ上顎前歯を下方に位置させること，大きく笑ったときに歯肉のみえる量をコントロールして，患者の顔に合う美しさを提供することである（図11-3〜5）.

年齢（歳）	上顎中切歯のみえる量（mm）	下顎中切歯のみえる量（mm）
15	5	—
30代未満	3.4	0.5
30代	1.6	0.8
40代	1.0	2
50代	0.5	2.5
60代以上	0	3

安静時に 1〜2mm 露出させる（Landa）.
中切歯が最低 2mm 露出する必要がある（Wazzan）.

上顎中切歯の配列位置は，上下前歯部高径の 1/2 ＋被蓋量 2mm といわれている．しかし，実際の高齢者の安静時のリップラインは，それよりも下垂していて，60代では上顎中切歯がまったくみえなくなる．この点を考慮してワックスデンチャーの試適にあたることが望ましい．

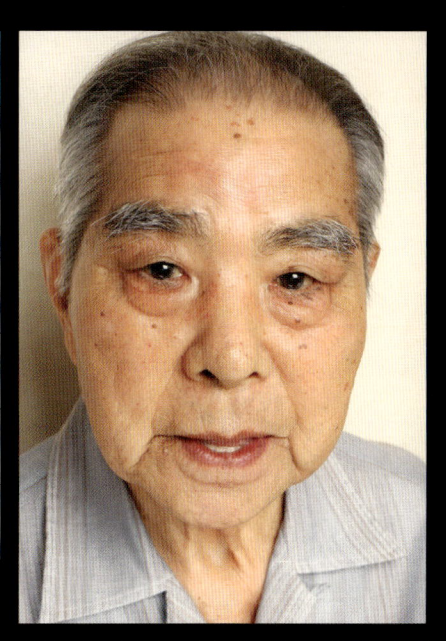

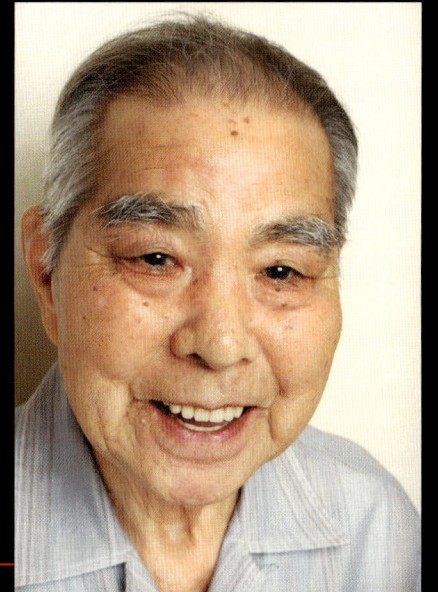

図11-3 年代ごとにみた中切歯のみえる量

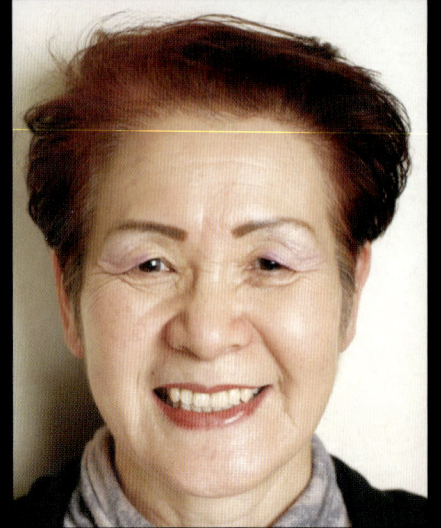

Negative smile 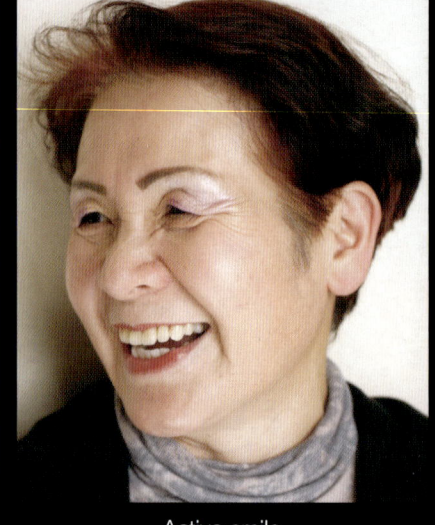　　　　　　　　　Active smile

図Ⅱ-4　大きく笑っても歯肉がみえないタイプ

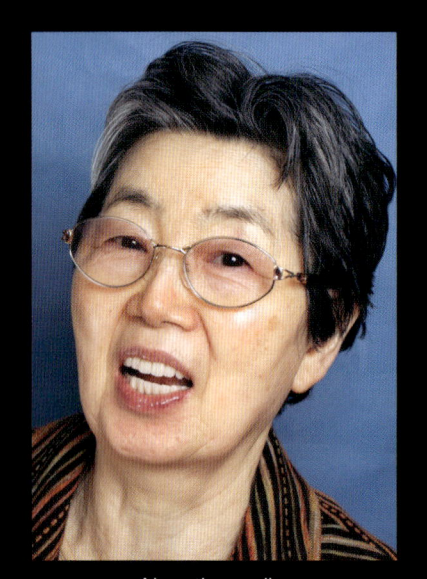

Negative smile 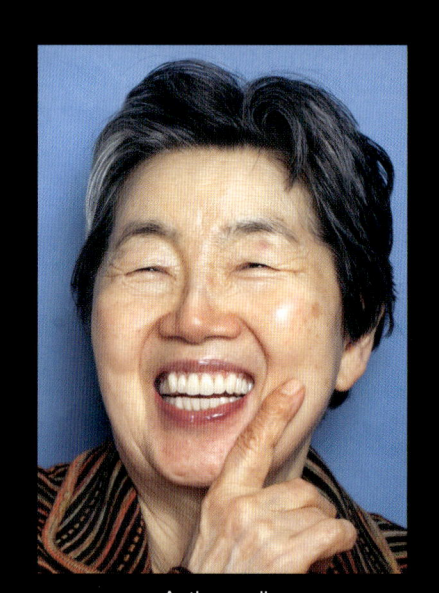　　　　　　　　　Active smile

図Ⅱ-5　大きく笑うと歯肉がみえるタイプ

3　顔面に麻痺のある患者の場合

　顔面に麻痺のある患者の場合は，どちらの状況もあてはまらない．このようなケースでは，パピラメーター（Accu Dent社）を口腔内の切歯乳頭部に合わせ，リップラインをパピラメーターに記録する．咬合器に精密印象模型がマウントされたら，模型上の切歯乳頭にこの機器を口腔内と同じ状態で設置することで，模型上でのリップラインを設定することもできる（図

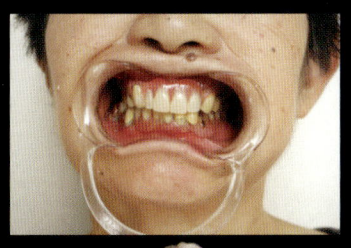

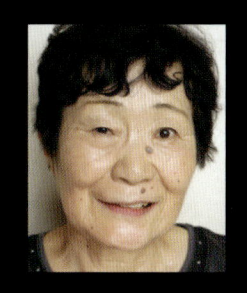

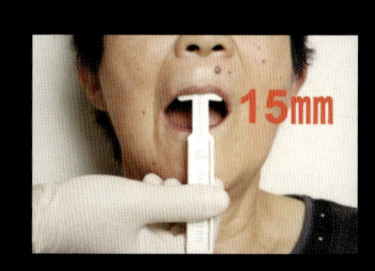

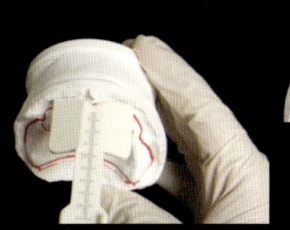

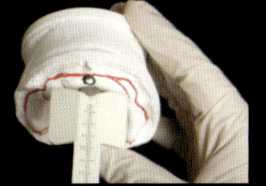

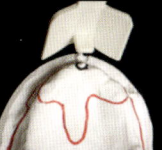

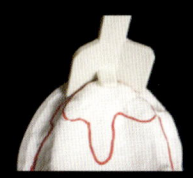

パピラメーターによるリップラインの記録

図11-6　リップラインの位置が通常と異なるケース

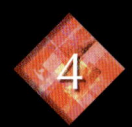

4　美へのいらだち

　ところが，自分の個性やライフスタイルに合わせた審美を患者自身は理解していても，歯科医師に説明することがうまくできないことが原因で，幾度も配列位置の変更を求められることがある．配列の要望について確かな回答が得られず，患者のフィーリングによって振り

5 解決策はいつも戻れる位置への前歯配列

審美要求が高い患者に対しては，前歯人工歯配列試適時に常に最初の配列位置に戻れるようにしておくことが重要である．「この歯をもっと前に出して」「引っ込めて」「いや，もう少し違う形の歯に変えて」などの要求に合わせて配列位置を修正しているうちに，どの位置からどのくらい歯を動かしたのかがわからなくなってしまうからである．ときには何度も配

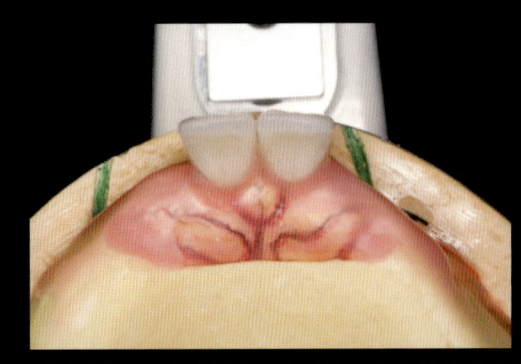

前歯配列基準となる切歯乳頭部と第一横口蓋部分の基礎床をくり抜く．

上顎中切歯の前後的位置は切歯乳頭の前縁に歯頸部を合わせて配列．切歯乳頭～前歯唇面間距離→男性：7mm，女性：9mm．

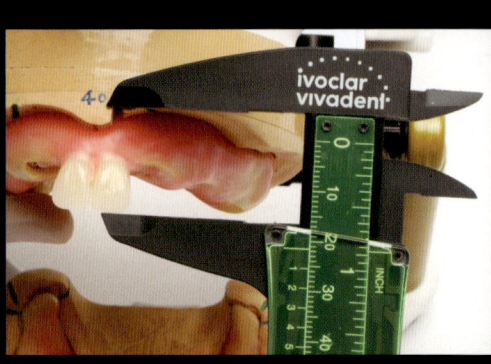

切端の位置は上下小帯つけ根部分最深部間の距離の2分の1プラス被蓋分とする（1mm～1.5mm）．

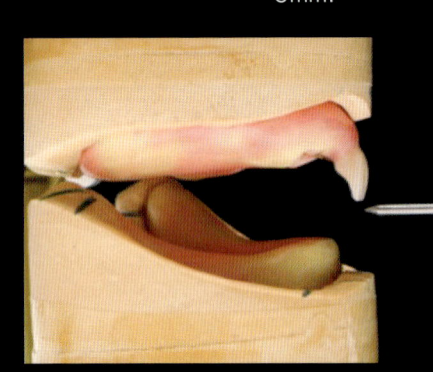

上顎中切歯の矢状断的歯軸は切端を下顎前歯口腔前庭方向に向けて配列．

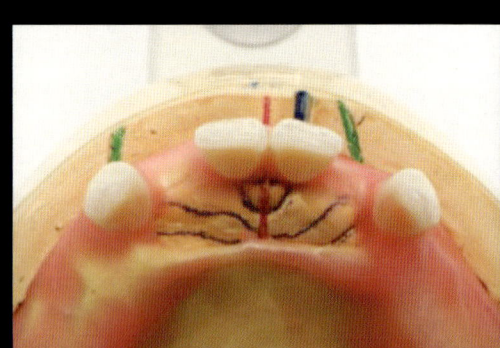

上顎犬歯の配列位置は第一横口蓋雛壁先端部分に人工歯歯頸部分を合わせる．
雛壁の位置に左右差がある場合は顎堤吸収の少ないほうを基準とする．

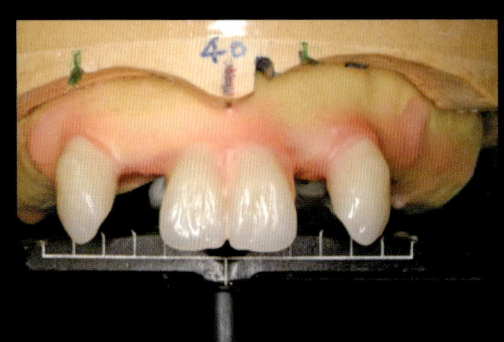

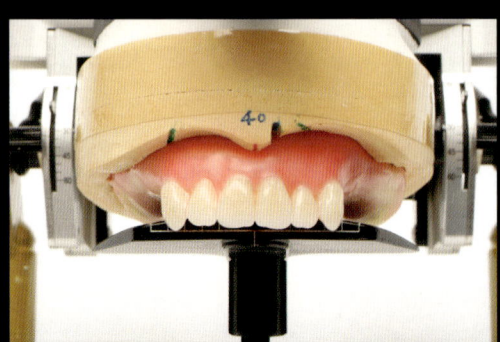

2Dテンプレート使用により水平位置とシンメトリーの確認（湾曲面を上にしてstratos咬合器の下弓に設置）．

図Ⅱ-8　BPSによるシステマチックな人工歯配列法（阿部ほか，2011.[3]）

列位置を変更したにもかかわらず,「最初の位置がいいね!」といい出す患者もいる.

　このようなことから,筆者は勘に頼った前歯配列よりも,模型上で明確な解剖学的ランドスケープを利用したBPSによる人工歯配列をすすめている(図11-8).

　この配列法は,以前から一般的な無歯顎者に適応されている方法である.

　ワックスデンチャー試適時に,患者の顔立ちや要望に合わせて,人工歯を移動させる.筆者の経験からいうと,この配列法を用いることで大きく人工歯を移動させることが少なくなり,患者からの詳細な要求に対して応じる時間もつくれるようになる.また,患者が人工歯配列の現場で意見を主張できることは,コミュニケーションの獲得にきわめて重要である.これだけで患者の義歯満足度が変化するといわれているのは,印象,咬合採得,重合などの一連の作業は術者側で行われる作業であり,この人工歯配列だけが患者が参加できる場であ

| 旧義歯 → | 新義歯 → | 再製作義歯 |

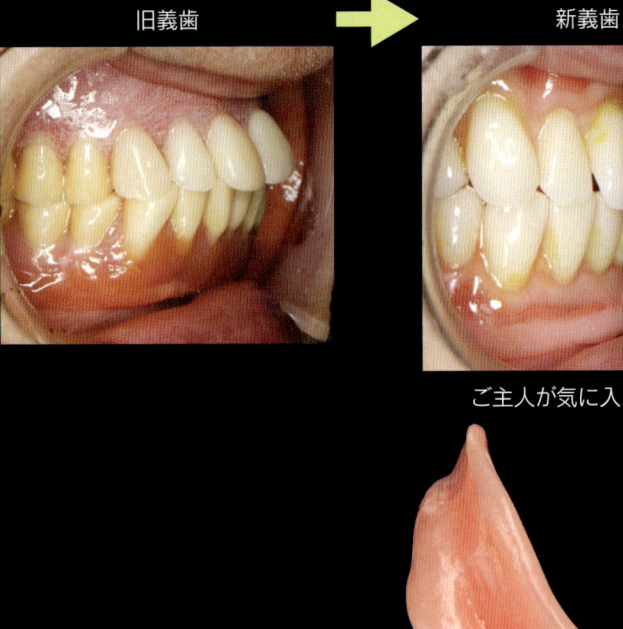

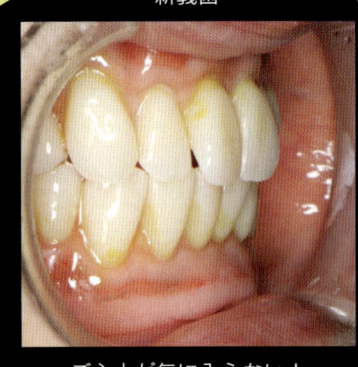

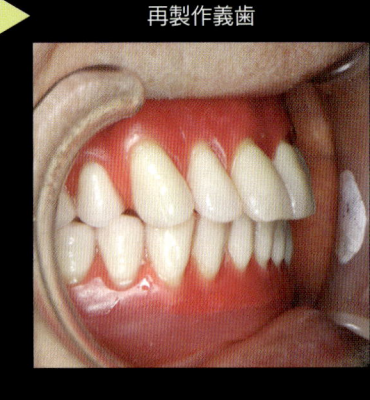

ご主人が気に入らない！

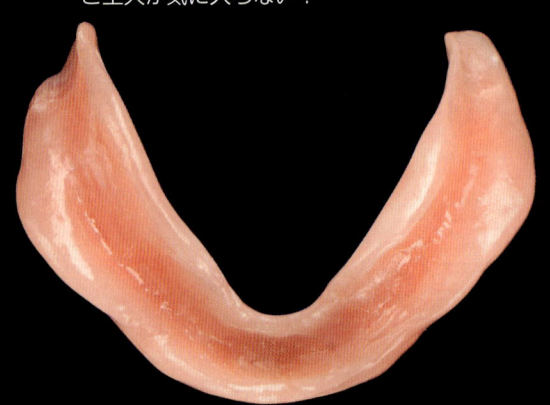

軟性裏装材を用いた三つ目の下顎義歯．現在，この義歯を使って生活している．

図 II-9　審美に対する他人の介入によって，患者満足度が大きく変わる

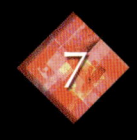

7 再製作に対する問題

　再製作の問題は，義歯製作費の問題となって降りかかってくる．
　何度つくり直しても，技工費用が定額であれば，患者の納得のいくまで笑顔でつき合えるかもしれない．しかし，外注ラボに義歯製作を委託している歯科医院にとって，二つ目，三つ目の義歯には同額の費用が発生する．再製作は指示どおりにつくったラボ側に責任はないからである．保険であれば制約もある．したがって，医院側にとって，やり直しは納得しがたい状況に違いない．
　対応の仕方は，
1. 「満足する所までが患者とつき合うのが歯科医師としての責任」と考え，忍耐をもって再製作費用を医院側が負担する．
2. 「一度はこの義歯でよい！と患者が同意した」という理由で，二つ目の義歯はチャージする．
3. 「同じ費用で二つ目はつくれない」と説明し，このまま使うよう説得する．

などさまざまである．
　どの考えを採用するのか，考え方や経営状況によって異なるので，それぞれの歯科医院で方針を決めて，患者の対応にあたるしか手はない．

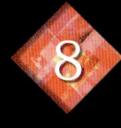

8 審美が引き起こす二次的問題

① Class Ⅲ

　Class Ⅱ，Ⅲタイプの患者が Class Ⅰ の顔貌を求める際には，機能との不一致が問題となる．顔貌は整っても咀嚼時の安定を欠く．このことも審美要求から起きる二次的な難症例といえる．そして，どの程度義歯の安定が損なわれるのかを事前に予測して対策を練ることはきわめて難しい．
　最善の策を考じた治療用義歯を製作し，使ってもらって，その不具合を修正する．新たな義歯を製作する場合もあるが，治療用義歯とは微妙に異なる環境となるため，再び患者が順応するのに時間がかかる．義歯の改善中は複製義歯を装着してもらうことで対応する．

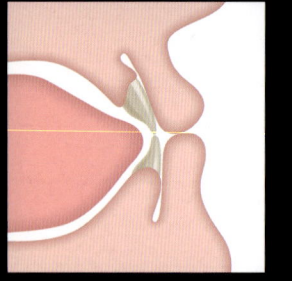

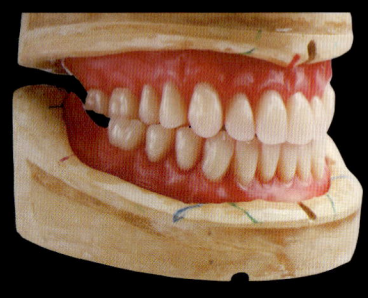

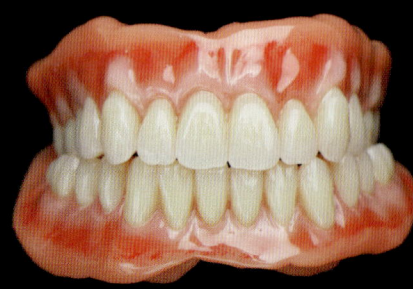

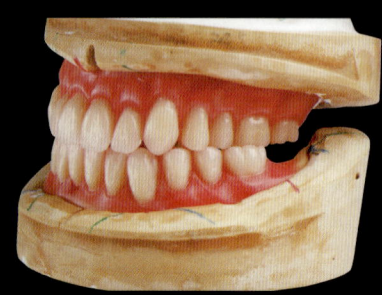

ClassⅢのケースでは，上顎前歯唇面は下顎の歯肉頬移行部に向かうように人工歯を配列し，尖端咬合にすると審美性が増す．この症例では，被蓋を1mmにして，ClassⅠの雰囲気を表現した．上顎義歯の転覆については，治療用義歯を使用した結果で対応する．

図Ⅱ-10　ClassⅢ症例の義歯

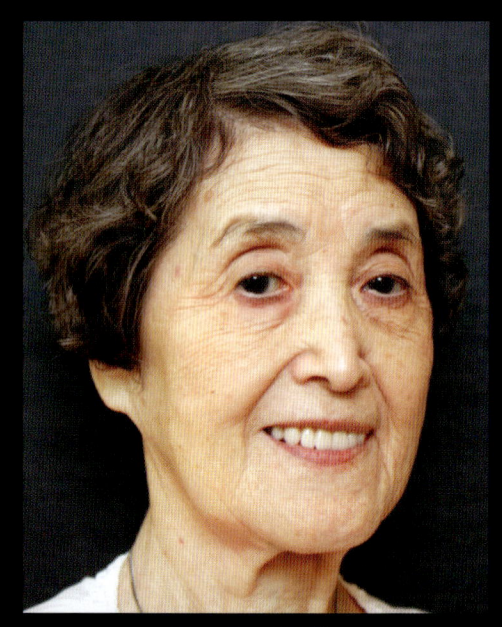

ClassⅢ，86歳

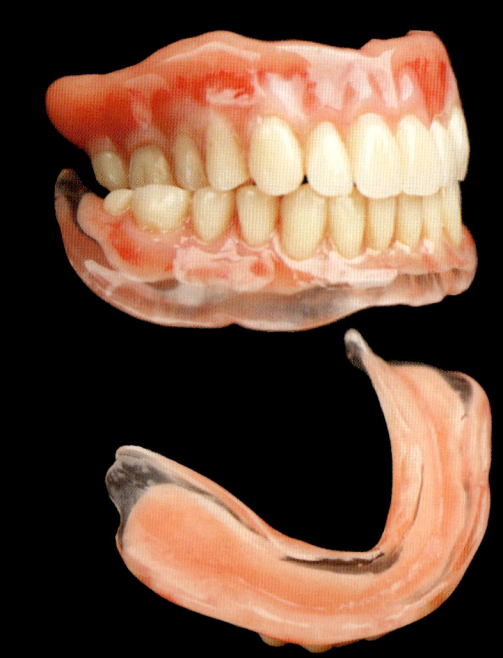

ClassⅠの人工歯配列要求に応じた審美治療用義歯を製作すると，審美面だけが整って義歯が使えないというジレンマに陥ることもありうるので，実際に使ってもらって問題点を探る．義歯の落下，痛み，咀嚼不全などが起きるかどうかをチェックする．審美性を保ちながらの配列位置の変更，粘膜面のあたりの調整などを行う．最終的には治療用義歯を改善して最終義歯にすることが望ましい．この症例では，上顎義歯の安定は得られたが，下顎義歯の吸着が得られなかったので，最終的には，ティッシュコンディショナーを用いた動的印象後，下顎義歯をクリヤータイプのレジンでリライニングして

② Class Ⅱ

　Class Ⅱのケースでは，上下前歯を顎堤形態に合わせて配列すると，上下前歯に大きな間隙（Over-Jet）が生まれてしまう．咀嚼中に上下顎前歯の接触がないことから，義歯の前後の遊び（チューイングサイクルの前後幅）が大きくなり，義歯が浮き上がり痛みを併発しやすい．このようなことから，筆者は，図Ⅱ-12のように下顎義歯の安定を優先して配列し，上顎前歯口蓋部にフラットな棚をつくって接触させて，義歯の前後の遊びを止めている．

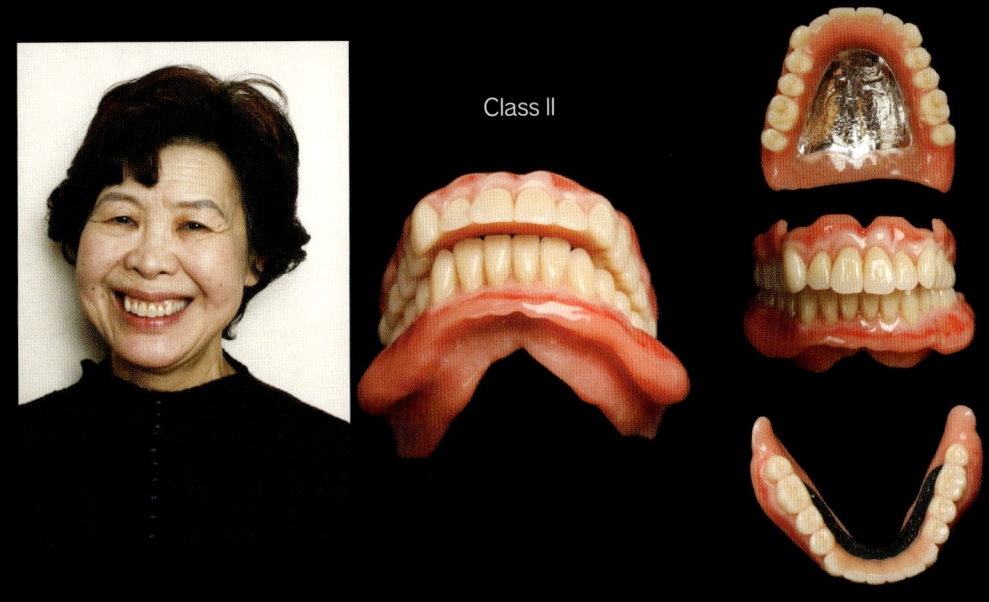

上顎前歯口蓋部にレジン棚をつくり，下顎前歯先端を接触させる．

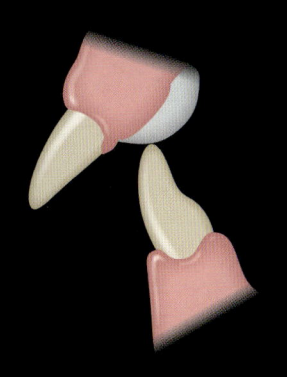

棚をつくって下顎人工歯を接触させる．

図Ⅱ-12　Class Ⅱへの対応

　さらに難しいのが，上顎シングルデンチャーのClass Ⅲのケースである．
　Class Ⅰを要求されても義歯の安定が本当に難しいClass Ⅲのケースについては，インプラント撤去後の上顎シングルデンチャーの対応の項で述べる．

12 上顎片側の著しい顎堤吸収への対応

POINT 止まらない上顎の顎堤吸収．

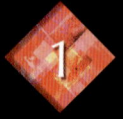

1 有歯顎時の左右的すれ違い咬合が無歯顎になると

　有歯顎時の左右的すれ違い咬合が，無歯顎になると義歯床装着後から適性に設定された咬合平面が次第に吸収側上がりに傾き，上顎義歯が落下し始める．問題は，その後も上顎吸収側の顎堤吸収が止まらず，それに伴う上顎義歯の変位によって辺縁封鎖の破壊がずっと続くことである．

2 下顎片側顎堤吸収

　一方，下顎片側の著しい顎堤吸収に関しては，上顎顎堤が比較的左右均等な高さであれば，かみ合わせは術後も安定し，良好な咬合関係を維持することが可能である．したがって，難症例となりうるのは，上顎の片側が著しく吸収した症例である．

■症例

　写真は，上顎顎堤吸収量の左右差が少なく，下顎は右側顎堤が著しく吸収した症例である．

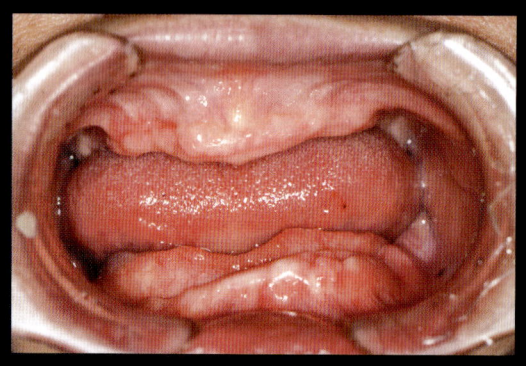

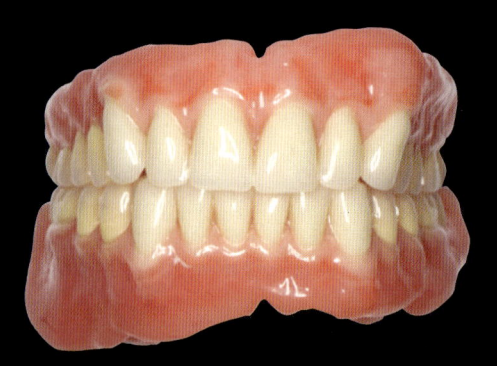

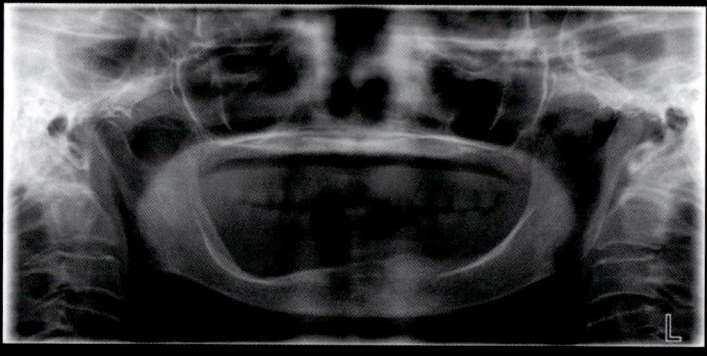

図12-1　下顎右側の顎堤吸収が著しかった例

> 下顎片側の著しい顎堤吸収
> ↓
> 術後の顎堤吸収は穏やか

　お餅をつく"杵（きね）"と"臼（うす）"の原理を例にとれば，下顎は下から上に向かって閉じてくる杵，上顎はそれを受け止める臼である．停止する側の上顎の顎堤に左右差が少なく，力をしっかり受け止められる場合は，かみ合わせが安定し，顎堤吸収の進行スピードは緩やかとなる（図12-1）．

3 上顎片側顎堤吸収

　反対に，下顎に左右顎堤差がなく，上顎の片側の吸収が著しい場合には，吸収側に過剰な力が加わる．その結果，上顎では顎堤吸収が速いスピードで進行し続ける．したがって，義歯の長期安定は望めない．咬合平面が吸収側上がりになるため，顔貌が曲がってみえることから，患者が審美とかみ合わせの不満を訴えるようになる．

　このようなケースに対して私達のできることは，顎堤吸収に伴う義歯の移動に合わせたリライニング，リベース，人工歯の交換であり，数年ごとの義歯の新製になる．

> 上顎片側の著しい顎堤吸収
> ↓
> 術後の進行性の顎堤吸収
> ↓
> リライニング，リベース，人工歯の交換のくり返し，および数年ごとの義歯の新製

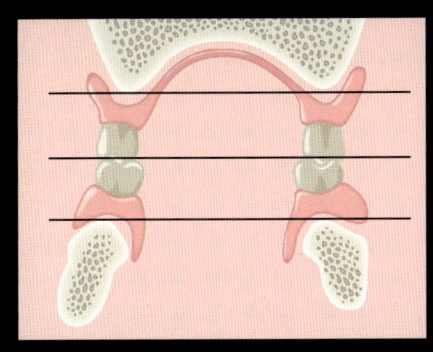

Ⓐ 顎堤対向関係上下平行
義歯装着後の移動はわずかである．

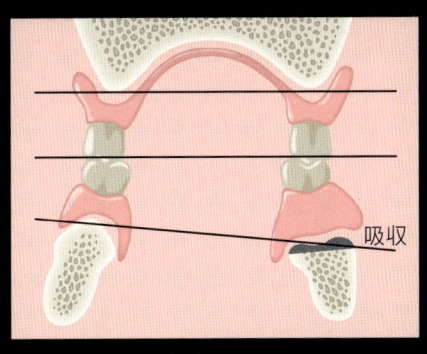

Ⓑ 下顎片側顎堤吸収
義歯装着後の移動はわずか．

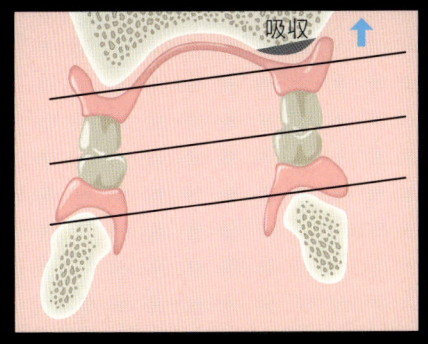

Ⓒ 上顎片側顎堤吸収
義歯装着後の移動が大きい（進行性）．

図12-2　上顎および下顎における片側顎堤吸収の違い

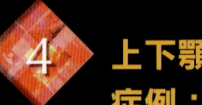

4 上下顎片側顎堤吸収
症例：1995～2012年の17年間の経過から

① 1995年　初診　女性72歳　左右すれ違い咬合（図12-3, 4）

義歯の落下を主訴に来院．パノラマX線から，顎関節の機能障害は軽度と診断（図12-5）．

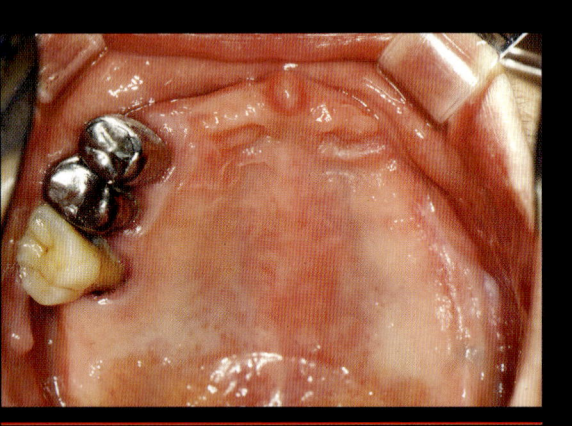

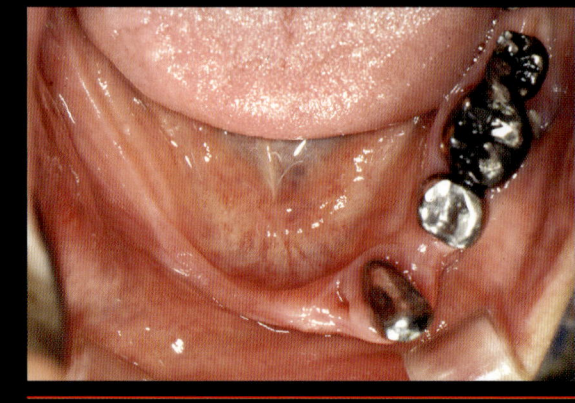

図12-3　初診時（その1）

図12-4　初診時（その2）

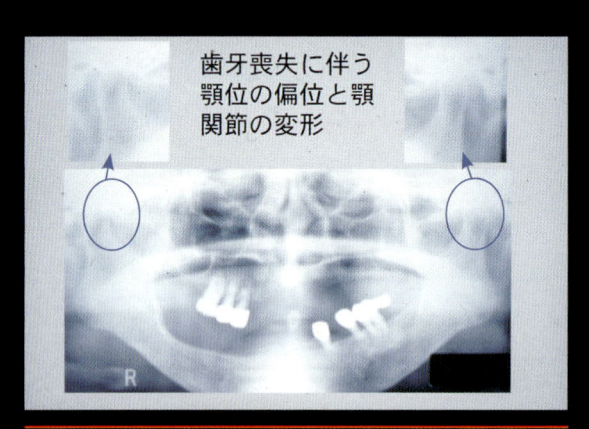

図12-5　初診時（その3）

②歯周病のため抜歯し，無歯顎になる

有歯顎時のすれ違い咬合の影響で，上顎左側，下顎右側の顎堤の吸収が著しい（図12-6, 7）．

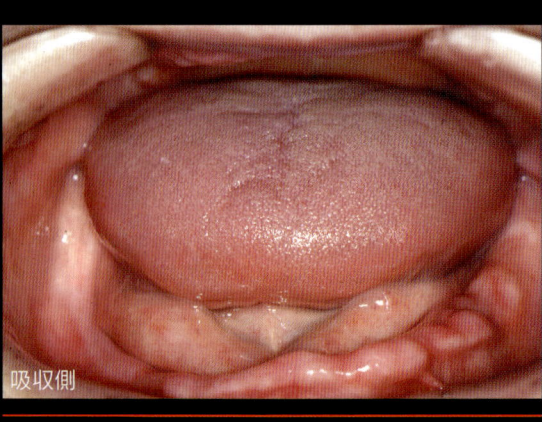

図12-6　右側顎堤吸収（下顎）

図12-7　左側顎堤吸収（上顎）

③同年，治療義歯を経て，金属床完成義歯を装着（図12-8〜11）

通常の咬合平面を与える（術後のパノラマX線）．

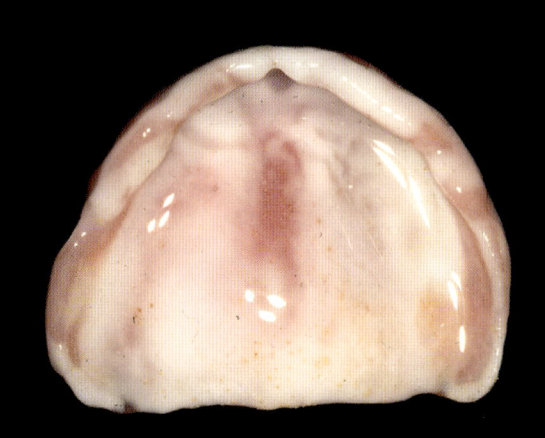

図12-8　抜歯後の治療用義歯（上顎）

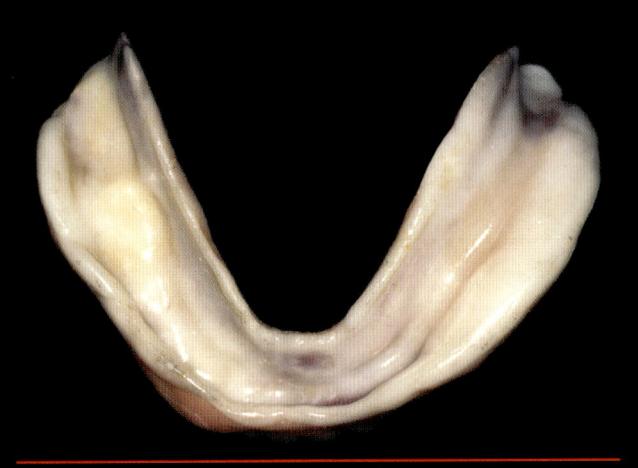

図12-9　抜歯後の治療用義歯（下顎）

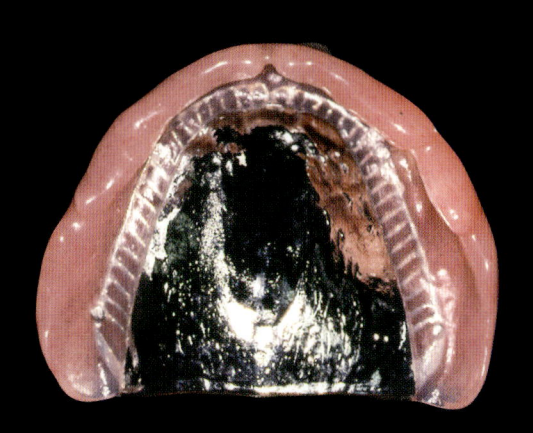

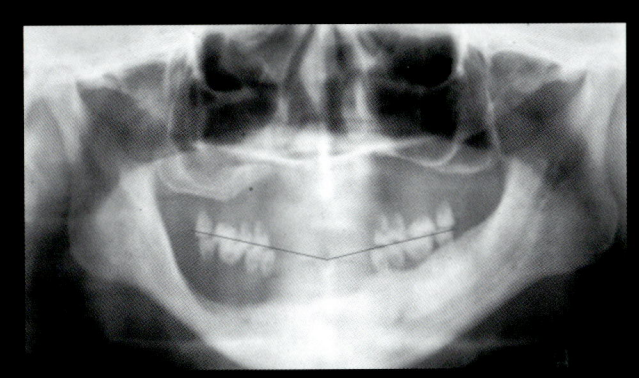

通常の咬合平面を付与して義歯を完成（パノラマX線）．

図12-11　義歯製作の基本に従った咬合平面や人工歯の接触

図12-10　完成義歯

④ 1998 年，義歯の不適合を訴えて再来院

上顎左側の著しい顎堤吸収の進行をフィットチェッカーにて確認後，咬合調整．4META レジンにて上顎義歯リベースを行う（図12-12，13）．

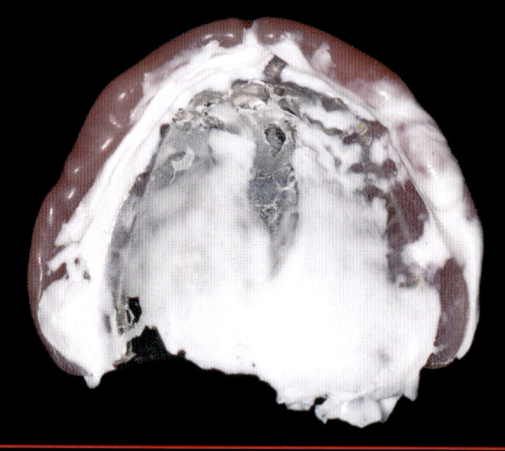

図12-12　上顎左側顎堤が速いスピードで吸収した

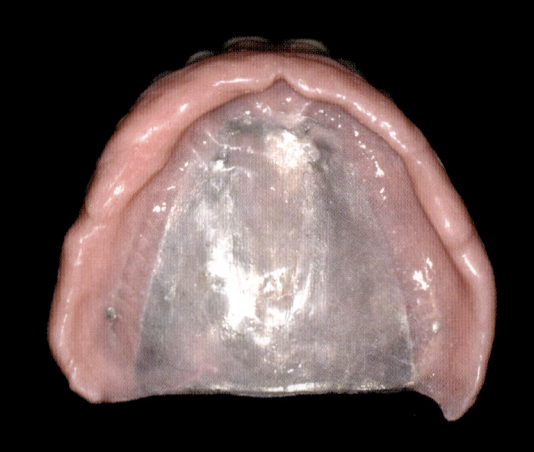

図12-13　4META レジンにてリベース

ポイント

　一般的には，抜歯後から約 3 年の間は，顎堤吸収が観察される．リベースの時期をのがさないように，患者には定期的に来院してもらうことが大切である．

⑤ 2000年，義歯の不調を再び訴えて来院（一度目のリベースからわずか2年後）

　左側上顎吸収側の顎堤吸収の進行による義歯の移動が原因で，咬合平面が吸収側上がりになり，正中（顔貌）が曲がってみえる（図12-14）．

　ティシュコンディショナーで粘膜面を調整し，再度リベース（図12-15，16）．

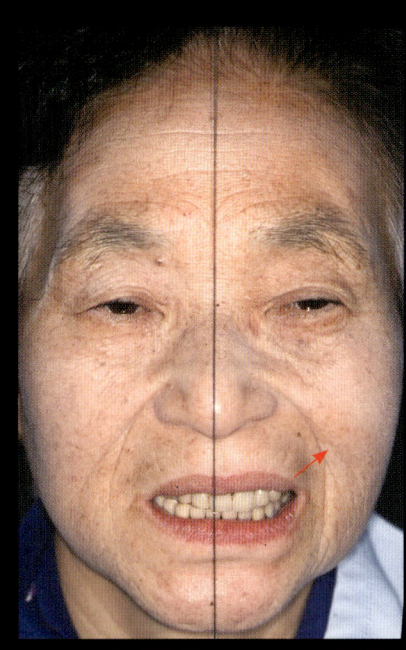

図12-14　義歯の移動（矢印）による咬合平面の偏位に伴う正中のズレ

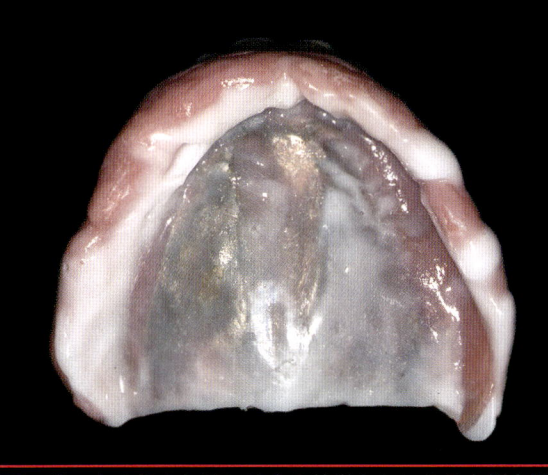

図12-15　左右的すれ違い咬合の特徴ともいえる左側上顎吸収側のさらなる進行

図12-16　下顎の右側顎堤吸収は止まっていることが観察される

⑥ 2004 年，リライニングやリベースを行いやすくするためにレジン床義歯を製作（図12-17）

上顎左側顎堤吸収が進行し，咬合平面がさらに左上がりになった．
このままの状態では咬頭嵌合位の大きなズレに修理では対応しきれず再度，義歯を製作することにした．

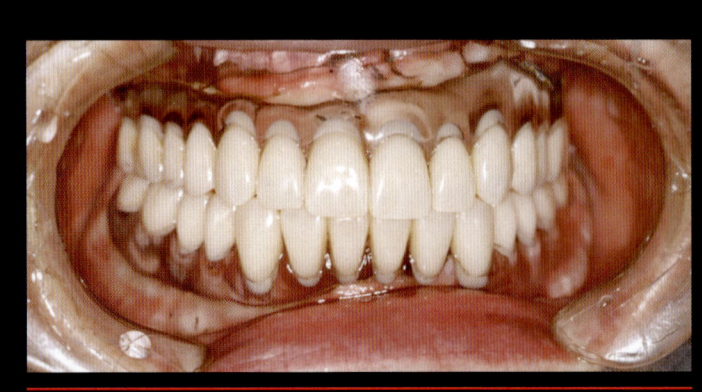

図12-17　透明レジンによる新義歯を製作

⑦ 2004 ～ 2012 年まで間，顎堤吸収に応じて上顎義歯のみ 3 度の咬頭嵌合位の修正とリベースを行った（図12-18）

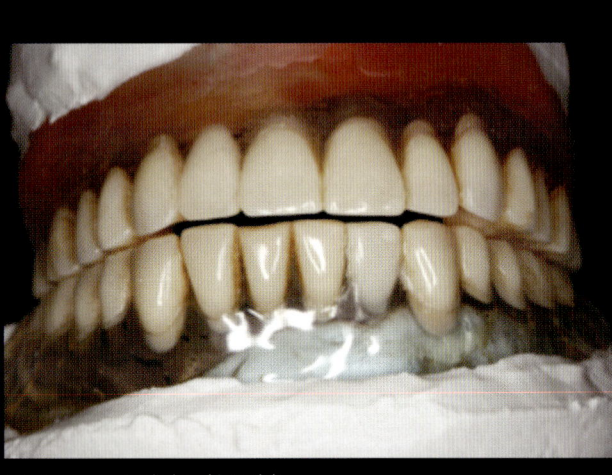

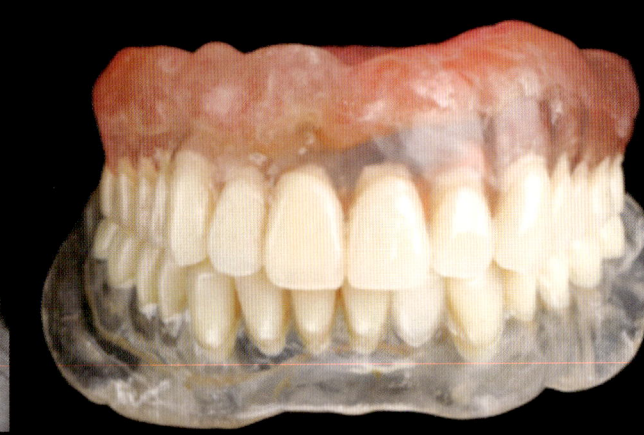

2004 ～ 2012 年（86 歳）

図12-18　咬合調整とリライニングを繰り返して 8 年経過の写真．今では上顎左側顎堤の吸収が続いている

結論

　上顎片側の著しい顎堤吸収症例では進行性の顎堤吸収が観察され，この症状を止めることはむずかしい．以上のことから止めることのできない上顎片側の著しい顎堤吸収に対する策は，定期的な咬頭嵌合位や咬合平面の修正，リベースやリライニング，そして義歯の再製作ということになる．

13 嘔吐反射に対する上顎補綴

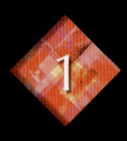

◆1 上顎シングルデンチャー──上下無歯顎症例よりもシングルデンチャーのほうが難しい場合がある

①嘔吐反射の無口蓋義歯

　嘔吐反射の強い患者は，上顎の義歯床口蓋部を取り除かないと義歯を入れていられない．
　上顎義歯の口蓋部を取り除くと，
　①接着面積が減少する，②義歯は，被圧変位性の高い粘膜に接触することで機能時の封鎖が保たれるが，無口蓋義歯の場合は，被圧変位性の低い硬口蓋に義歯床が接触するため，機能時に内部に空気が入りやすくなる，という問題が生じる（図13-1）．そして，この二つが義歯の落下の原因となる．

　矢崎はこの問題を解決するために，かみ合わせの安定を主とした咬座印象法による無口蓋義歯製作法を紹介している．そのなかで，無口蓋義歯の場合は，顎堤に対する強い吸着を期待することができないので，人工歯の配列位置や削合調整で機能中の義歯のバランスを得ることになると述べている．

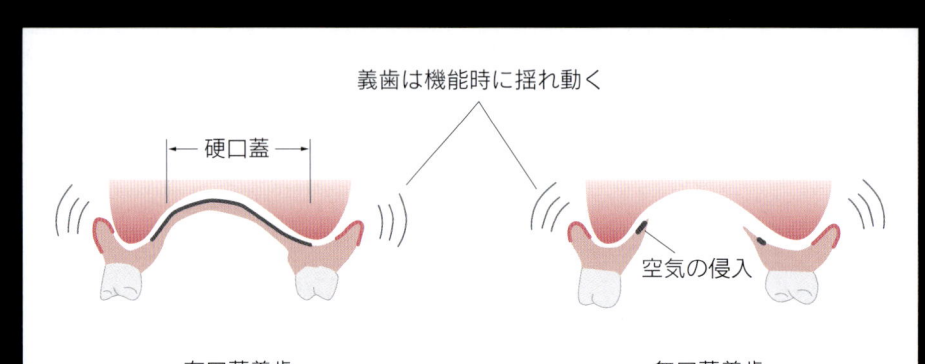

義歯は機能時に揺れ動く

有口蓋義歯
頬側義歯床縁が軟らかい粘膜組織に接触しているので機能的に義歯が動いても封鎖は破壊されない．

無口蓋義歯
義歯が揺れる硬口蓋部から空気が入り，義歯は容易に落下する．

図13-1　無口蓋義歯が落下しやすい理由

②上顎無歯顎における無口蓋義歯の適応症

　無口蓋義歯の成功の最大の柱は，安定した咬合の獲得にある．したがって，その適応症は，下顎両側大臼歯部での咬合支持が達成できる症例に限られる（表13-1）．

　片側大臼歯だけが残存している症例，両側大臼歯が残存していない症例，および短縮歯列（右第二小臼歯〜左第二小臼歯残存例），第一小臼歯から前方歯群だけが残っている症例に関しては，前がみ傾向が強まり咬合安定が得られにくいため，上顎無口蓋義歯シングルデンチャーの適応症から除外される．

　なお，これからあげる本書症例は，矢崎秀昭氏[22)]の無口蓋義歯製作テクニック（図13-2）を筆者なりにアレンジしたものであることをご了承願いたい．

表13-1　無口蓋義歯の適応症，不適応症（矢崎，1995.[22)]）

・適応症	①前歯部の顎堤の形態は，方形または円形で，顎堤の幅や高さがある程度あるもの ②咬合圧を加えたときに義歯の安定の得られるもの ③多少厚みのある食片をかんだ際の，片側性均衡が保たれやすいもの ④口腔内感覚が過敏で，嘔吐反射などが生じやすいもの ⑤口腔正中部の骨隆起が顕著で，口蓋板の付着が困難な症例
・非適応症	①口腔感覚よりも，より強固な接着を希望する患者 ②前歯部の顎堤がある程度の高さや幅があっても，形態が尖型をしており，犬歯部に咬合力を作用させると，義歯の回転が生じる症例 ③前歯部の歯槽骨の吸収があり，さらにフラビーガムなどの状態で，前歯部の義歯の安定が困難な症例 ④下顎前歯部のみに残存歯があり，義歯の上顎前歯部に強い咬合力が加わると思われる症例 ⑤反対咬合など，上下顎の咬合関係に問題があり，通常の義歯でも安定の得にくい症例 ⑥顎堤全般にわたり歯槽骨の吸収が進行しており，義歯の維持が得にくい症例

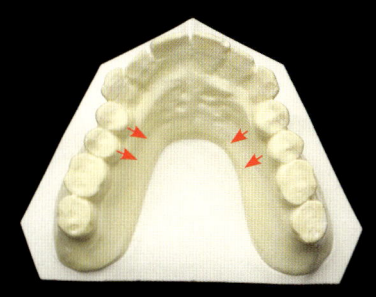

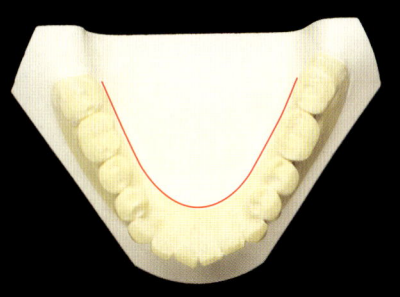

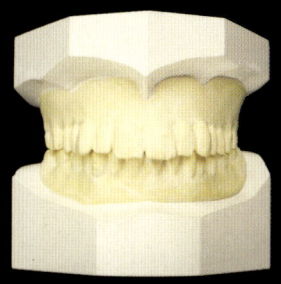

邪魔にならない小さな床は患者の望みでもある．小さな床の代表は無口蓋義歯であり，床の不安定さを人工歯の配列位置や削合工夫によって補っている．
特徴：
①義歯床が小さい．
②義歯床辺縁が薄い．
③上顎小臼歯部が，口蓋側寄りに配列されている．下顎は歯槽頂付近に配列されている．
　また，適応症の範囲は案外狭く，条件が整わないと上顎義歯の落下を招くことになるので，十分な注意を要する．

③床縁形態

有口蓋義歯と異なり，強い吸着が得られない無口蓋義歯は，頰唇側の床縁が厚すぎたり，わずかに大きすぎたりするだけで義歯落下の原因につながる．したがって無口蓋義歯の床縁は，シャープで過不足のない厚みと長さが必要で，咬座印象によって得られる形態が理想的である．

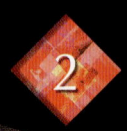

2 無口蓋義歯の三つの工夫

POINT
❶小臼歯部の人工歯を歯槽頂に近づけて配列する．
❷矢崎の均衡面削合．
❸後方口蓋義歯床縁を極薄に製作する．

①小臼歯部の人工歯を歯槽頂に近づけて配列する（図13-3，4）

天然歯のもとあった位置に人工歯を配列すると，上顎の第一小臼歯部と前歯群は実際の歯槽頂よりも外側に配列されるため，前方歯群で大きな食片をかむと義歯は転覆する．この転覆をできるだけ避けるためには，まず小臼歯部の人工歯を歯槽頂に近づけて配列する必要がある．力学的安定を優先する人工歯の配列が無口蓋義歯の最大の特徴である．具体的には，患者によってかんだときに発生するベクトル方向や顎堤条件が異なるため，臨床ではコットンロールなどをかませて転覆試験を行うことが必須である．

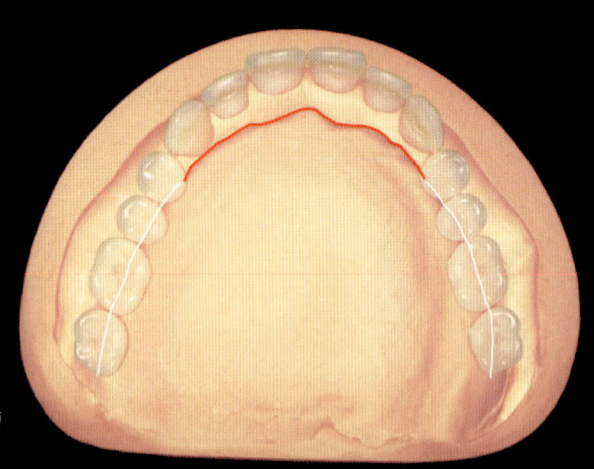

第一小臼歯〜前歯の人工歯配列位置は，歯槽頂よりも前方である．

図13-3　義歯製作上の問題で起きる前がみ時の上顎義歯の転覆

配列位置変更後

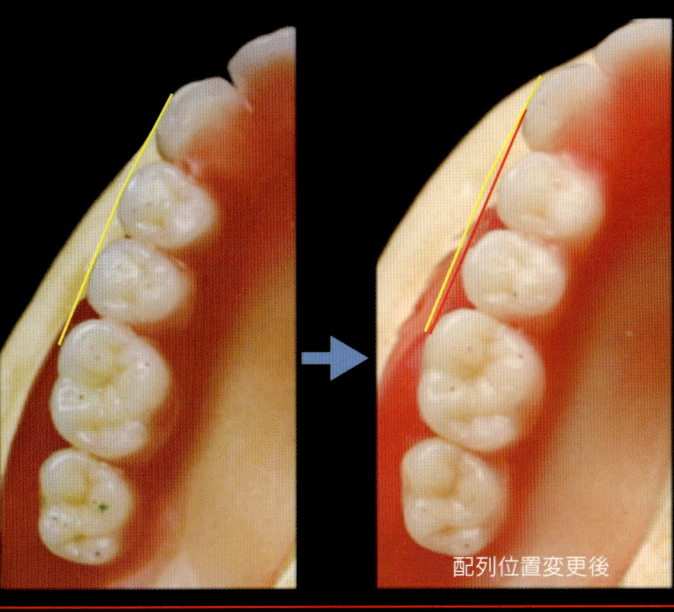

まず，ワックスデンチャー試適時にコットンロールを小臼歯部でかんでもらい，義歯の転覆状態をみる．義歯が簡単に転覆する場合は小臼歯群を内側に再配列する．右側の図に，どの程度内側に入っているかを示す．犬歯の位置と $\underline{6}$ の位置は変えておらず黄色い線でつないで位置関係を示している．術後の配列位置を赤い線で示す．これを重ね合わせることで，小臼歯部が内側に配列されているとことがわかる．

図13-4　小臼歯部を内側へ

②矢崎の均衡面削合（図13-5）

おもに第一，第二小臼歯部の頬側咬頭の 1/3 内面を削合すると，食片をかんだときの咬頭頂にかかる側方ベクトルが小さくなり義歯の転覆の危険が少なくなるといわれている．これを矢崎の均衡面削合という．

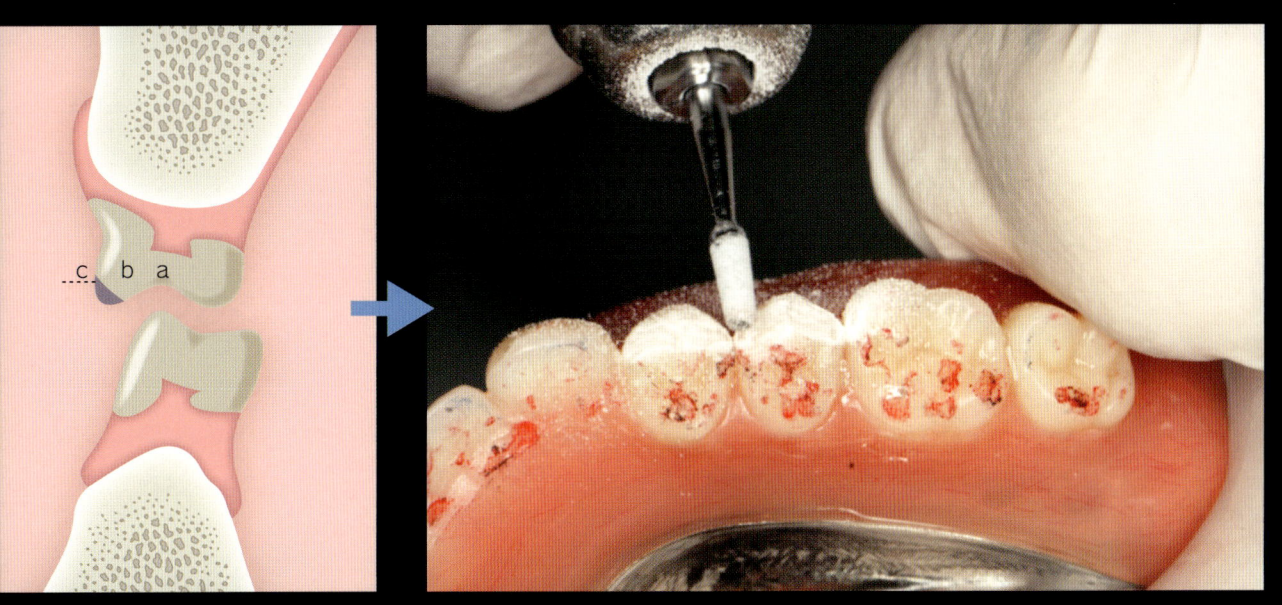

a-b：咀嚼面．b-c：均衡面．

③後方口蓋義歯床縁を極薄に製作する（図13-6）

　口蓋部義歯床を後ろから指で触たときに，粘膜と義歯の境目がわからないほど義歯床縁を薄くつくり上げることで，嘔吐反射をかなり抑制できる．

　この工夫は，上顎パーシャルデンチャーの遊離端欠損の場合にも応用できるテクニックであり，口蓋感覚の敏感な患者に有効な手段である．

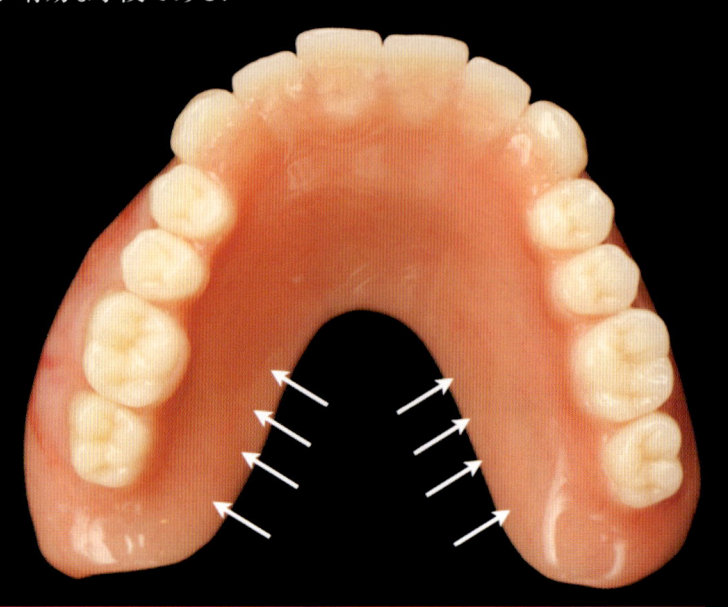

後方口蓋義歯床縁を極薄に製作する．

図13-6　義歯違和感の軽減

3　嘔吐反射の無口蓋インプラントオーバーデンチャー患者の生活のためにインプラントが必要な場合もある

　無口蓋義歯適応症の範疇は比較的狭いため，可能な限り床を小さくしたインプラントオーバーデンチャーなども加味して患者の嘔吐反射に対する補綴を実施することも必要である．高額な治療費ではあるが，このような治療法が実施可能となったことは，歯科界の大きな進歩といえる．

　しかし，上顎の骨量，骨質，そして，過重方向の問題から，上顎インプラントの生存率は，下顎に比べて低い．インプラント失敗の負の経験は，大きな骨欠損を生み，患者に与える精神的ダメージもきわめて大きい．また，インプラント撤去症例では次の補綴手段がみつからず，その対応が難しくなることもある．最悪は，患者と歯科医師の人間関係が壊れることである．よって，個人的な経験をもとにインプラント補綴を行うよりも，学術コンセンサスが得られたインプラント補綴方法を選択すべきである．上顎インプラントの成功は，最低でも4本のインプラントを埋入し連結された上部構造で固定すること，さらに6本以上のインプラント本数であれば，インプラント成功率は飛躍的に上昇するといわれている[56]．上顎において患者の経済的理由から1～3本のインプラントを埋入してその場をしのぎたいと思う気持ちは理解できるものの，患者の幸せと補綴治療の成否を考えると，やはり成功率の高い方法を選択すべきであろう．

①上顎 AGC クラウンによる無口蓋インプラント補綴（8本インプラント）（図B-7 〜 10）

症例）患者：54 歳，会社員　（営業担当）

　嘔吐反射が強く，無口蓋義歯を装着していたが残存歯の保存が難しくなり来院．

　維持装置のない無口蓋義歯では，営業職にとって不利との判断から，AGC クラウンを使った可撤性のインプラント補綴を選択した．

　インプラント埋入後のヒーリング中は，何とか脱落せずにいた前歯1本に O-ring アタッチメントを装着して維持とし，義歯を使用してもらった．

　現在は，術後3年経過し，インプラントは，炎症や排膿もなく安定している．

　すべての補綴に共通していえることだが，私達がつくる補綴物は，患者に今を快適に一生懸命に生きていただくための道具である．「一生，もつ」とか，「永久にもつ」，「自分がずっと面倒をみる」などといっても，それは単なる方便に過ぎない．これは，私が，いつかは，患者が自分達で管理できない所へ行ってしまうことや，自分が歯科医師を辞めるときが来ることを考えた結果の答えである．この患者に対しても，歯科医師であるうちはメインテナンスを継続していこうと思う．

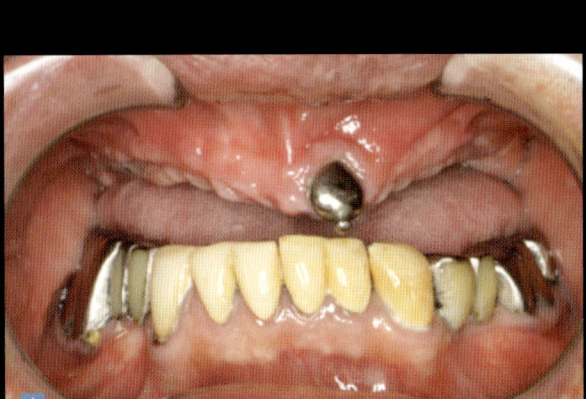

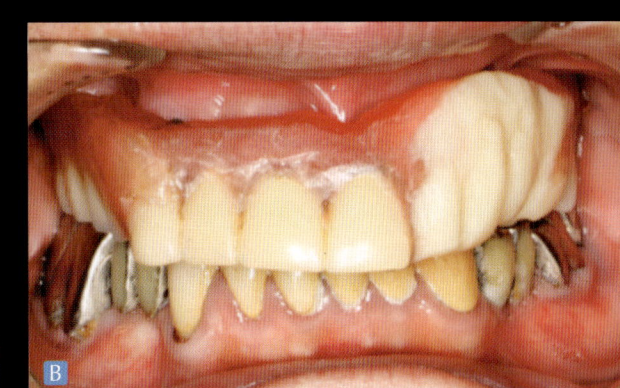

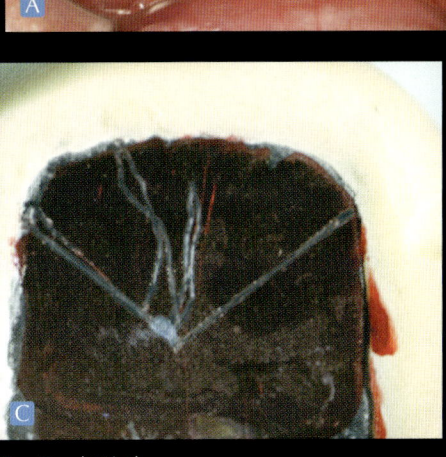

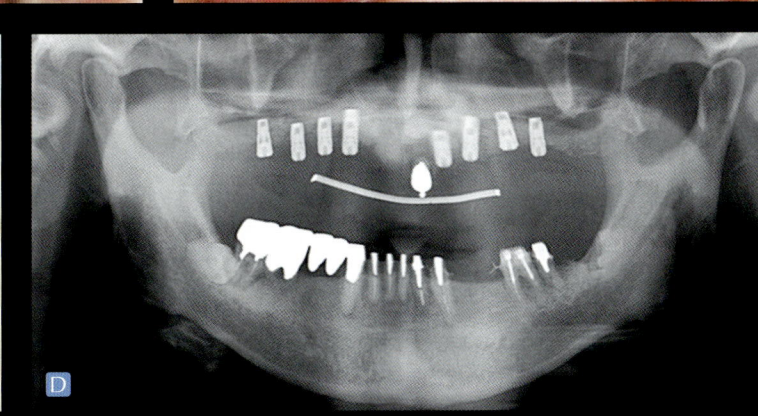

A，B：初診時
C：タッピングポイントが安定していてきれいなゴシックアーチが描けることから，下顎位は安定していることがわかる．
D：上顎8本のインプラント埋入（日本橋開業：二階堂雅彦先生による）

図B-7　AGC クラウンによる無口蓋インプラント補綴

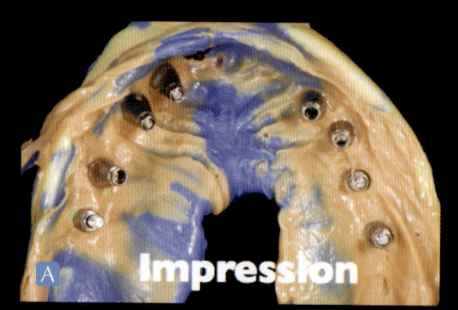

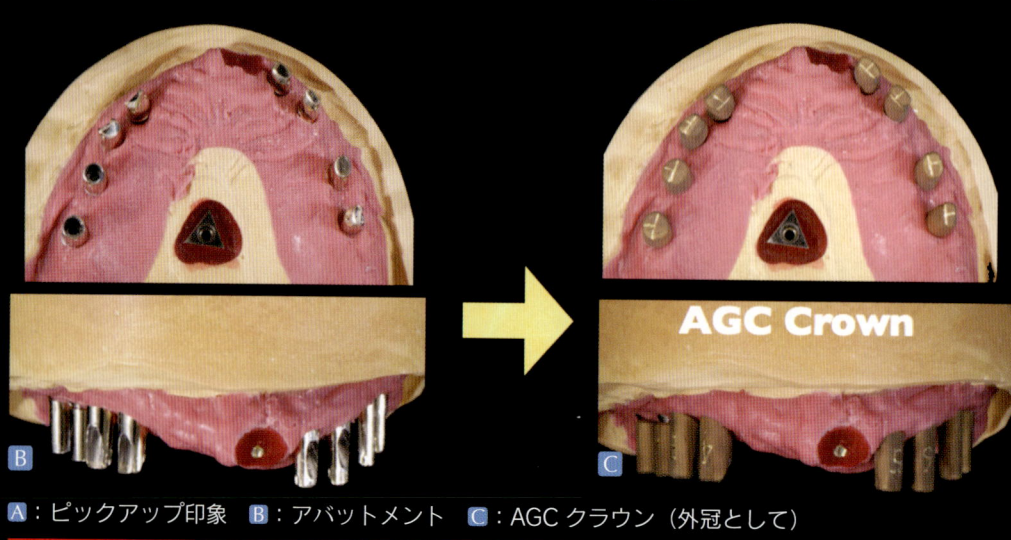

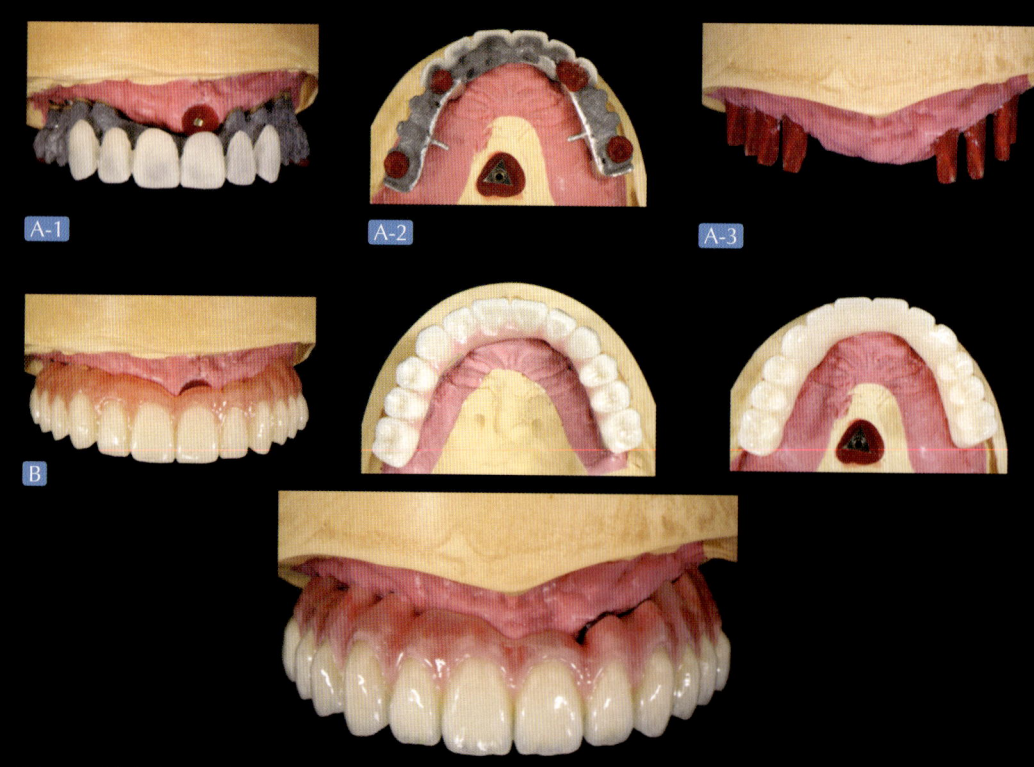

A：ピックアップ印象　B：アバットメント　C：AGC クラウン（外冠として）

図13-8

A：コバルトクロム床に AGC クラウンをセメンティング（口腔内での実施）
B：ハイブリッドによる義歯製作

図13-9

IV編　難症例の臨床対応
13　嘔吐反射に対する上顎補綴

Completion of Maxillary IOD
with Hybrid Resin Components

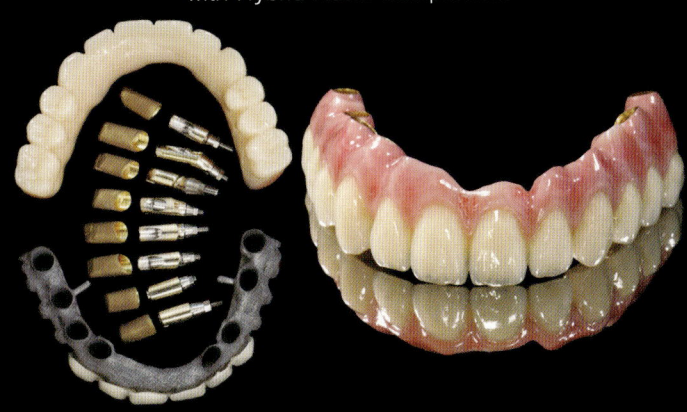

ASTRA TECH Implants

Hybrid Components

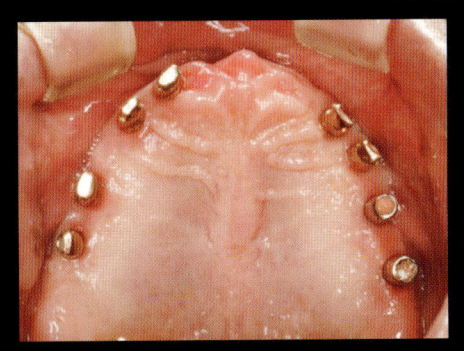

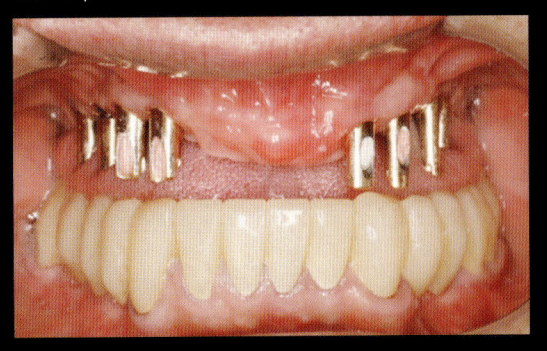

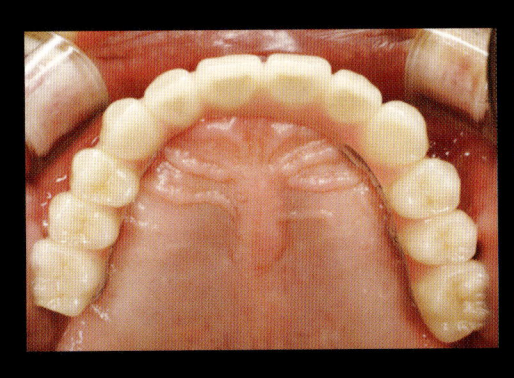

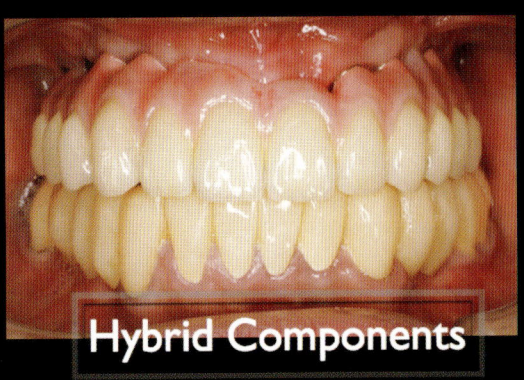

図13-10　補綴処置後（歯科技工：協和デンタルラボラトリーの協力による）

②上顎バーアタッチメント可撤性インプラント補綴（6本インプラント）例（図13-11～18）

　炭酸飲料を1日2リットル飲み，そして喫煙を繰り返し，若くして上顎のたくさんの歯を失った女性である．当歯科医院で上顎天然歯5本のオーバーデンチャーとして8年間，メインテナンスを行ってきた．しかし，2009年に前歯2本の抜歯，その後は残存歯の動揺が止まらなくなり，さらに1本の抜歯，|6 維持装置がコアごと脱離し，徐々に義歯の不調を訴えるようになった．咀嚼力が強く，部分床義歯装着時から金属床義歯の破折，人工歯の激しい咬耗を繰り返してきたこと，「気持ち悪い」と口蓋部の義歯床やパラタルバーの付与を拒否すること，まだ，年齢が42歳で美しさだけでなく，義歯でも健常有歯顎者と同じ機能を求めていることから，無口蓋義歯型のインプラント補綴を選択した．

　典型的なブラキサーであることから，インプラントの埋入本数は6本，そしてそれらを連結する義歯が安全策である[56]．しかし，その時点での経済的理由から，まずは暫間的に4本のインプラントを埋入し，安価でインプラントに負担の少ないマグネットアタッチメントで様子をみることにした．しかし，わずか2年でアストラテックインプラントの上部構造であるマグネットキーパーは，強い咬合力と義歯の揺れに負けて変形し，再び金属床の破折が起きた．

　2013年に，インプラント2本を追加し，最初の治療計画に従いインプラントをCAD/CAMバーアタッチメント（デンツプライ・ISUS）にて連結し，コバルトクローム床，インプラントオーバーデンチャー用に開発された耐摩耗性人工歯のSR-フォナレスを使用して義歯を完成させた．維持用クリップはバータイプアタッチメントを3か所に使用した．

　パラタルバーを用いることができないことから，義歯破折の不安は残るものの，インプラントの学術的コンセンサスに基づいた義歯製作を行えたことで，良好な予後が期待できる．

　無口蓋インプラントオーバーデンチャーは，これまでの脱離しやすい無口蓋義歯とは大きく異なり，義歯がリジッドに固定され健常者と同等の咀嚼能力が発揮できる点が最大の魅力である．

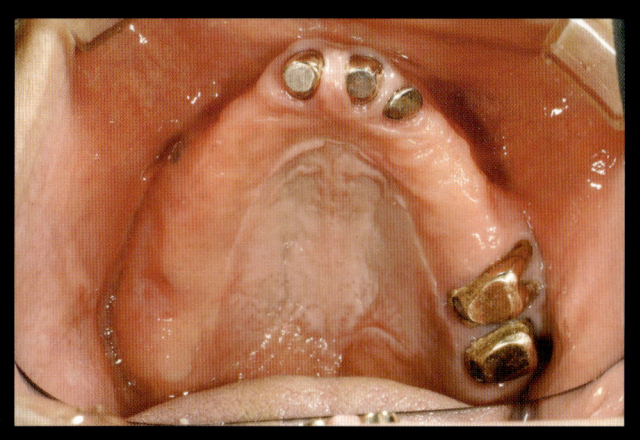

IV編　難症例の臨床対応
13　嘔吐反射に対する上顎補綴

2004年

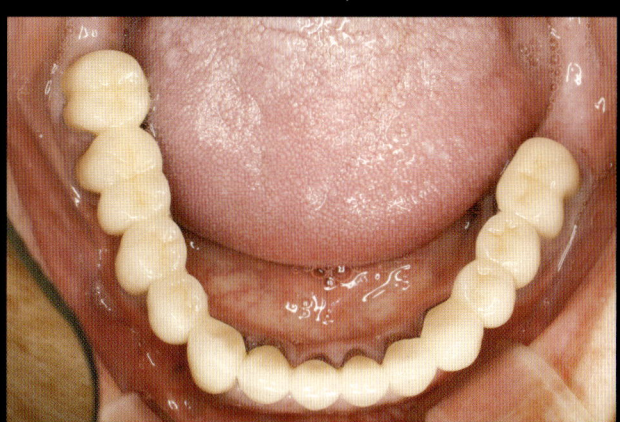

2009年

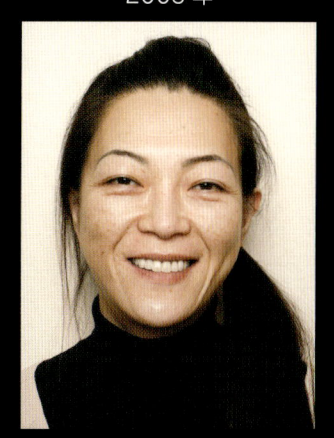

強い咬合力と強い義歯の維持力を求めたケース

2011年

図13-11　上顎のインプラントオーバーデンチャー

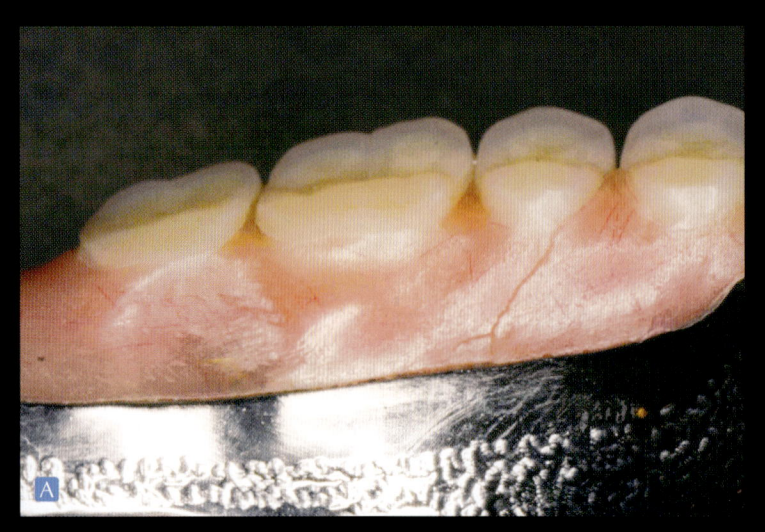

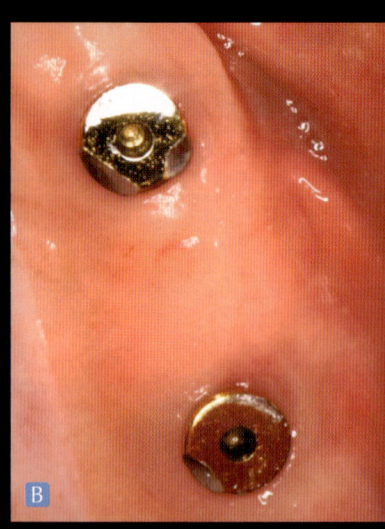

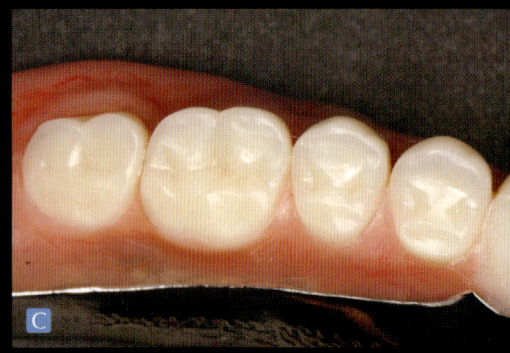

Ⓐ：義歯の破折
Ⓑ：マグネットアタッチメントの変形
Ⓒ：人工歯の著しい咬耗

図13-13　義歯の破折と麻耗，咬耗の再発

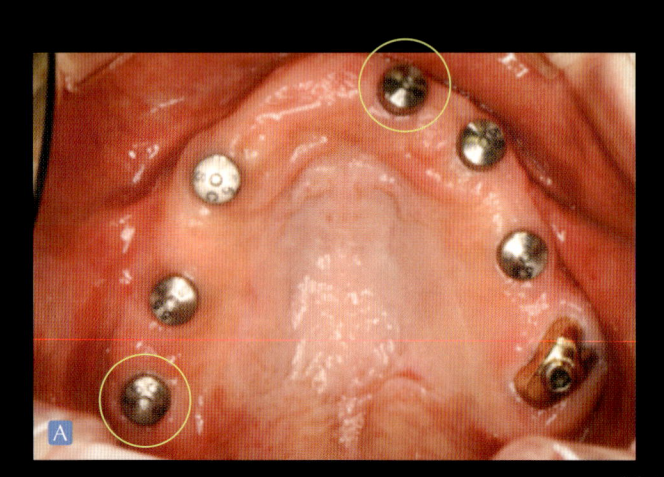

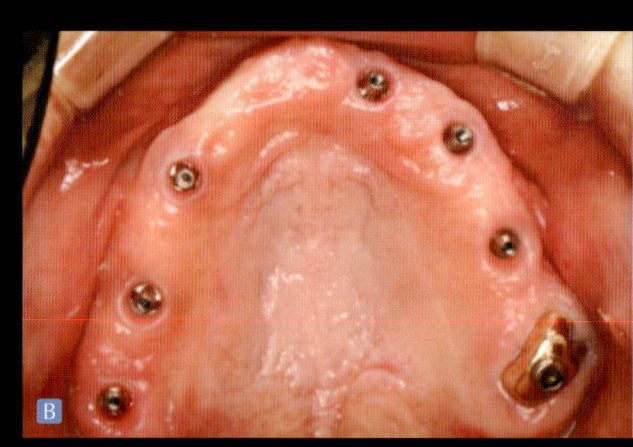

2013年

図13-14　Ⓐ 2本のインプラント追加埋入（丸囲い）
**　　　　　Ⓑ ユニアバットメントの装着**

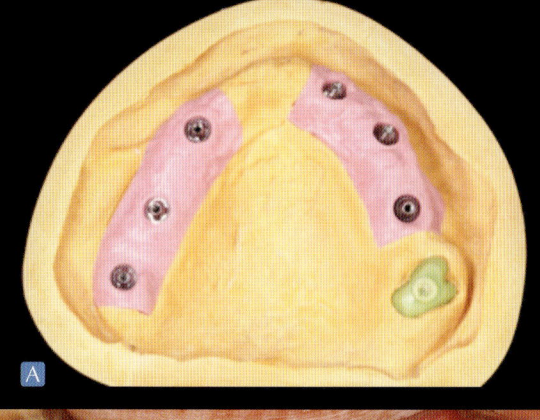

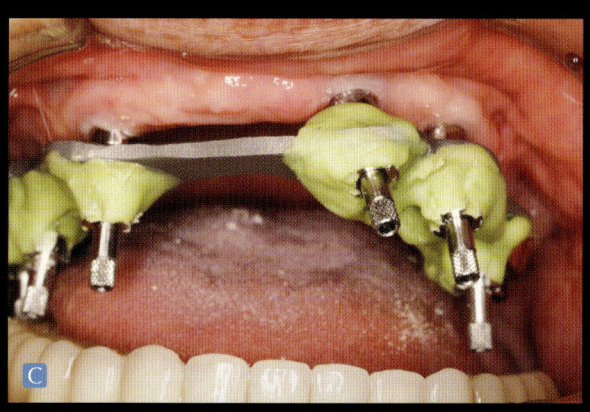

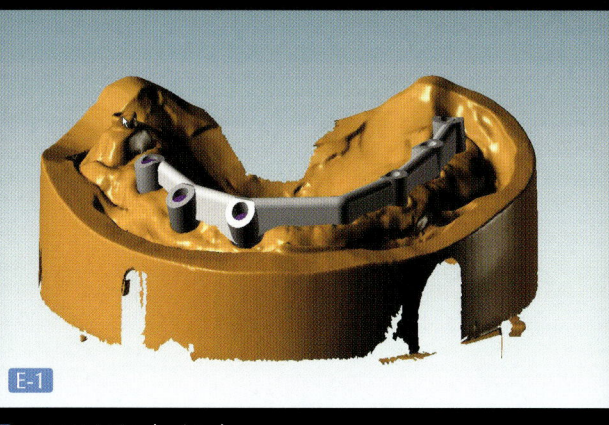

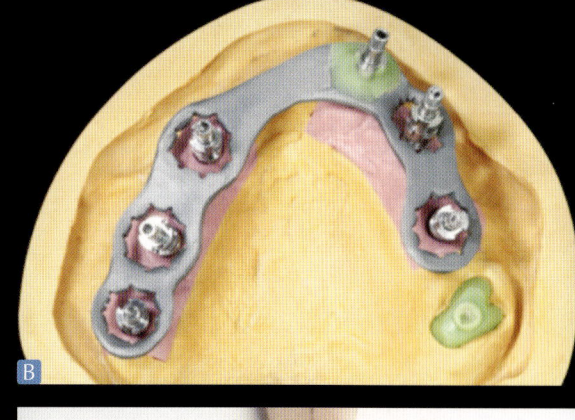

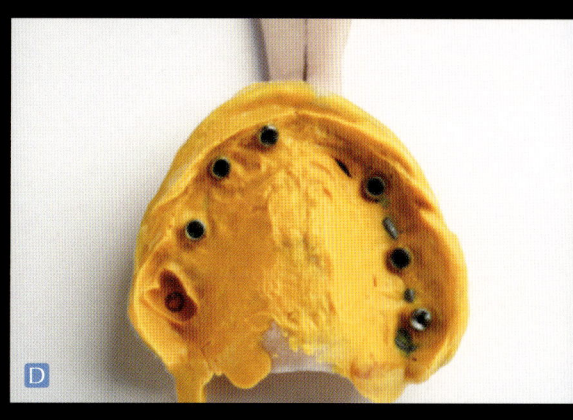

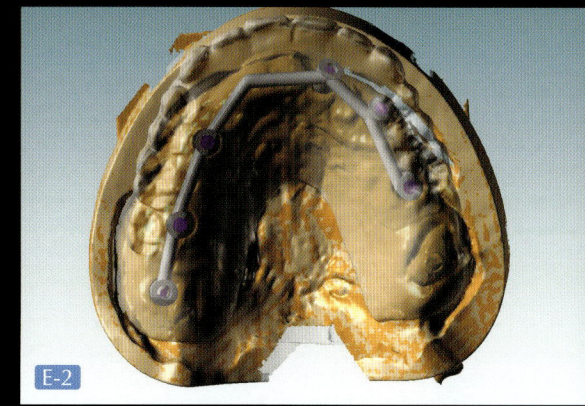

A：ユニアバットメント
B：コバルトクロム固定板
C：固定
D：ピックアップ印象
E：CAD/CAMにてバーチタンアタッチメントの製作（ISUS）

図13-15 ISUS（デンツプライ）

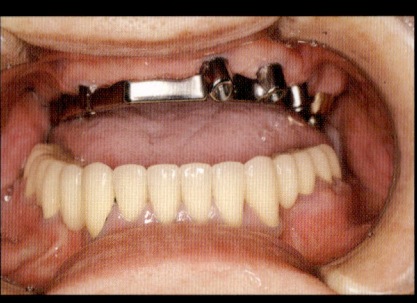

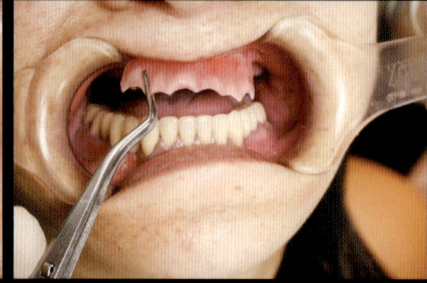

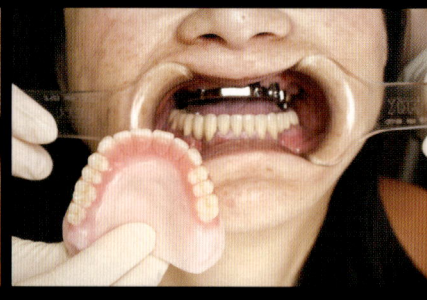

バーアタッチメント Passive Fit　　　ガム比色写真　　　ワックスデンチャー

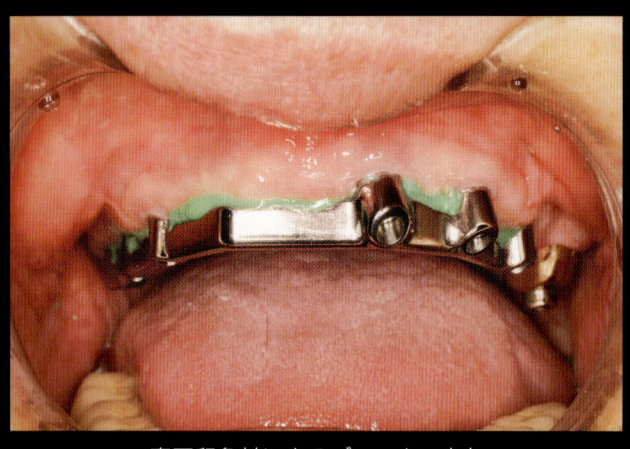

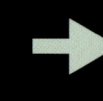

寒天印象材によるブロックアウト　　→　　シリコーン咬座印象

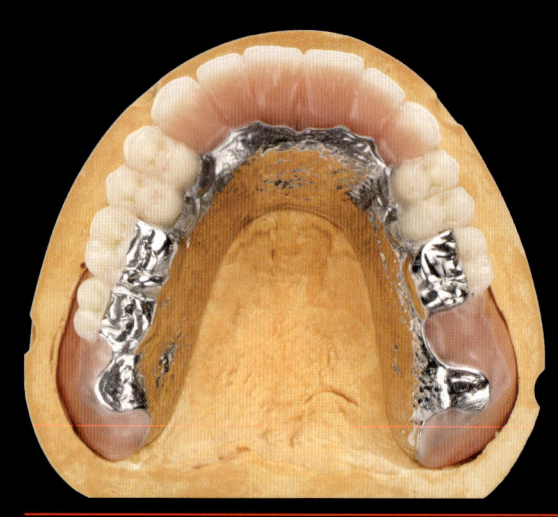

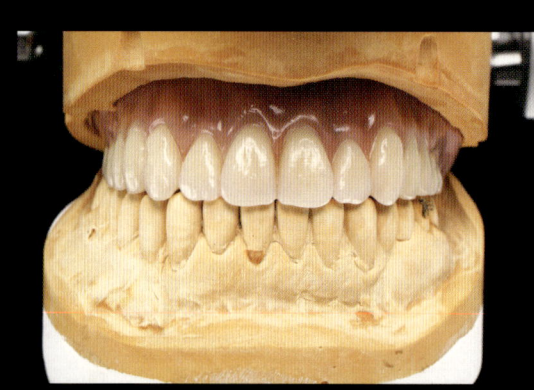

図18-16

図18-17　ワックスデンチャーの試適と人工歯配列位置の確認

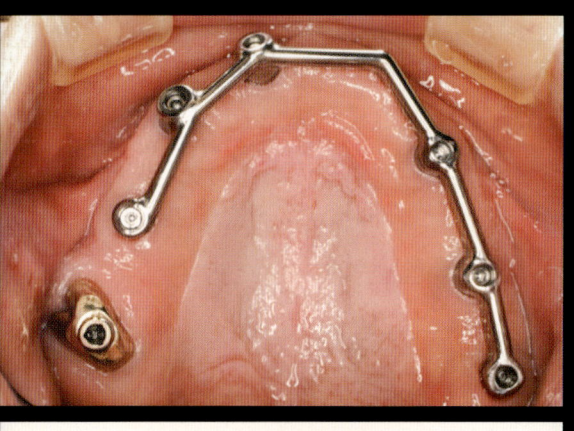

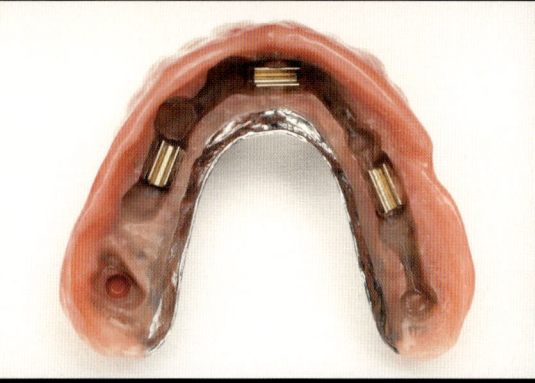

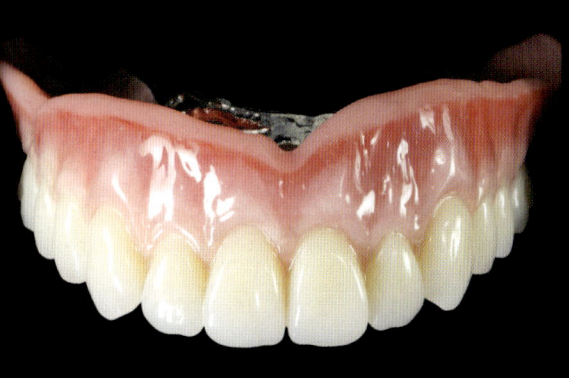

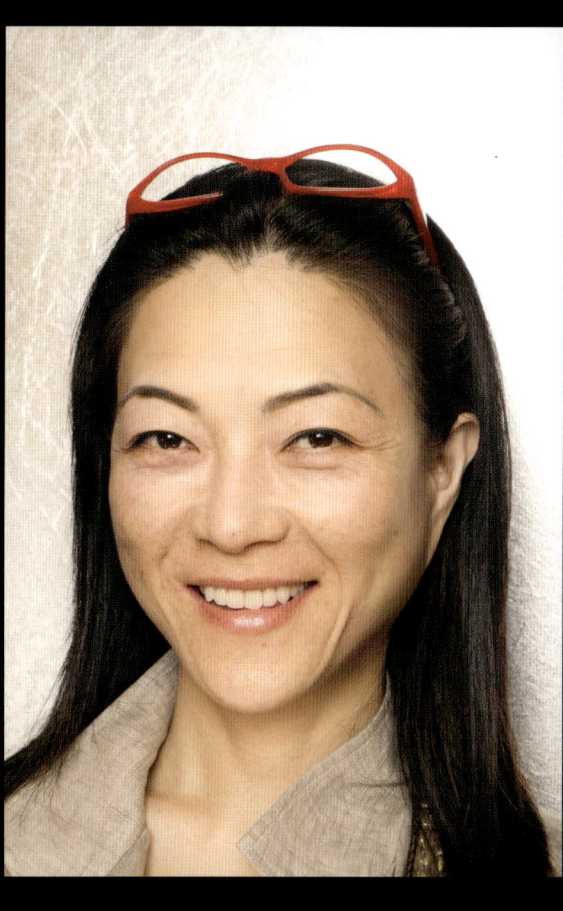

IV編　難症例の臨床対応
13　嘔吐反射に対する上顎補綴

図13-18　完成義歯（デンツプライ三金および協和デンタルラボラトリーの協力による）

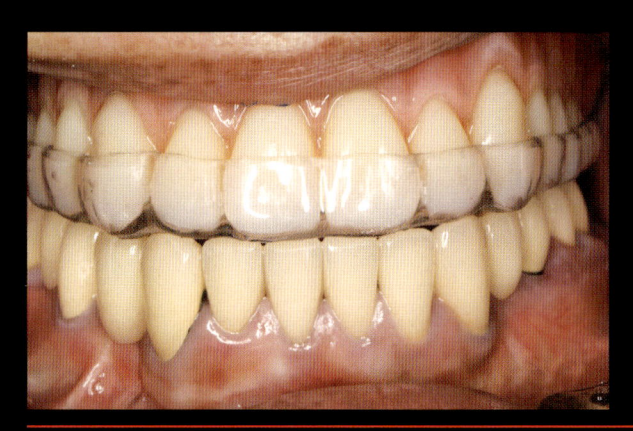

図13-19　ブラキシズムを自覚しているため就寝中のスプリント装着

14 上顎シングルデンチャー

POINT＞ 大臼歯による後ろがみが，上顎義歯の落下を防ぐ．

　下顎前歯に歯が残っている上顎が無歯顎ケースで，「義歯が落ちる」と苦情をいわれたことはないだろうか？　上顎シングルデンチャーは，対合となる下顎残存歯がどこに残っているかで結果が大きく変わってしまう．特に，クラスプデンチャーだけを用いて対応しようとしても，上顎義歯が落ちてしまい，患者の信頼を失うことも多い．また，上顎前歯部顎堤がフラビーガムになると，その難しさは倍増する．さらにそこに，ClassⅢの患者がClassⅠの顔貌を要望すると，上顎シングルデンチャーの成功は，最も厳しい状況となっていく．本項では，これらの問題を解決する方法として下顎残存歯の状態に合わせた義歯製作方法，上顎義歯の転覆落下を防止する臨床テクニックなどを順を追って紹介する．

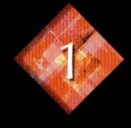

1 クラスプデンチャーでの限界
小臼歯群から前方歯群が対合の上顎シングルデンチャー

①上顎シングルデンチャーの落下：フラビーガム（症例1）

ClassⅠ；下顎残存歯 $\overline{3+4}$

　フラビーガムの外科的除去後の経過不良症例（症例提供：岡山県開業，居樹秀明先生）．
　対合歯は $\overline{3+4}$．フラビーガムを外科的に除去し，下顎残存前歯部との咬合接触を断つように咬合調整して義歯を装着した（図14-1）．
　図14-2は，わずか7か月後の様子である．上下前歯部が接触しており，義歯が落下するという患者からの苦情が寄せられた．この症例は，残存天然歯による前がみ傾向を是正しなければ問題は解決しないことを教えてくれる．また，下顎にクラスプデンチャーを装着しても，前がみ傾向を改善することが難しいことを示している．

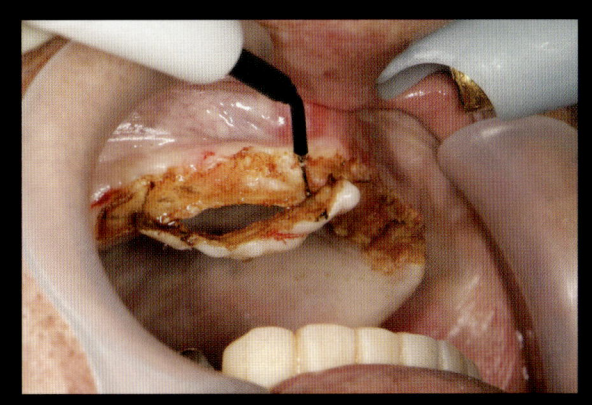

IV編　難症例の臨床対応
14 上顎シングルデンチャー

電気メスによるフラビーガム部の除去

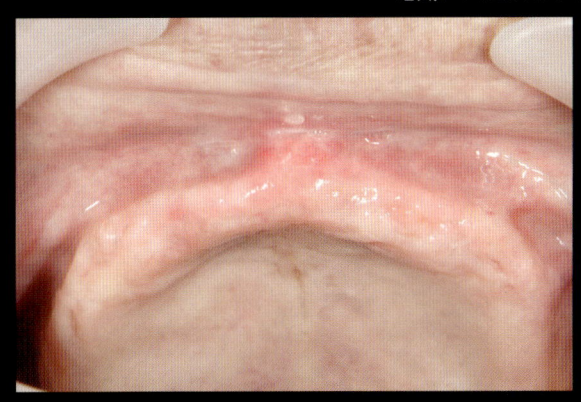

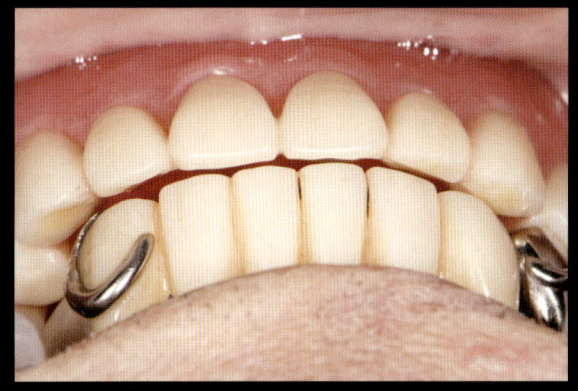

術後　　　　　　　　　　　　前歯の接触を断つ

図14-1 フラビーガムの切除手術（岡山県開業：居樹秀明先生の提供による）（阿部ほか，2011.[3]）

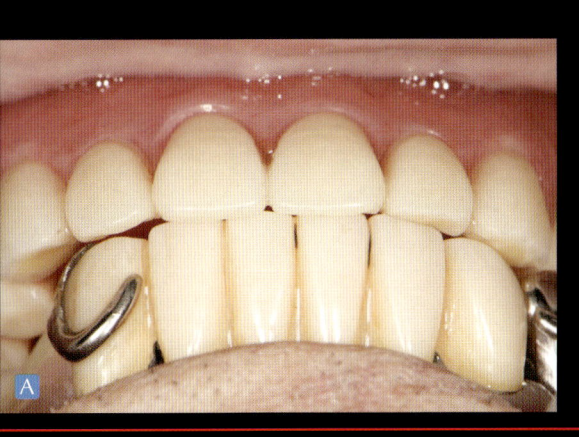

→ 7か月後

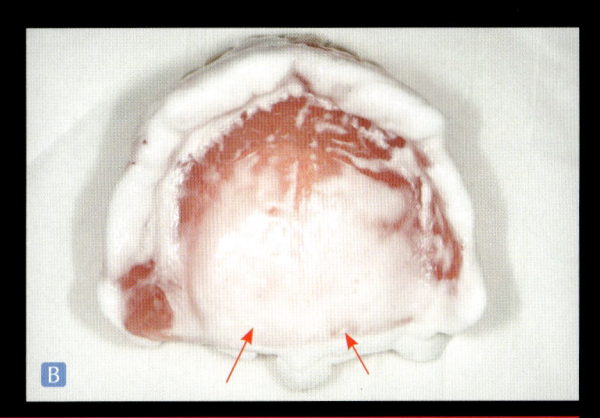

図14-2 術後7か月で起きた前がみによる上顎義歯の落下（阿部ほか，2011.[3]）
Ⓐ 前歯部の接触　Ⓑ 後縁封鎖の破壊

②止められない上顎シングルデンチャーの落下（症例2）

Class I ; 下顎残存歯 5-2|2-4

　63歳男性．上顎義歯の落下をくい止められなかった症例．上顎義歯の痛みと落下を訴えて来院．

　現病歴：重度の糖尿病で入退院を繰り返している．

　試食材を咀嚼させると，下顎残存歯でかむ．右咀嚼では，義歯が何とか落ちずに咀嚼できるが，左側では|3，|4でかむため上顎義歯が落下する（図14-3）．下顎に残存する生活歯に対し，下顎義歯を安定させる目的で抜歯やクラウンなどの処置をすることは重度糖尿病のためできない．現条件で治療を行う．

治療用義歯の経過（図14-4）

1. 義歯があたり内出血
   →義歯の前方部の当たりによって，粘膜から出血（糖尿病で出血傾向が高まっている）．
2. 上顎義歯が前方に押し上げられるため，回転中心となる口蓋部を幾度も削ることになり，薄く透けている状態．
   →機能時の上顎義歯の大きな動きが推察される．
3. 前歯部に十分なクリアランス（オーバーバイト，オーバージェット）を与えているにもかかわらず，上顎前歯部に強いファセットが観察された．
   →下顎のカウンタークロックワイズドローテーションによる接触．
4. 上顎前歯部フラビーガムが観察される
   →対合下顎前歯による前がみによって発症．

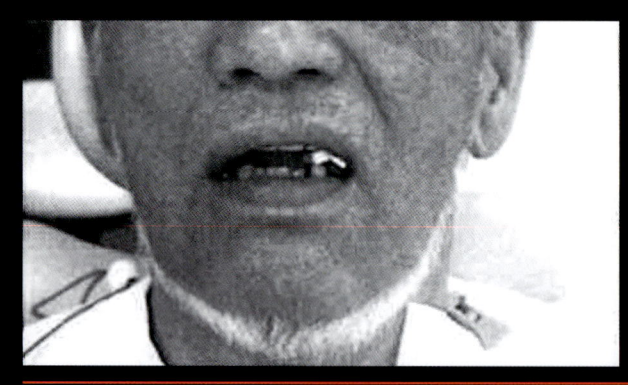

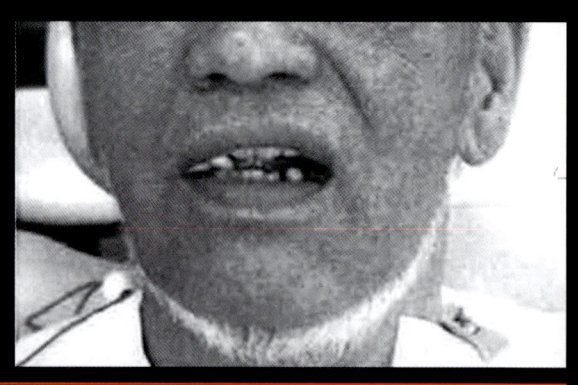

図14-3　両側大臼歯の欠如による上顎義歯の落下（Class I）

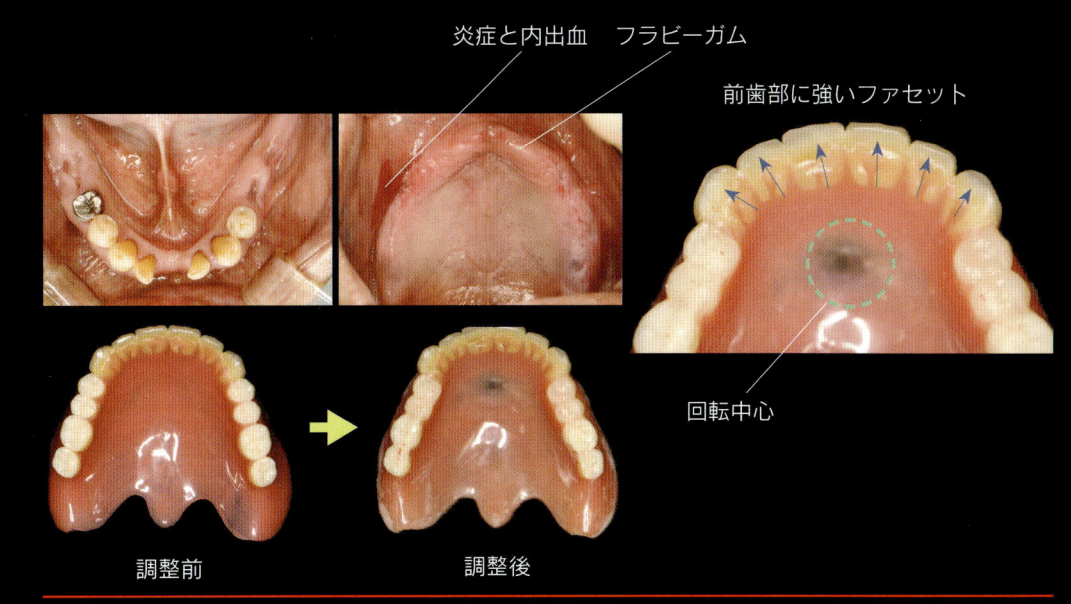

図14-4 治療用義歯の経過

（写真ラベル：炎症と内出血／フラビーガム／前歯部に強いファセット／回転中心／調整前／調整後）

結果

　阿部歯科医院に対する絶望と不信感，患者のあきらめがみられ，来院が途絶えた．

　患者に，後ろがみを意識して生活するよう指導しても，無意識に残存天然歯でかんでしまう．結局，義歯の落下や痛みを止められず，咀嚼時だけ市販の接着剤を使って義歯を使用してもらった．さまざまな理由はあるものの，最大の課題である残存天然歯による前がみを改善できなかったことが失敗の原因である．この症例から，第一小臼歯より後方の遊離端部をクラスプデンチャーで補綴しても，臼歯部咀嚼の習慣が得られないことから，クラスプデンチャー以外の対応策が検討されなければならないことが明らかとなった．

2 前がみの原因

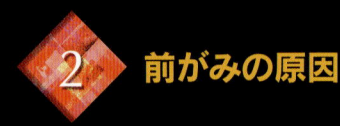

①下顎残存歯の状況

　上顎総義歯の吸着と安定は，対顎の下顎残存歯の分布状況によって難易度が大きく変わる．対合歯に両側大臼歯部が存在している場合，片側の大臼歯が存在している場合，大臼歯が失われ第一小臼歯部より前方の歯だけが残っている場合の三つに分けられる（図14-5）．残存歯が前方に位置するにつれ，天然の歯でかみたいという生体の要求によって前がみになり，咬合力集中域が前方に移動し，上顎義歯の安定は失われていく．

　また，上顎前歯部にフラビーガムが存在する場合は，さらに難しくなる（p.172 以降参照）．

　そして，そこに，ClassⅢの患者がClassⅠの顔貌を要望する事態が加わると，上顎シングルデンチャーの成功は，最も厳しい状況になる（p.187 以降参照）．

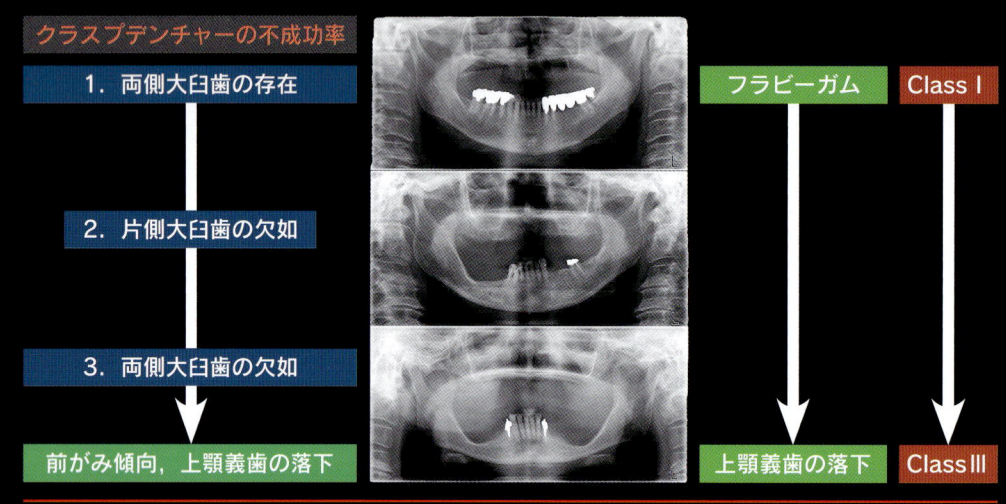

図14-5　上顎シングルデンチャーの下顎残存歯による落下度の分類

②前がみ傾向をつくり出す原因

　シングルデンチャーにおいて，前がみを生み出す主たる原因は，下顎残存歯の歯根膜優位性である．

下顎残存前歯部の歯根膜優位性（上顎シングルデンチャーの場合）

　下顎第一小臼歯より前方の歯だけが残っている場合，人は自分の歯でかもうとして前がみになってしまう．その結果，上顎シングルデンチャーの落下を招くことになる．

　これは，咀嚼時において残存歯の歯根膜内に存在する神経細胞の刺激を無意識に求める生体の自然な反応である．その最悪の結末がKellyの称するコンビネーションシンドロームで，このような状態になると，補綴による解決策はなくなってしまう（図14-6, 7）．

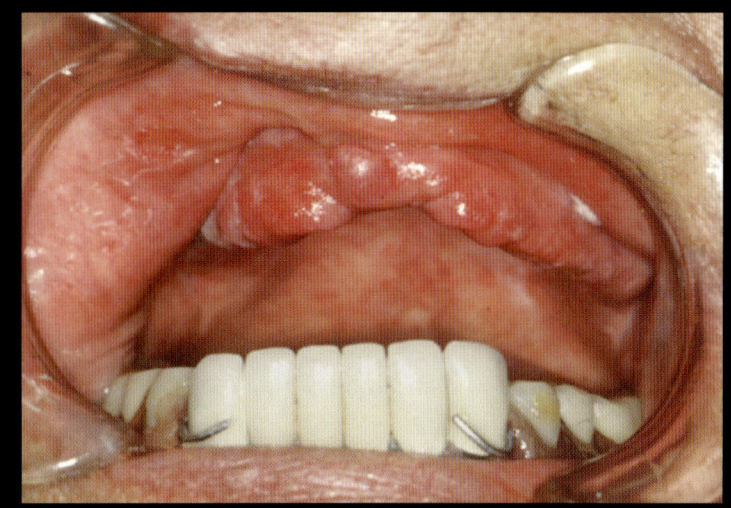

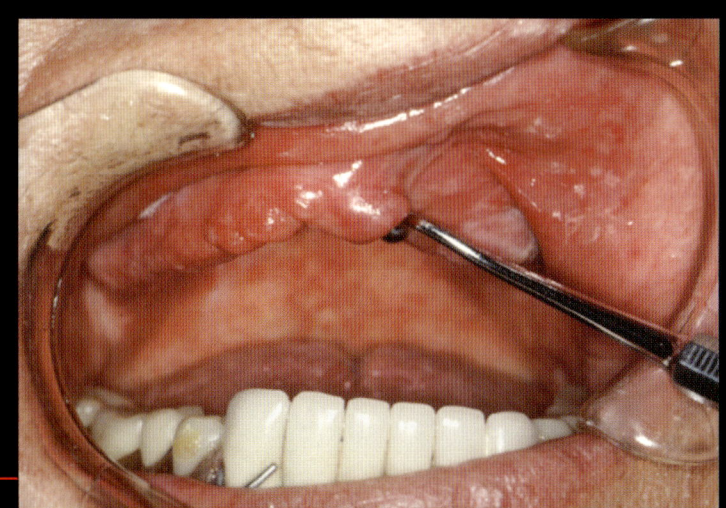

挺出した下顎前歯部に上顎前歯部領域が突き上げられ，著しいフラビーガムを呈した症例．

図14-6　コンビネーションシンドローム

1. Bone resorption ant. max. ridge
　上顎前歯部顎堤の炎症とフラビーガム
2. Downgrowth of max. tuberosities
　上顎結節の線維組織の増加
3. Mandibular bone resorption
　下顎局部義歯遊離端部の骨吸収
4. Extrusion of lower teeth
　残存下顎前歯の挺出
5. Papillary hyperplasia
　上顎口蓋部の過角化

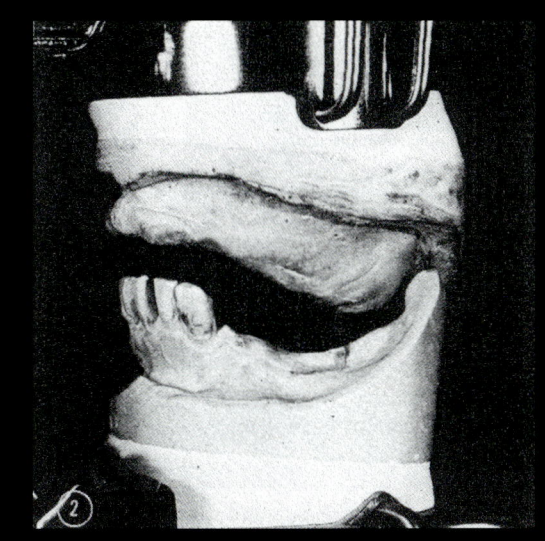

(Kelly, 1972.[57])

Kelly のコンビネーションシンドローム[57]とは？
1972年に Kelly E が上顎無歯顎で下顎前歯のみが残存した症例にみられる五つの兆候を報告した（上記）．このような状態になると補綴学的対応はほとんど不可能になってしまう．以来，このような状態になることをKellyのコンビネーションシンドロームとよぶようになった．

図14-7　Kelly のコンビネーションシンドロームと5大兆候

15 残存歯の状況に合わせた上顎シングルデンチャーの臨床実践

　上顎シングルデンチャー成功の鍵は，左右的には中央，前後的には第一大臼歯部に咬合力集中域をつくる，つまり，両側大臼歯部の安定した後ろがみを可能にする補綴を行うことにある．そのためには，両側に下顎大臼歯があることが最も有利な条件となり，上顎シングルデンチャーの落下危険度は，下顎臼歯部が存在するか否かで大きく変化する．

　残存歯の分布状況は個々の症例によって違っていても，常にこの目標を達成する補綴を行えば，多くの場合は上顎義歯の長期安定が得られることになる．

　本章では，以下に掲げるパターンごとに対応法を紹介する．

1. 対合両側大臼歯が存在している場合

2. 対合片側大臼歯が存在している場合

①延長ブリッジ，あるいは，インプラント補綴
②クラスプデンチャー

3. 対合両側大臼歯が欠損している場合──小臼歯群よりも前方の歯が残っている場合

①インプラントによる大臼歯部補綴
②二重冠デンチャーによる補綴
　・積極的二重冠デンチャーによる補綴
　・消極的二重冠デンチャーによる補綴
　・インプラントと二重冠デンチャーの組み合わせ

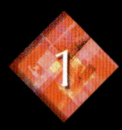

1 対合両側大臼歯が存在している場合 （図15-1）

　上顎義歯の安定した咬合が営める．通常の総義歯に与えるフルバランスドオクルージョン，あるいはフルバランスド用リンガライズドオクルージョンを与えることで，脱離することなく十分な機能が発揮できる．Class I で上顎顎堤の条件が方形，または円形であれば，無口蓋義歯が可能なケースもある．

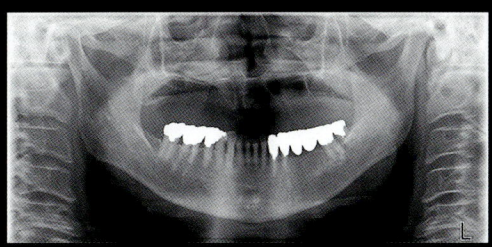

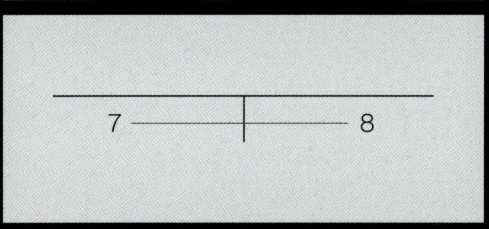

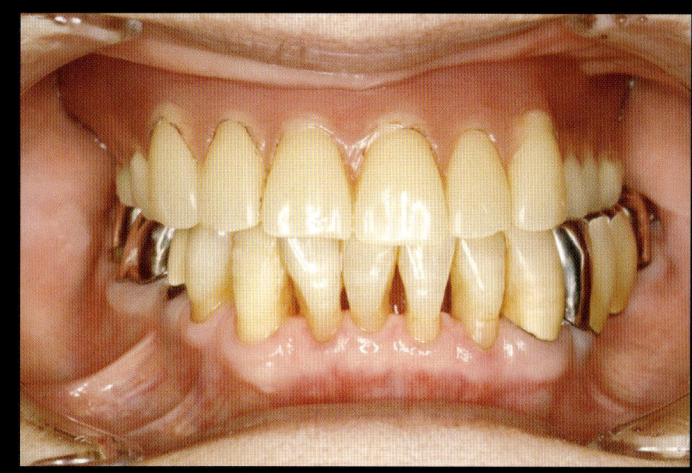

上顎シングルデンチャーの交叉咬合配列.
対顎関係は良好とはいえないが,安定した咬頭嵌合位,側方運動時に左右同時に接触するように,そして前方運動時には前歯は臼歯が同時滑走するように調整を行うことで,義歯はまったく問題なく使用することができる.

図15-1 両側大臼歯の存在

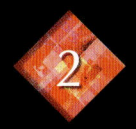

2 対合片側大臼歯が存在している場合

　下顎片側大臼歯欠損部をインプラントあるいは,延長ブリッジで修復してしまえば,両側大臼歯が存在するケースと同様に,上顎義歯は落下しない(図15-2).

　下顎の欠損部に対し,(図15-3)のようにクラスプデンチャーで対応する場合は,三つの工夫を上顎義歯に施すべきである.

①下顎遊離端欠損部を延長ブリッジで対応したケース (症例2-①, 図15-2)

　左側下顎欠損部に対し,ポーセレンの延長ブリッジを装着した.上顎義歯の機能時の均衡側接触による(右で食片をかんだ時に義歯の左側が下方に移動し下顎の人工歯と接触する状態)ポーセレンの破折を予防する目的で,陶歯を選択すべきではない.

　耐摩耗性のナノハイブリッド人工歯SR-フォナレスを用いキャンデュラー社のキャラクタライズキットにて審美性を高めた義歯である.5年経過しているが,上顎義歯も良好で下

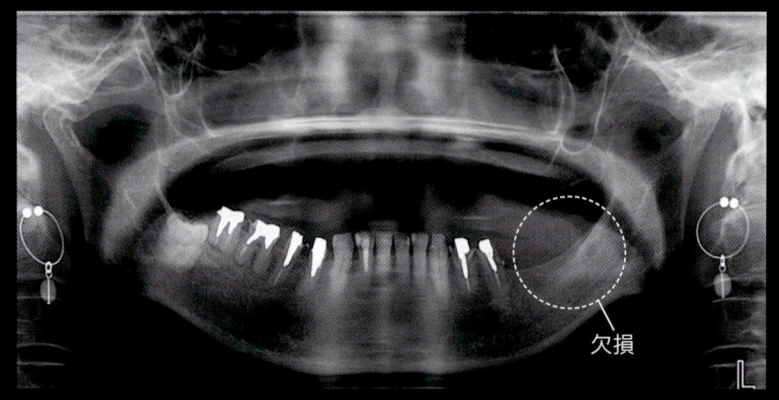

初診

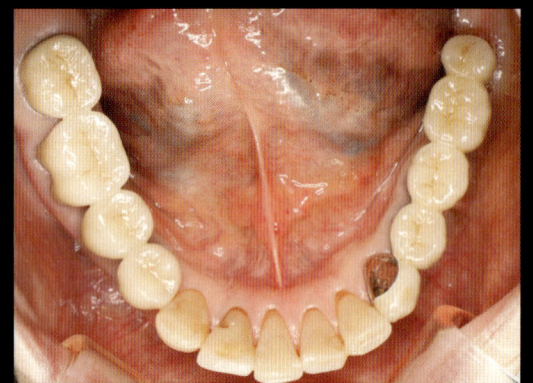

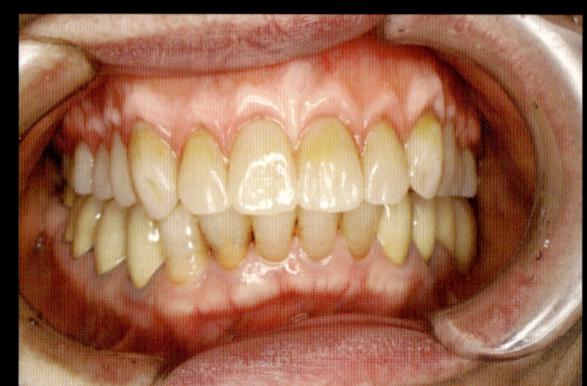

術後

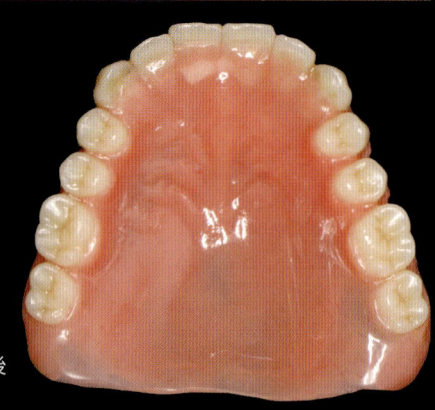

両側第一,第二大臼歯部を延長ブリッジにすることで大臼歯部の後ろがみを達成.

図15-2 片側大臼歯の欠如. Class I

②下顎クラスプデンチャーのケース（症例2-②,図15-3,4）（上顎義歯に与える三つの工夫）

　下顎の欠損部に対し,クラスプデンチャーで対応する場合は,三つの工夫を上顎義歯に施すべきである.

　上顎小臼歯部の人工歯を歯槽頂付近に配列するなどの常に上顎の機能時の力学的安定を考えた義歯製作が望まれる.時間経過とともに,上顎義歯が緩くなる傾向がみられるため,金属床義歯の場合でも口蓋後縁部は必ずレジンで接触封鎖を完成しておく.また,咬頭嵌合位

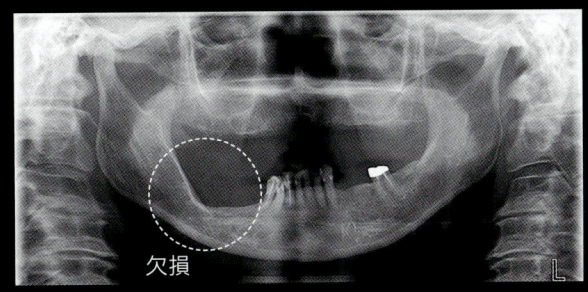

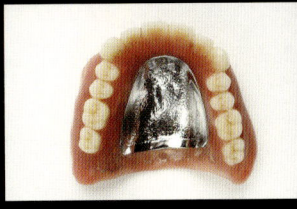

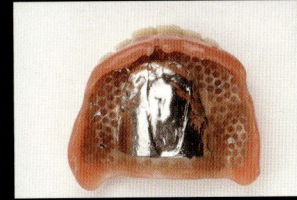

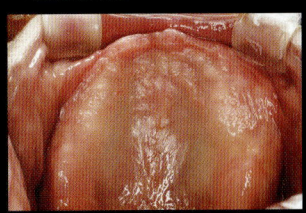

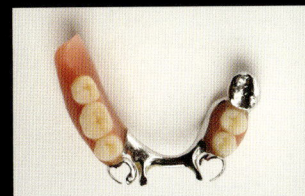

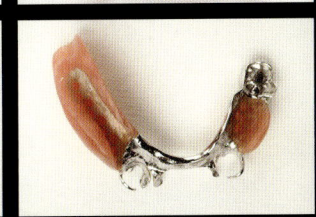

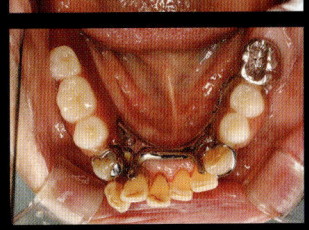

IV編　難症例の臨床対応
15 残存歯の状況に合わせた上顎シングルデンチャーの臨床実践

欠損

⎿6 キャップ型レストとクラスプ

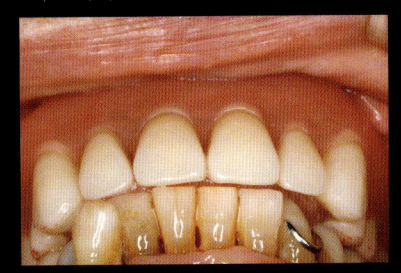

2006年

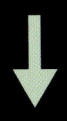

↓ 7年経過

前歯部のクリアランスが失われ，下顎前歯による上顎義歯の突き上げがみられた．義歯後縁の封鎖は，上顎義歯が大臼歯が残存する左側上方へ移動したことから，フィットチェッカーによって反対側（右側）の後縁にスペースが現れた．

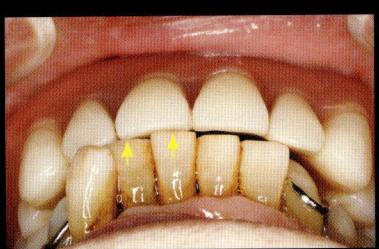

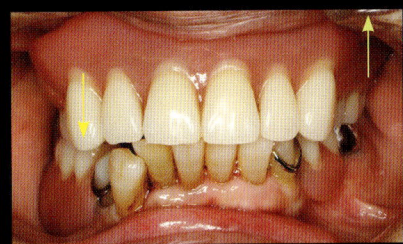

前歯の接触　　残存大臼歯側における上顎義歯の沈下と傾き　　2013年（7年後）

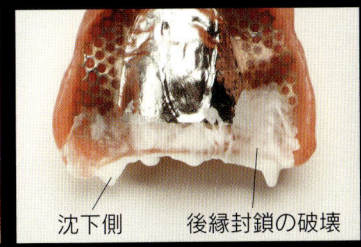

沈下側　　後縁封鎖の破壊

図15-3　片側大臼歯の欠如（Class I）

対応策

上顎前歯接触部を削合，後縁部のみリライニング後，義歯の咬合を手指で確認（タッピング時に義歯が前方に押されないこと，側方運動時に義歯が左右に大きく揺れないこと）．修正は常に咬合修正→粘膜面修正の順で行うことが基本．

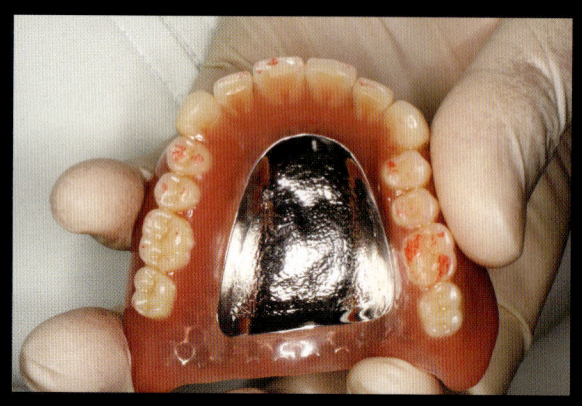

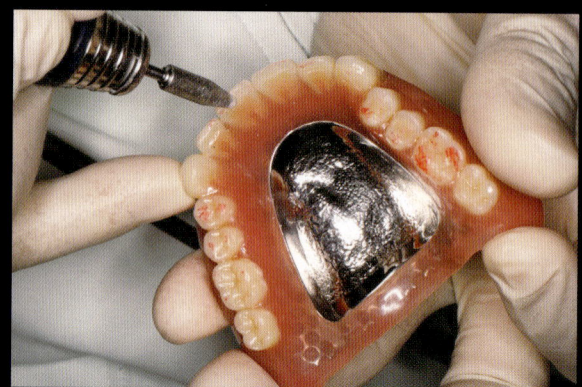

前歯の「あたり」を削合除去

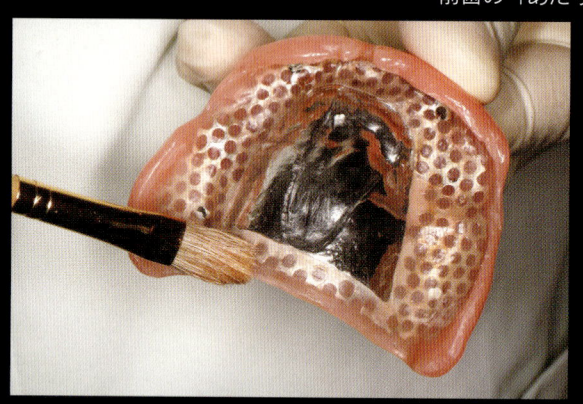

ジクロロメタンによる膨潤と接着剤の塗布

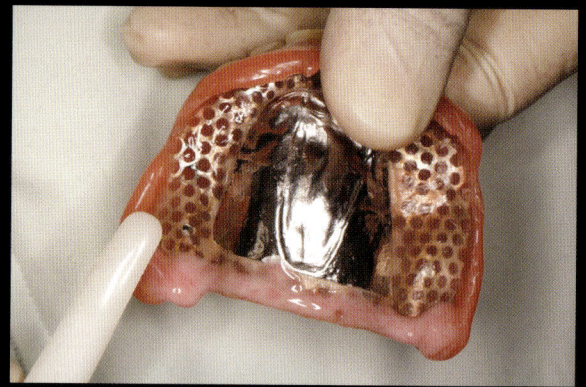

クラリベース（ニッシン）による後縁封鎖

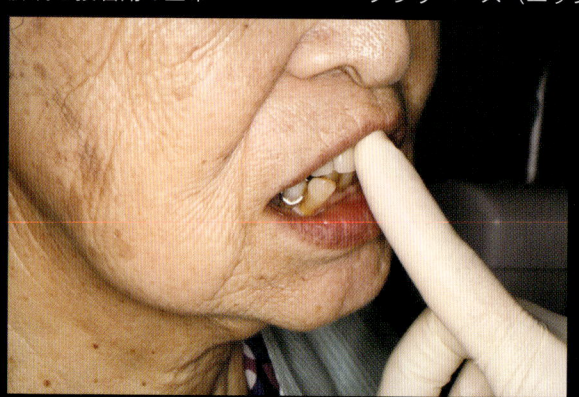

（術後）手指によるタッピングや側方運動時の義歯の揺れを確認

図15-4 義歯のゆるみを修正するために

3 対合両側大臼歯が欠損している場合──小臼歯群よりも前方の歯が残っている場合

トラブルを招く症例のほとんどは，第一小臼歯よりも前方の歯が残っている場合である．そのような前がみケースに対して両側大臼歯部の安定した後ろがみを達成するためには，以下の条件を踏まえることである．

①下顎大臼歯部にインプラントを埋入し，大臼歯部の強固な咬合支持を獲得する．
②下顎残存前歯に内冠を装着し二重冠リジッドタイプの義歯にする．
　このリジッドタイプの義歯を装着することで，臼歯部で咬合したときでも前歯部歯根膜が刺激されると同時に，前歯部咬合時の歯根膜反応が天然歯の直接感覚から内外冠を介した間接感覚にすることができる．
　筆者は，この二つを良案と考え臨床実践している．そして，その結果は良好である．
③残存天然歯と二重冠デンチャーの組み合わせ（インターバルの短いメインテナンスが欠かせない）．

①インプラントによる大臼歯部補綴

1） 下顎大臼歯部にインプラントを埋入し，大臼歯部の強固な咬合支持を獲得する

下顎大臼歯部に十分な顎堤骨がある場合，左右大臼歯部にインプラントを埋入することで，臼歯部の咬合支持が強固になり，両側大臼歯部の安定した後ろがみが獲得できる．上顎義歯にはフルバランスドオクルージョン，あるいはフルバランス用リンガライズドオクルージョンの咬合様式を採用する．

症例 1（初診：2007 年）（図15-5）

本症例は他院にてインプラントが埋入された状態で来院した患者である．左下小臼歯が歯周病で抜歯したあと，患者の要望により上顎シングルデンチャーを再製作した．上顎が無歯

インプラントによる下顎大臼歯補綴の選択肢
1. 下顎大臼歯部へのインプラント埋入
2. 下顎二重冠デンチャー
3. インプラント＆下顎二重冠デンチャー

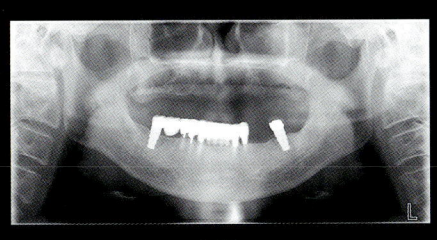

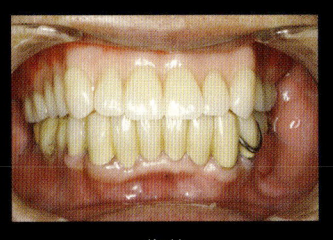

初診　　　　術後
（間入型クラスプデンチャー）

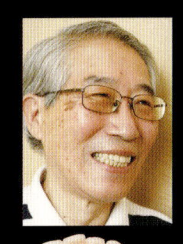

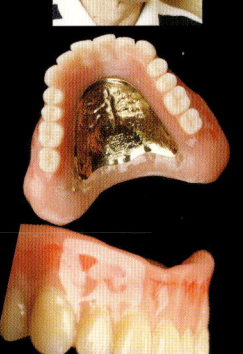

図15-5　両側大臼歯の欠如（Class I）　インプラント補綴＋パーシャルデンチャー

顎であるため咬合力が比較的弱いので，下顎の欠損部にはクラスプ義歯を製作した．6年経過したが，現在も良好である．上顎義歯も咬合調整以外は行っていない．

症例2（初診：2010年）（図15-6, 7）

本症例は，両側第一，第二大臼歯部にインプラントが埋入された状態で，新宿区の大学同級生：小見顕先生より上顎シングルデンチャーの製作を依頼された患者である．完成義歯は，クロスバイトになったものの，咬合，咀嚼は安定している．

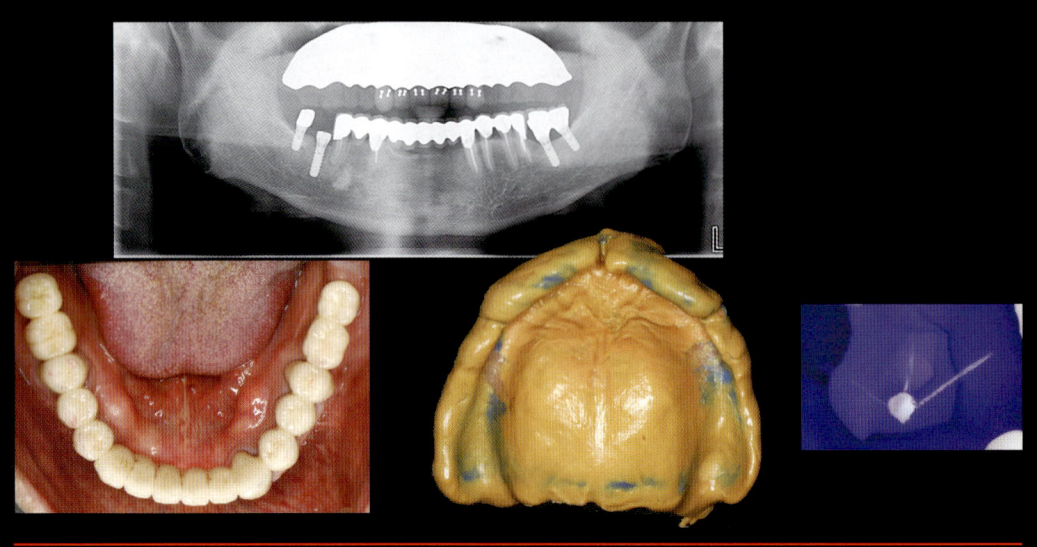

図15-6　両側大臼歯の欠如．Class I（72歳，男性 Class I）
　　　　両側第一，第二大臼歯部にインプラントを埋入することで大臼歯部の後ろがみを達成

インプラントを埋入しても，天然歯の歯根膜が優勢になり，やはり前方歯群で咀嚼が習慣化されるのではないかという疑問が残る．しかし，上記の2症例のみならず多くの症例でいえることだが，インプラントが下顎臼歯部で下顎支持の役割を担い，その結果，咬筋や側頭筋などの平行筋が正常に働くようになると推察される．その結果，歯根膜の存在しないインプラントでも臼歯部の後ろがみが達成できるのであろう．

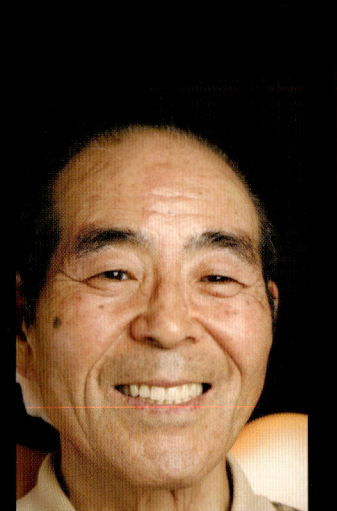

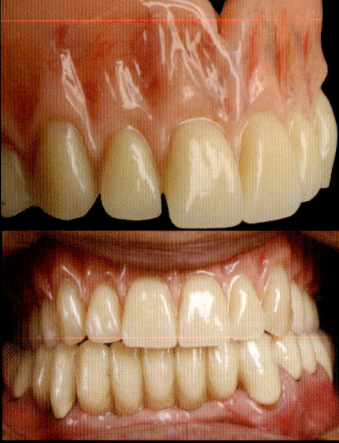

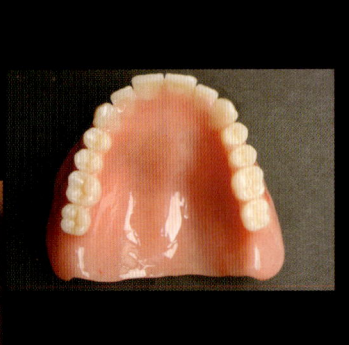

②下顎二重冠デンチャーによる対応

1）残存前歯に内冠を装着し二重冠タイプの義歯にする（積極的な対応）

二重冠デンチャーの治療目的

①シングルデンチャーになってもフラビーガムをつくらず，上顎義歯の強い吸着と安定を保つ．

②残存歯根膜の感覚細胞を間接化することで前がみ傾向を除去し，後ろがみを達成する．

　筆者は，現在はおもに二重冠リジッドタイプ義歯の支台歯に，ERAアタッチメント，Oリングアタッチメント，内冠遠心にスリットを付与して，外冠側に白金のワイヤークラスプを組み込む維持装置を用いている．2011年の東日本大震災以来，X線被曝を避けてMRI撮影希望者が多くなったことから，MRI画像にアーチファクトの悪影響を与えるマグネットアタッチメントの使用は控えている（図15-8〜12）．

　二重冠デンチャーにすることによって，支台歯が外冠に覆われ，咬合刺激に対し歯根膜感覚が外冠を通した間接的な感覚になり，生体が前歯でかみたいと欲する直接感覚を弱めることができる．また，リジッドサポート効果により残存支台歯が後方へ引き込まれ，臼歯咀嚼時にも前歯の歯根膜感覚が刺激されることによって，安定した後ろがみを獲得できる可能性が高まる．クラスプデンチャーでは，遊離端欠損部で咬合しても残存前歯部の歯根膜は刺激されず，歯根膜感覚が鋭敏な前歯部の前がみは治らない．クラスプデンチャーの最大の欠点

インプラントによる下顎大臼歯補綴の選択肢
1. 下顎大臼歯部へのインプラント埋入
2. 下顎二重冠デンチャー
3. インプラント＆下顎二重冠デンチャー

積極的な二重冠デンチャーによる対合

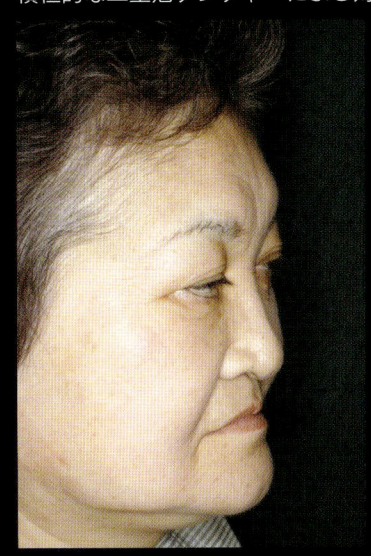

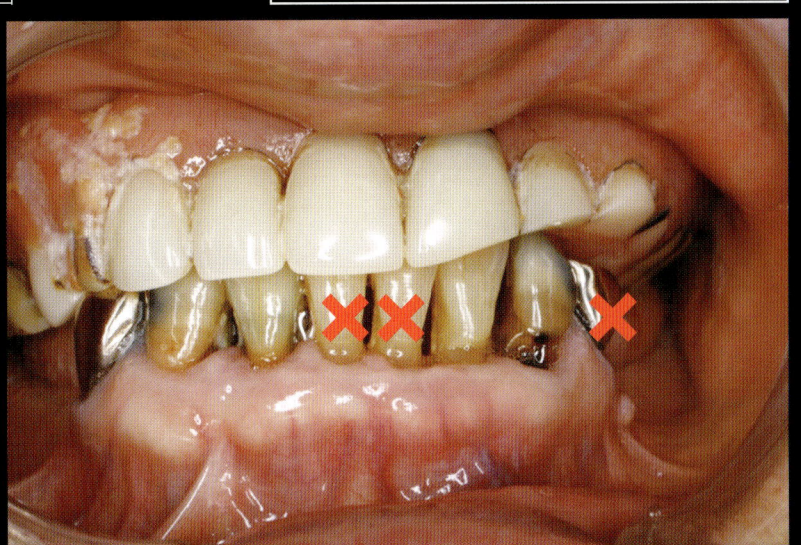

×は，抜歯を予定した歯

上顎義歯の落下を主訴に来院，下顎パーシャルデンチャーは，不適合のため痛くて入れていられない．

図15-8　初診：2007年

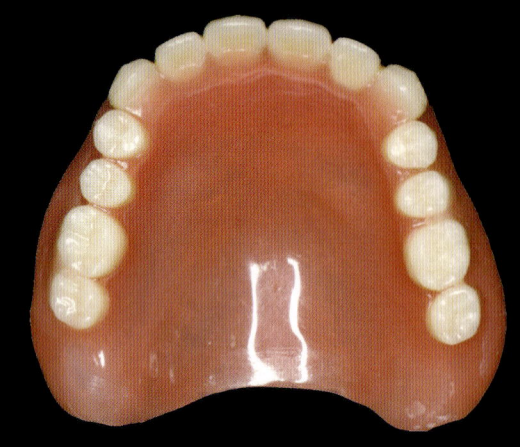

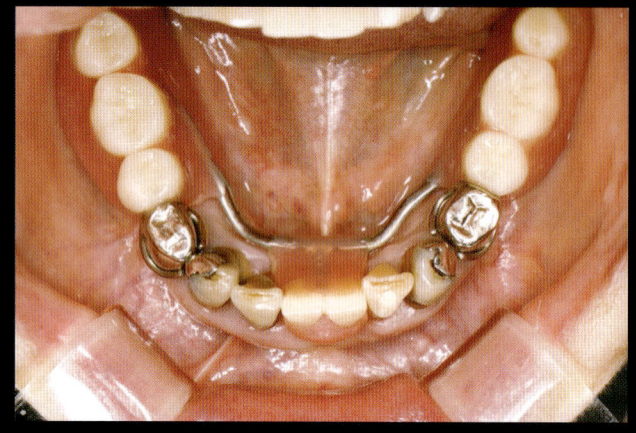

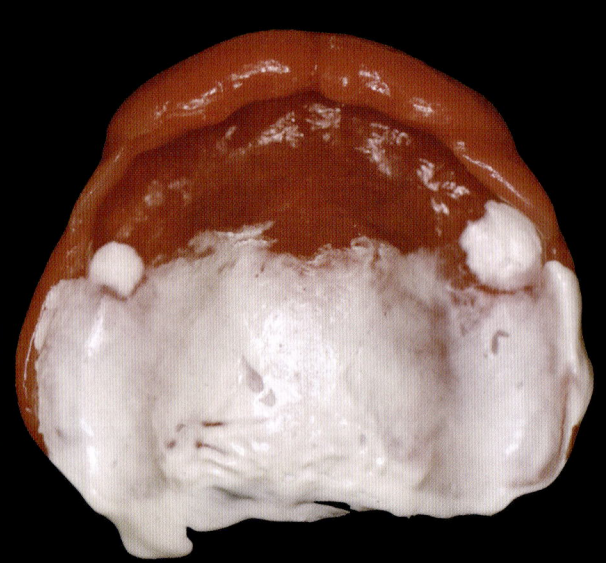

前がみによる後援封鎖の破壊

やはり「上顎義歯が落ちやすい」という訴え

図15-9 治療用義歯を装着

は，この前歯歯根膜の直接感覚を除外できないことにある．

　術前の治療計画で，クラスプデンチャーの治療用義歯を使用し，最終義歯に移行する話を十分に行う．

　治療用義歯の時点で，上顎義歯が落下しやすいことを確認してもらい，治療計画に合わせた補綴を行うことに同意を得る．

最終補綴

　オクルーザーによる臼歯部後ろがみの達成を確認．残存歯の多いほうに重心が存在することはやむを得ない．

　また，将来の歯牙喪失による義歯の維持力低下に備え，両側犬歯および左側第一小臼歯部にマグネットアタッチメントを付与している．

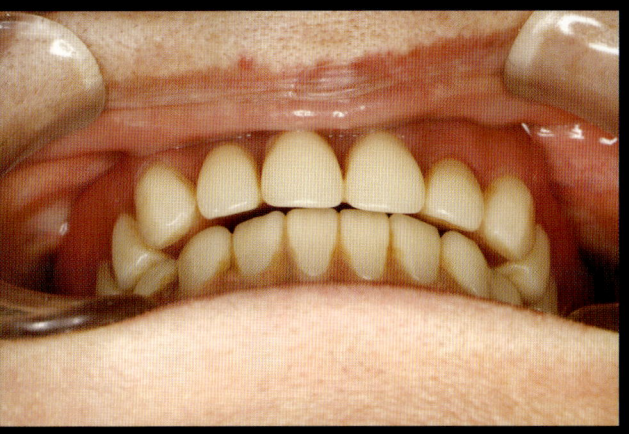

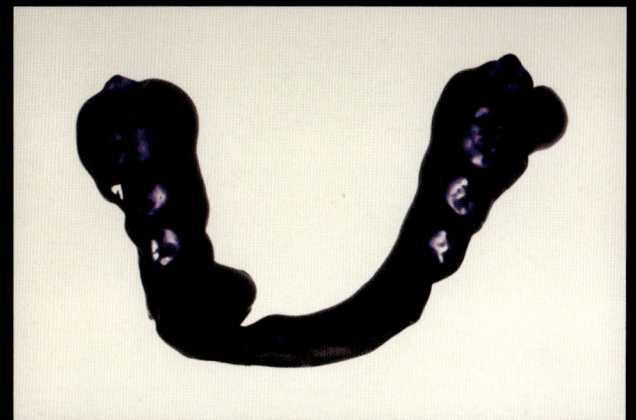

バイト用シリコーン：わずかな咬合調整が必要

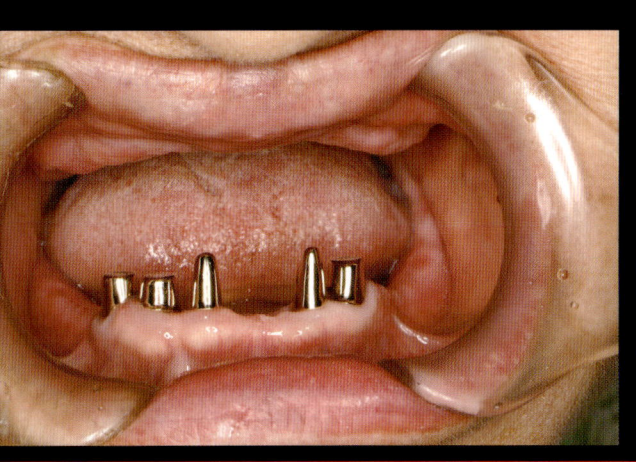

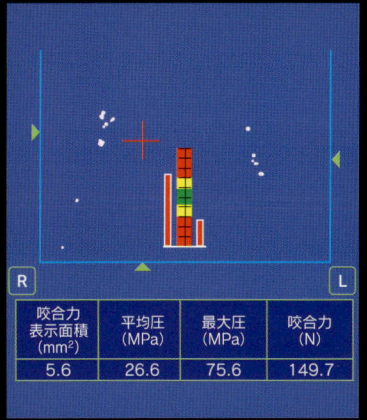

デンタルオクルーザー（ジーシー）：支台歯数の多いほうに重心があるが，咬頭嵌合位で前歯部の接触がなく，後ろがみが達成されていることがわかる．

図15-10 前歯部のクリアランスは維持されている

　図15-11は治療6年後の様子である．
　義歯完成時に前歯部に付与したクリアランスが6年後もそのまま維持されていて高いQOLが保たれている．しかし，リウマチが悪化し，手指の動きが悪くなったことから，義歯の適合と同時に歯周病のメインテナンスも重要になってきた．歯を失うことは上顎義歯の安定にも影響することはいうまでもない．部分床義歯の成功は，下顎位の安定と健康な歯周組織の維持にかかっている．患者が元気で通院できるうちは，歯科衛生士とともに口腔の健康の手助けを行っていく．

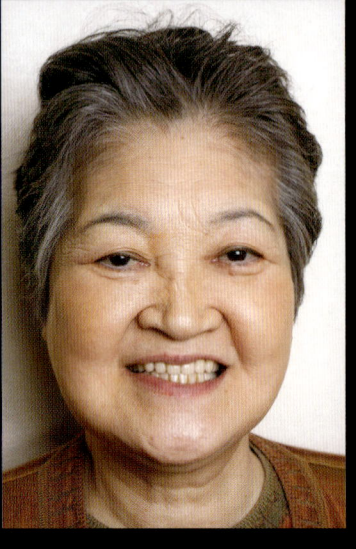

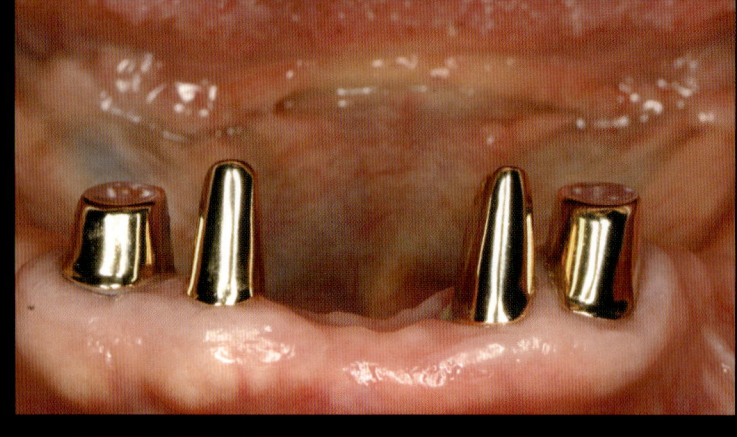

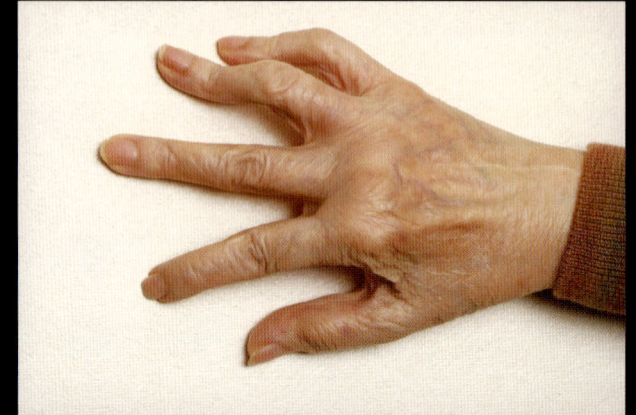

義歯は快調,
手がリウマチで動かない.
歯周病メインテナンスが大切になった.

リウマチ

図15-11 2013年(術後6年)

2) インターバルの短いメインテナンスが欠かせない残存天然歯と二重冠デンチャーの組み合わせ（消極的な対応）（図15-12〜15）

　二重冠デンチャーの製作に当たることが成功策であるとしても，残存全歯を抜髄して二重冠デンチャー補綴を行うことに同意する患者は少ない．その際には，天然歯の歯根膜が上顎シングルデンチャーの人工歯と直接接触したがることから，できるだけその関係を断つことが望ましい．具体的には，上顎義歯に可能な限り接触しないように前歯部クリアランスをやや多めに設定する．

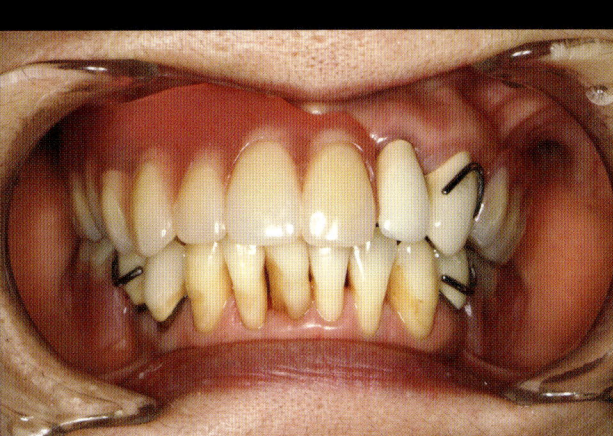

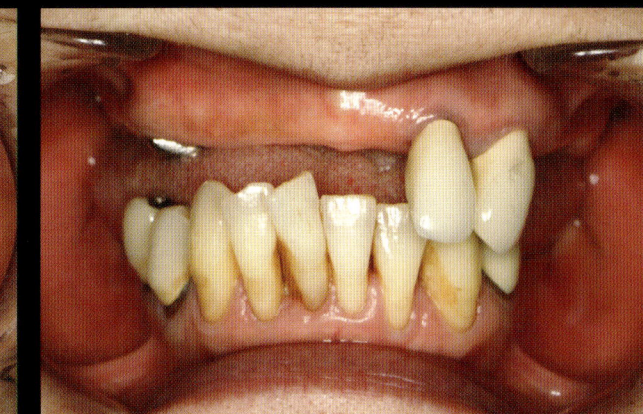

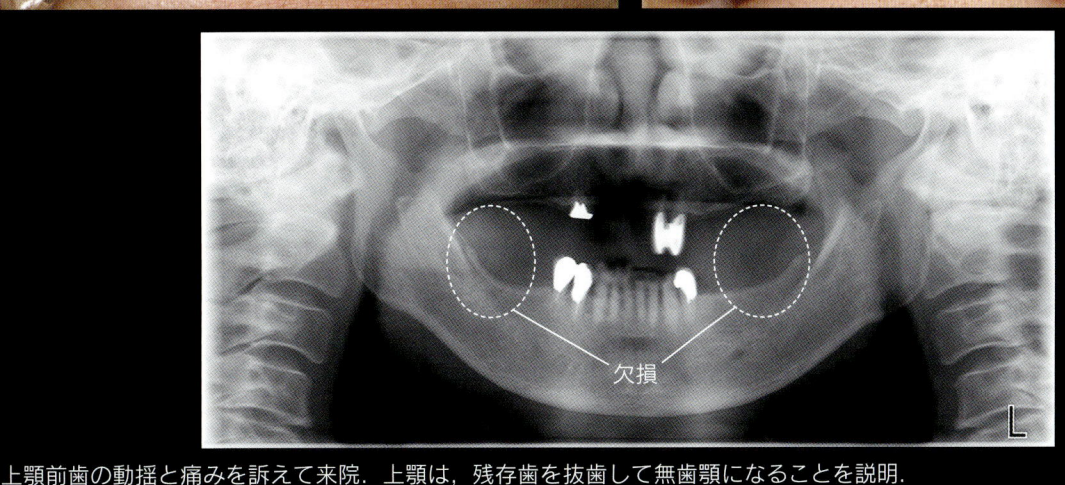

上顎前歯の動揺と痛みを訴えて来院．上顎は，残存歯を抜歯して無歯顎になることを説明．下顎は小臼歯群から前方の歯が残存．残存全歯を抜髄削合して，二重冠デンチャーで補綴するか，遊離端部にインプラントを埋入することを奨めた．しかし，できるだけ生活歯の歯髄を残したいという希望やインプラント手術に対する恐怖，そして治療予算の関係から，左右2本ずつを支台歯とする二重冠リジッドタイプ義歯により上顎義歯の安定を図ることとなった．

図15-12　初診時．

インプラントによる下顎大臼歯補綴の選択肢
1. 下顎大臼歯部へのインプラント埋入
2. 下顎二重冠デンチャー
3. インプラント＆下顎二重冠デンチャー

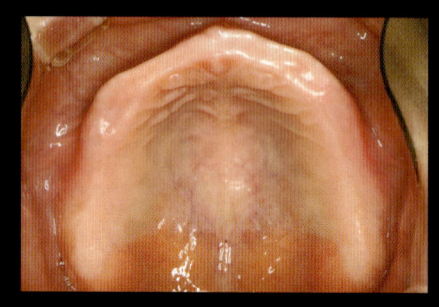

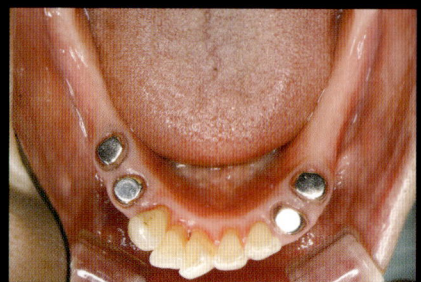

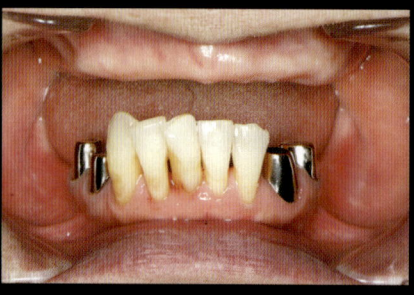

前歯部が接触しない状態が維持できれば，
後ろがみ達成の証拠！

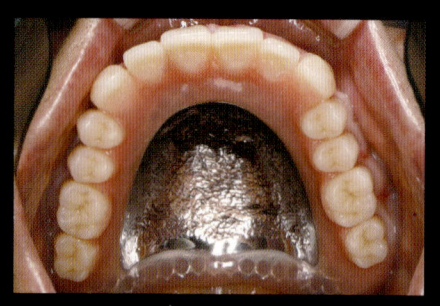

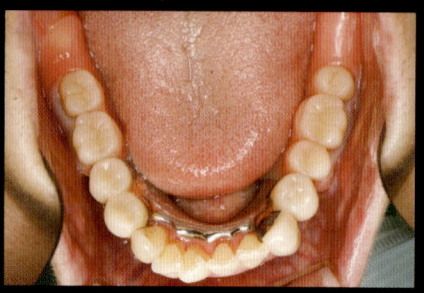

無口蓋義歯のテクニックで紹介したように，小臼歯部での咀嚼の際に起きる上顎義歯の転覆を避けるために，小臼歯の一部をやや口蓋側へそして矢崎の均衡面削合を行った．

支台歯には，マグネットキーパーを付与しているが，二重冠の把持効果が十分に発揮できているため，外冠側にマグネットは装着していない．しかし，万が一，歯根破折や歯周病の悪化などで支台歯が抜歯になった際に，義歯の維持と安定を得るための予備策として何らかの維持装置を付与しておくことは，義歯に対する保証のうえでも大切である．

図15-13 完成義歯（無口蓋義歯と動揺の工夫）

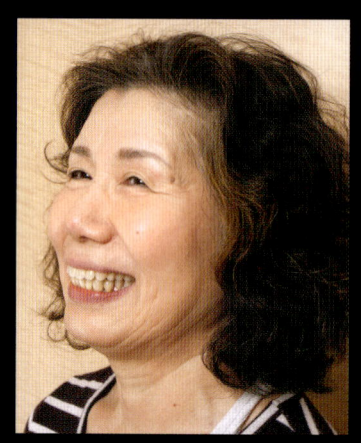

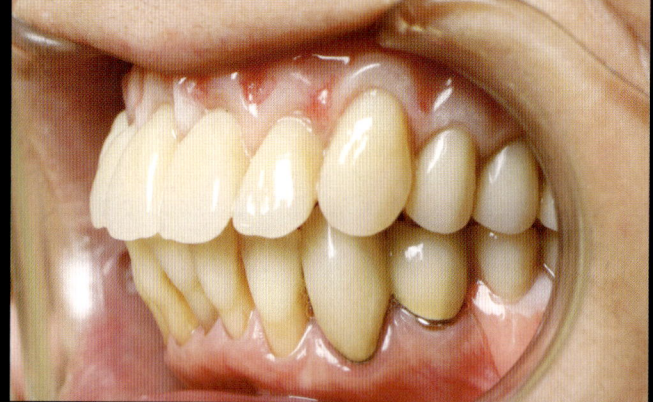

術後3年経過

上顎シングルデンチャーと下顎リジッドタイプデンチャー

残存生活前歯が接触するまで下顎が回転移動（カウンタークロックワイズドローテーション）する可能性が残っているため，4か月ごとのショートスパンで定期検診を開始．

図15-14 術後

IV編　難症例の臨床対応
15 残存歯の状況に合わせた上顎シングルデンチャーの臨床実践

前かみにならないように，定期検診でチェック
→前歯が接触してくる場合は咬合調整にて対応

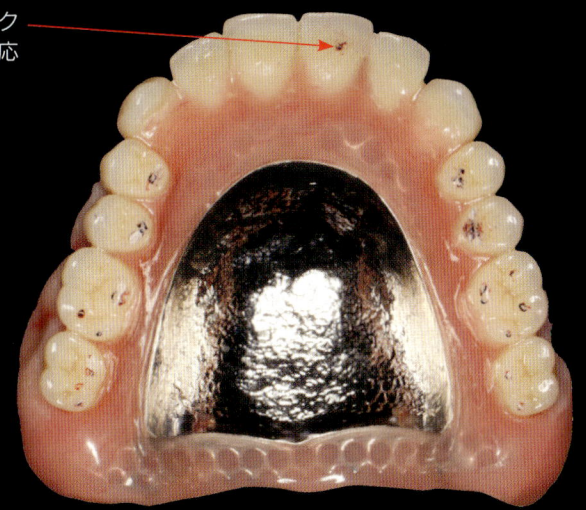

製作義歯の吸着による維持は十分発揮できているが，前歯の接触が認められたため，咬合調整を行った．

図15-15　術後3年

B) 1.2の両方を取り入れたインプラント＆二重冠デンチャーの製作

補綴後の大臼歯部の後ろがみを長期に維持するにはこの方法が最も有効である．

インプラントによる下顎大臼歯補綴の選択肢

1. 下顎大臼歯部へのインプラント埋入
2. 下顎二重冠デンチャー
3. インプラント＆下顎二重冠デンチャー

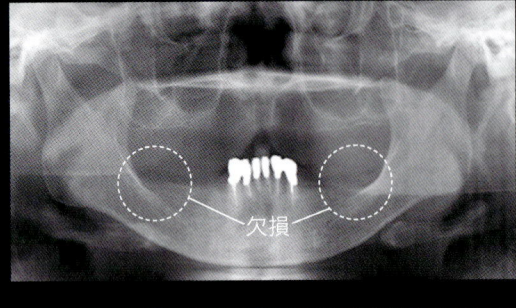

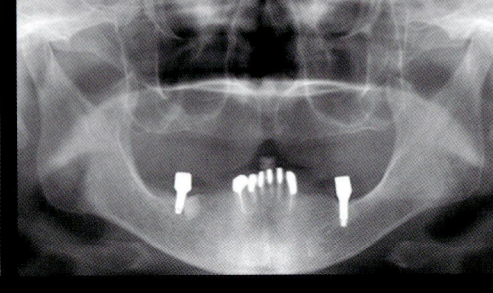

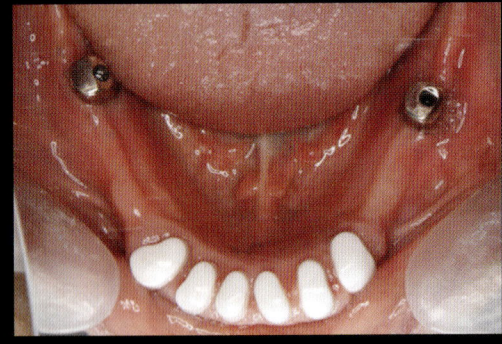

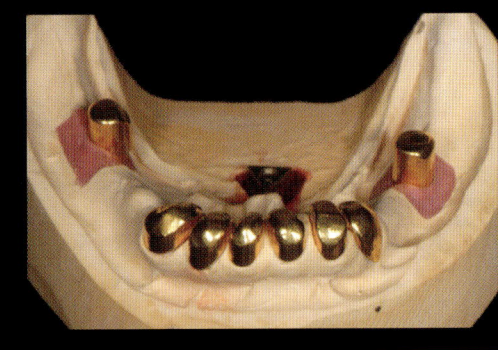

欠損

図15-16　二重冠デンチャーとインプラント補綴

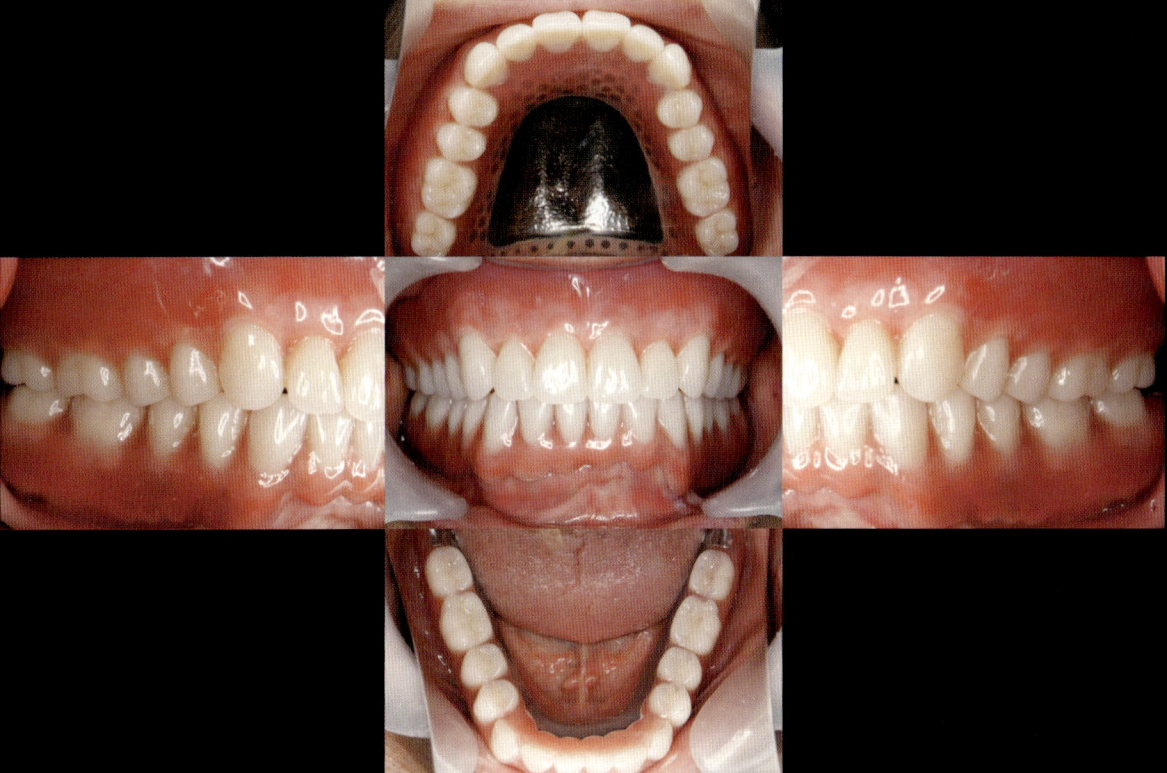

図15-17 インプラントによって臼歯部咬合支持を獲得し，さらに二重冠デンチャーにすることによって咬合時の前歯部歯根膜感覚を間接化し，後ろがみを達成する（阿部ほか，2011.[3]）

結 論

上顎シングルデンチャー成功の秘訣

上顎シングルデンチャーの成功は，両側大臼歯部で安定した咬合を得ることで達成される．対合側の補綴は，この奥がみを達成させるためにどうしたらよいかを考えて実施すれば大きな問題は起こらない．

16 無歯顎症例における上顎フラビーガムの対処法

POINT 両側の安定した後ろがみを達成することを最大の目標に．

　上顎前歯部フラビーガム症例に対し通常の印象採得を行っても，前歯部顎堤粘膜がコンニャク状の軟らかい組織になっているために，かみ合わせると義歯が前上方に移動し落下してしまう（図16-1）．フラビーガムは，前がみの過度の圧刺激によって前歯部歯肉が炎症性の歯肉組織に変化した結果，前歯部に骨組織の裏打ちのない遊離した軟組織が残った状態をいう．この問題を解決するためには，これまで「咬合時に義歯ができるだけ動かないように印象を採得する必要がある」として，おもにフラビーガムを変形させない印象法，つまり各個トレーのフラビーガム部を窓あけして，フラビーガム部を無圧に外部から印象する方法が紹介されてきた（図16-2）．また，フラビーガム部を外科的に取り除き正常な顎堤粘膜状態に戻してから印象する方法も推奨されてきた．しかし，たとえフラビーガムに対応して無圧印象法や外科的除去法を行っても，前がみ傾向が治らなければ時間の経過とともに前歯部顎堤の炎症が進行し，フラビーガムが再発の道をたどることを経験する．そして，やはりフラビーガムの根本的な原因である前がみという問題を取り除かなければ，事態は何も解決しないことに気づく．したがって，上顎フラビーガム対処法の焦点は，いかに前がみ傾向を排除するかに定められる．上顎前歯部に集中する力を「両側大臼歯部の安定した後ろがみ」を得ることを目的として，咬合力集中域を前歯部から大臼歯部に移動させることにつきる．咬合力集中域を後方に移動できれば，これまで過度な刺激によって炎症状態にあったフラビーガムの歯肉が徐々に緩解し，多少の粘膜弾性は残るが正常に近い線維性の歯肉に変化していくことになる．ひとたび，フラビーガムがこのような歯肉組織に戻れば，上顎義歯の落下する

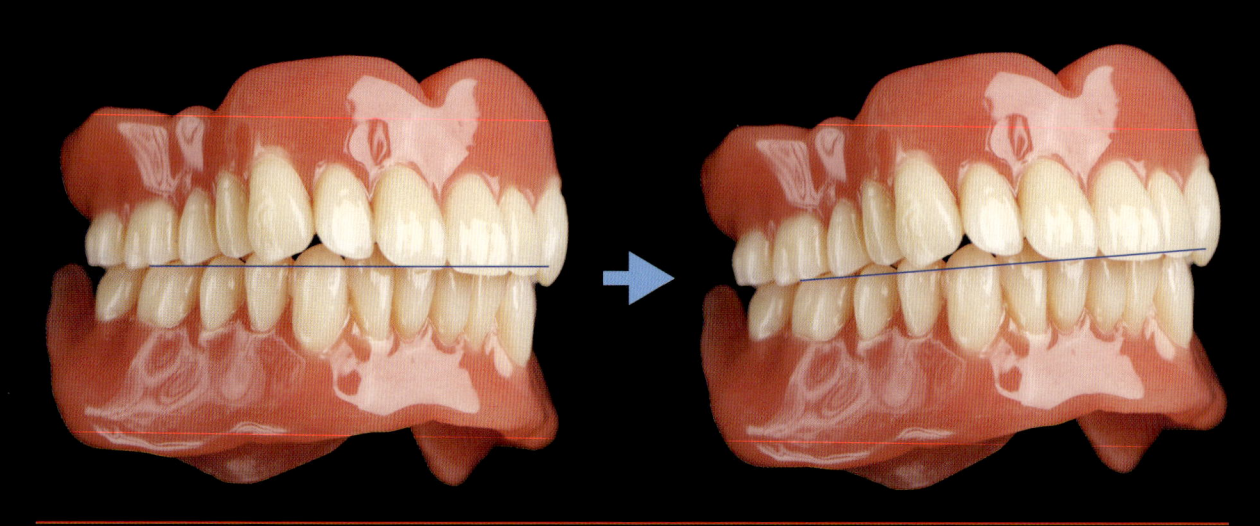

図16-1　義歯の前上方への移動イメージ

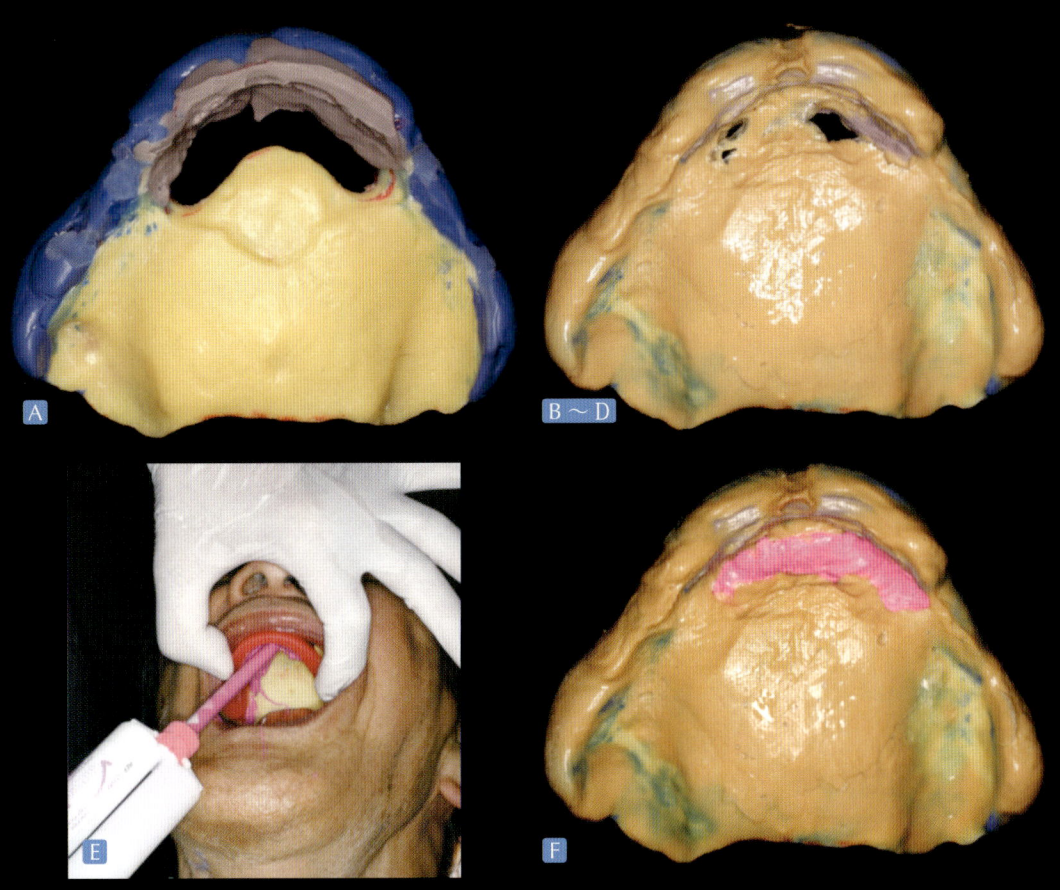

過去に紹介されたフラビーガム部の無圧印象法
A フラビーガム部のレジンを削合除去．
B コンパウンドもしくは流動性の低いシリコーンにて辺縁形成を行う．
C 流動性の高い印象材で二次印象を行う．
D 口腔外へ取り出し窓明け部に入った印象材を取り除く．
E 再び口腔内に戻して，フラビーガムが変形しないよう外部から印象する．
F フラビーガム印象の完成．

図16-2 従来法のフラビーガムの印象テクニック

ことは，ほとんどなくなり，患者は安心して生活することができるようになる．この項では，上下顎無歯顎および上顎シングルデンチャーにおけるフラビーガムにおける義歯製作法について述べる．

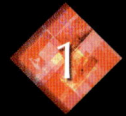

1 上下無歯顎において前がみがつくり出すフラビーガムの四つの原因

　第一小臼歯から前歯にかけての上顎人工歯の位置は歯槽頂よりも外側に配列され，わずかな外力が義歯の転覆力として働くという義歯製作上の問題も加わる．さらには，挺出した下顎前歯に上顎義歯が突き上げられた結果，前歯部顎堤に大きな負担圧を強いられる．骨吸収が起こりやすい解剖学的理由や遺伝的な要素が加わるとフラビーガムになり，義歯は口を開くと簡単に落ちるようになる．

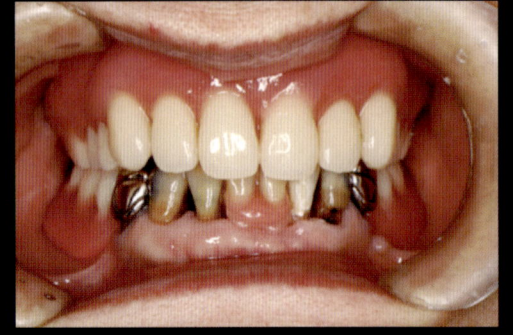

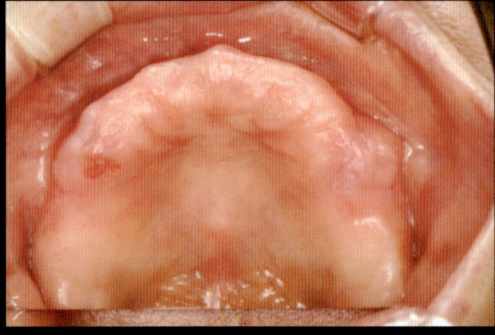

吸収しにくいタイプ

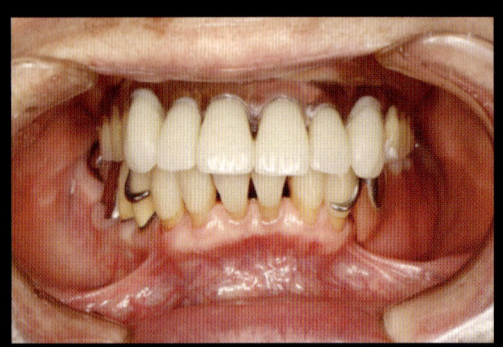

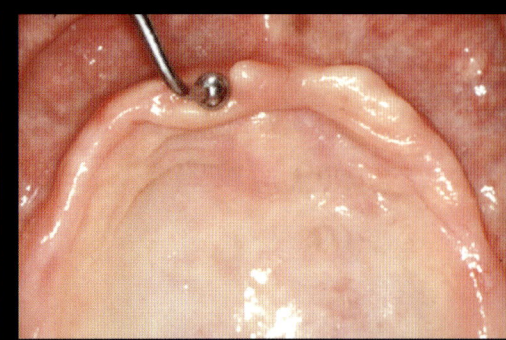

吸収しやすいタイプ

2症例とも同じような欠損状態にもかかわらず，上の症例はフラビーガムにならず，下の症例はフラビーガムを呈している．この差は，遺伝的なプログラムの違いによるものと考えられている．

図16-3　近似する欠損状態とフラビーガムの発症

②吸収しやすい前歯部顎堤骨（患者共通）

上顎前歯部の骨梁は，疎で吸収しやすい解剖学的条件になっている（図16-4）．

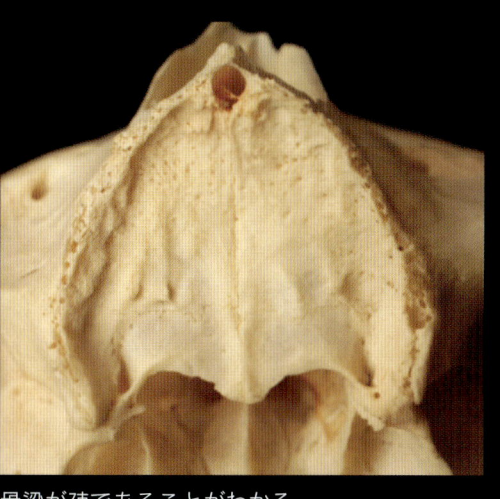

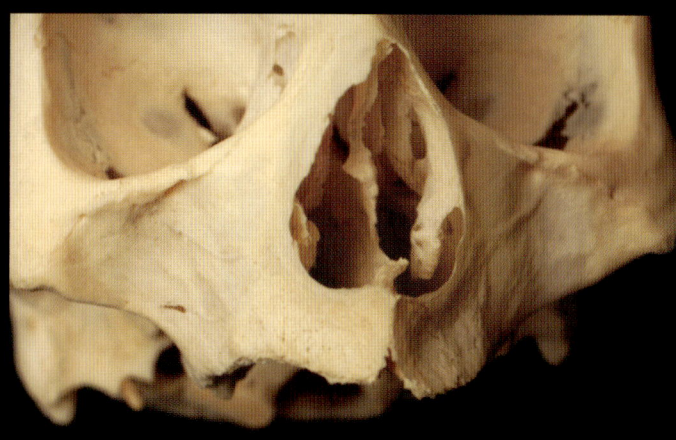

骨梁が疎であることがわかる．

図16-4　吸収しやすい解剖学的要因

③人工歯配列（転覆を防げない 4＋4 の配列位置）

　第一小臼歯より前方の上顎人工歯の配列位置は，歯槽頂よりも前方に位置し，加わる外力は義歯の離脱方向へ働き，前歯部顎堤領域に大きな負担を強いることになる（図16-5）．

　第一小臼歯をやや内側に配列して義歯の安定を増す方法は昔から行われていた．

第一小臼歯より前方の上顎人工歯の配列位置は，歯槽頂よりも前方に位置し，加わる外力は義歯の離脱方向へ働き，前歯部領域に大きな負担を強いることになる．

図16-5　第一小臼歯から前の上顎人工歯配列位置

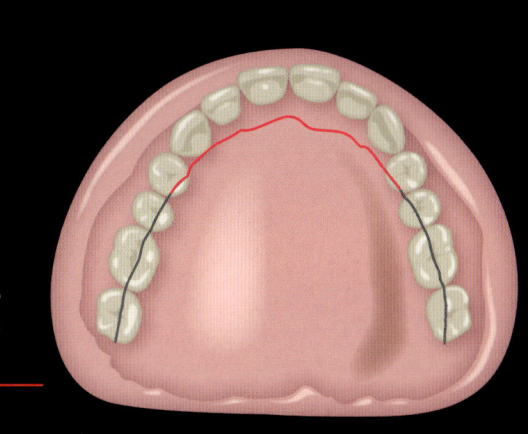

④後天的問題（下顎回転移動と義歯の移動）

　義歯の長期経過をたどると，義歯の人工歯の摩耗咬耗によって，下顎の垂直高径が減少し，下顎体が下前方に逆回転移動〈カウンタークロックワイズドローテーション（図16-6）という〉しながら下顎義歯が前方へ移動する．そして最終的には下顎前歯が上顎前歯を突き上げる状態になり，前歯部顎堤粘膜部に過剰な咬合力が加わり，フラビーガムを形成するようになる．

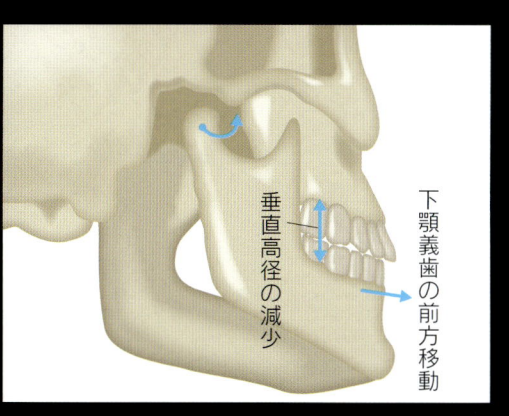

図16-6　カウンタークロックワイズドローテーション

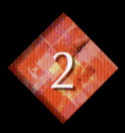

2 フラビーガムのほとんどは義歯で対応する

　上下顎無歯顎症例に対し，インプラントを埋入して後ろがみを達成することを考えてはみるものの，上顎前歯フラビーガム部にインプラントを埋入するだけの骨幅と骨量がない場合が多い．また，下顎臼歯部の支持力を増加させるために下顎大臼歯部にインプラント埋入を計画しようとしても，同様に十分な顎骨量がなく，臼歯部咬合支持域の拡大を狙ったインプラント治療も断念することがほとんどである．

　したがって，上顎フラビーガムは義歯のテクニックを駆使することによって解決することになる．

①患者の教えを臨床にフィードバック

　ここでフラビーガムで苦しんで来院した患者の義歯をみてみよう．

　二つの義歯の内面にはシートタイプやペーストタイプの接着剤が義歯床内面全体に敷かれている（図16-7）．このようにしなければ，生活ができないという．

　フラビーガムの患者が義歯を快適に使用するためには，我々が普段リリーフする正中口蓋部も力を負担する場所として利用しなければ義歯の機能を発揮できない（図16-8）．具体的な解決策は，硬口蓋部に軟性裏装材を用いて臼歯部耐圧面積の拡大をはかり，後ろがみを完成させることになる．結果，前がみ傾向がなくなり，前歯フラビー部の咬合刺激が減り，フラビーガムは線維性の硬い組織に変化する．

　また，義歯の唇側義歯床縁が厚くなっていることも特徴的である．これにより，幅の広い前歯部フランジによって前歯部サポートが完成することがわかる．

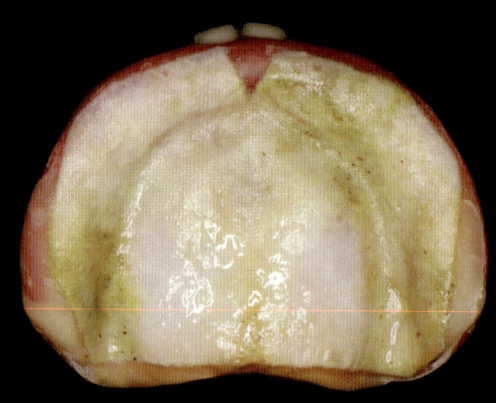

大きな義歯にシート状接着剤を使用． 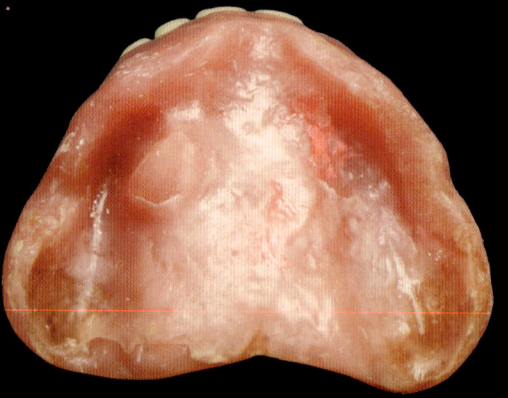　　義歯内面全体にペーストタイプの接着剤を使用．

図16-7　来院した上顎義歯不安定患者からのフィードバック

■十分な耐圧面積の獲得と上顎義歯の前方移動抑制

■ 通常はリリーフする正中口蓋部　■ フラビーガム部

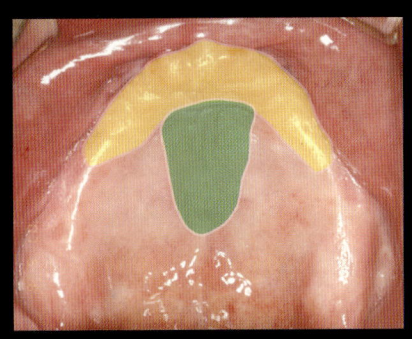

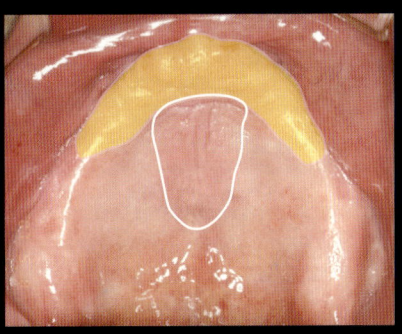

上左図のように通常リリーフする正中口蓋部と炎症性のフラビーガム部を除くと利用できる耐圧領域は比較的少ないことがわかる．後ろがみを確立させるだけの十分な耐圧面積（咬合支持域）を獲得するためには，通常利用しない正中口蓋部（緑部）も耐圧領域として積極的に利用する必要がある．

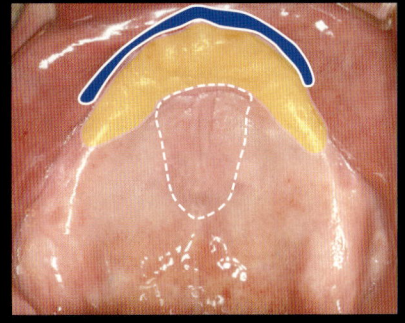

また，上顎義歯が上前方へ移動しないように，鼻下部のフランジを厚く印象する．この印象テクニックによって義歯の変位が抑制され，フラビーガム部の刺激が減少する．また，咀嚼時の義歯の動揺が少なくなり，機能が向上する（青部）．

図16-8　耐圧面積獲得と上顎義歯前方移動抑制

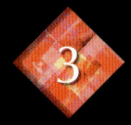

3 無歯顎症例における上顎フラビーガムの臨床

①対顎関係が前開きで，上下ともに顎堤吸収の進行したフラビーガム難症例（図16-9）

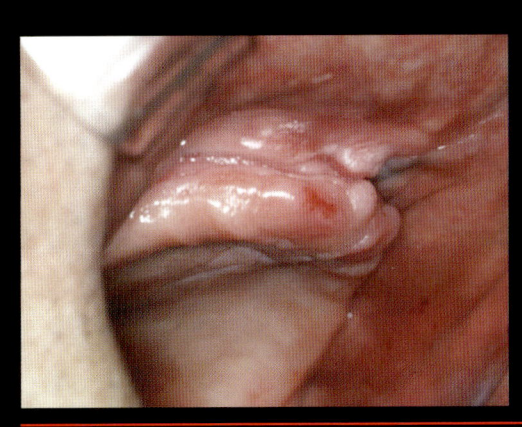

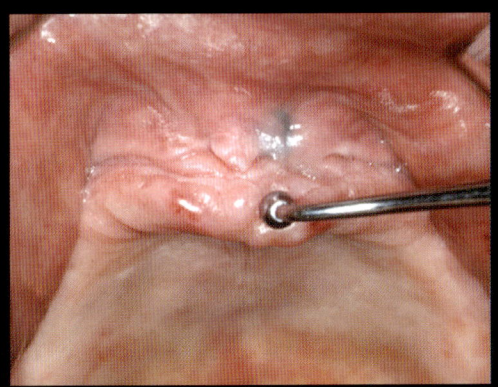

図16-9　上顎前歯部のフラビーガム（阿部ほか，2011.[3]）

　フラビーガムに対する成功戦略は三つのステージに分けられる．義歯製作期，完成義歯を利用した6か月から1年ほどの義歯移動期間，そして，フラビーガム治癒後のメインテナンスである．

　治療目標：前がみ癖をなくし，大臼歯部の後ろがみを達成する．それによって，フラビーガム部の炎症は消退し，軟らかなフラビーガムが線維性の組織に変化する．そして，その状態を長期にわたって維持させる．

① Stage 1（義歯製作のポイント）

具体的には
1) 上顎前歯部の義歯床縁を厚く，そしてフラビーガム部後方に押し，前方に折れ曲がったフラビーガムを立ち上げながら無圧に印象する．
2) 咬合時に口蓋部の硬い組織に力が加わるように硬口蓋部に弾性裏装材を使用する（後方咬合支持域の拡大）．
3) フラビーガム部への咬合圧による刺激を消退させるために，上下前歯部に大きなクリアランスを付与する．
4) 第一，第二小臼歯部をやや口蓋側に寄せて配列し，義歯の転覆を防ぐ場合もある（無口蓋義歯の人工歯配列に準じる）．

■義歯製作過程（図16-10～12）

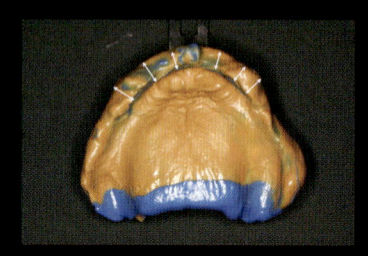

唇側辺縁部の厚みを印象によって確保することで，口輪筋によって義歯を保持すると同時に，鼻下骨部の硬い組織を利用して義歯をサポートすることが可能となる．また，フラビーガム部を無圧に印象することで咬合時の機械的刺激からフラビーガム部の変形が避けられ，上顎義歯の前上方移動も防げる．

図16-10　フラビーガム印象のKey Point

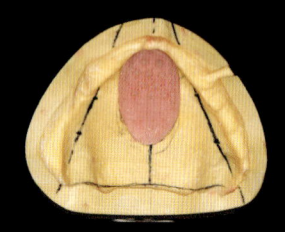

正中口蓋部に軟性裏装材を使用し，積極的に耐圧領域を拡大する．これによって，咬合支持域が拡大し，臼歯部の後ろがみが獲得される（写真はニッシンのフィジオライナー使用）．軟性裏装材の劣化を考慮すると，現在はジーシーのパレートレジンが最適な軟性裏装材であろうと考えている．

図16-11　フラビーガム技工のKey Point①

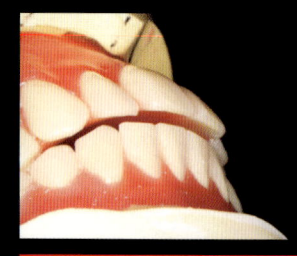

炎症の消退によって，フラビーガム部の形態は次第に縮小していく．完全に炎症がなくなる約6か月から1年の治療期間中は，上下顎前歯部に十分なクリアランスを付与して，フラビーガム部が咬合時の刺激の影響を受けないようにしておく必要がある．この期間中は，十分なクリアランスを上下前歯間に与えることで，前歯部ではかめなくなり，その結果，臼歯部での後ろがみが習慣づけされていく．

図16-12　フラビーガム技工のKey Point②

IV編　難症例の臨床対応
16　無歯顎症例における上顎フラビーガムの対処法

■フラビーガム印象テクニック（図16-13～18）（阿部ほか，2011.³⁾）

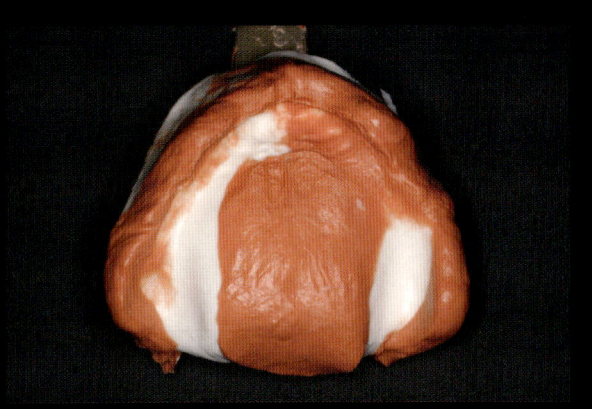

図16-13　上顎概形印象

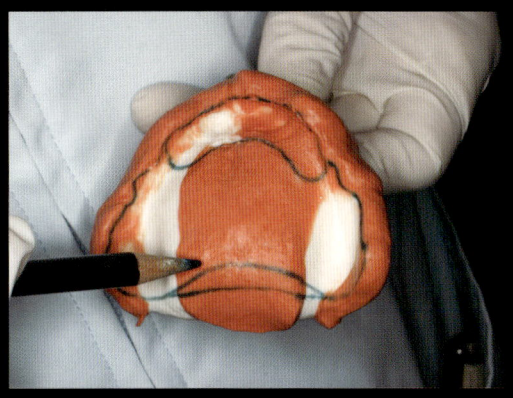

図16-14　各個トレーの設計線とフラビーガム領域

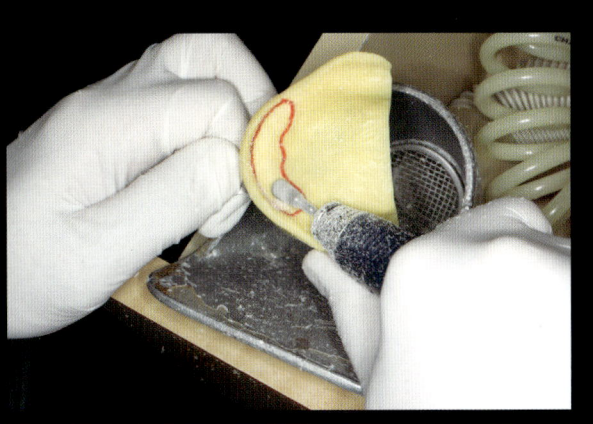

図16-15　フラビーガム領域を削合する

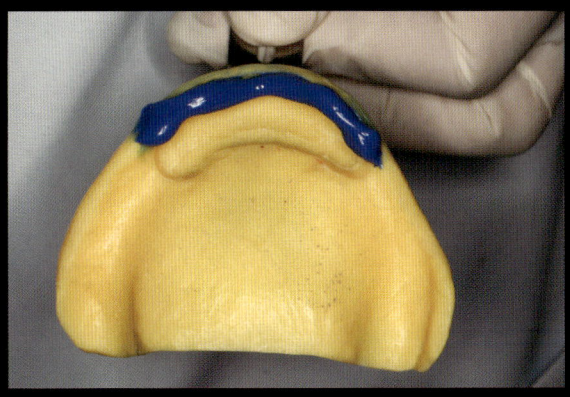

図16-16　フラビーガム部にVertualヘビーボディータイプを盛る

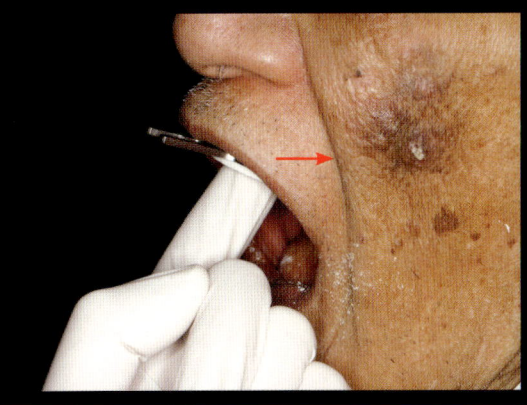

図16-17　上後方にトレーを圧し，フラビーガム部を後方へ立ち上がらせる

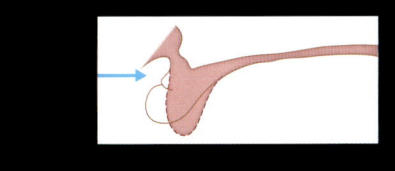

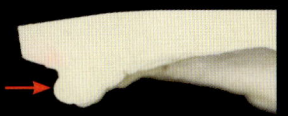

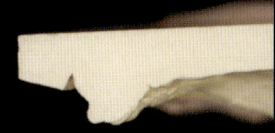

印象前　　Vertualヘビーボディーによってフラビーガム部を後方へ立ち上げた状態

図16-18　前方に倒れたフラビーガムを印象時に立ち上がらせる

■フラビーガム印象テクニック（続き．図16-19〜23）（阿部ほか，2011.[3]）

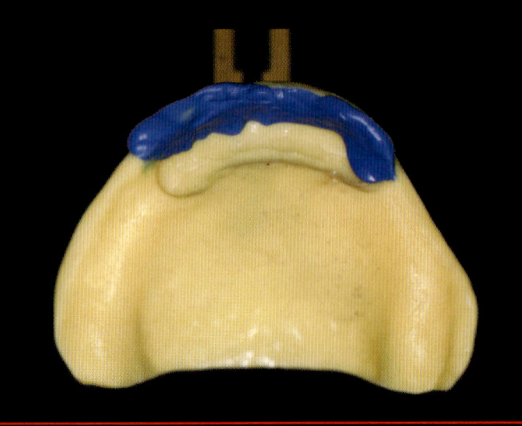

図16-19　後方へ立ち上がったフラビーガム

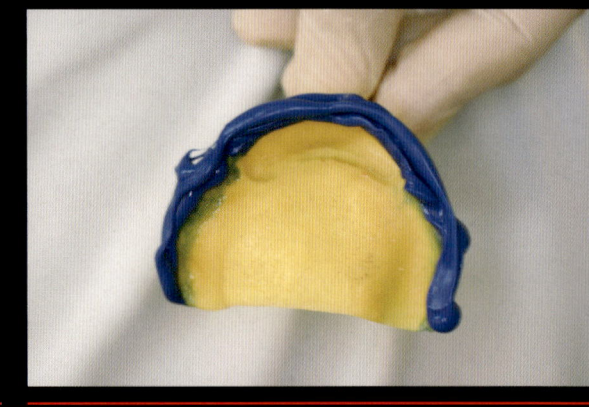

図16-20　Vertual ヘビーボディータイプを頬唇側に盛る

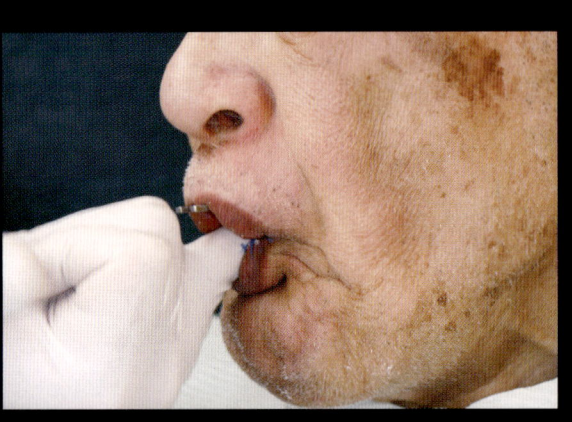

図16-21　軽く指を吸わせる．
　　　　決して強く吸わせないことが重要

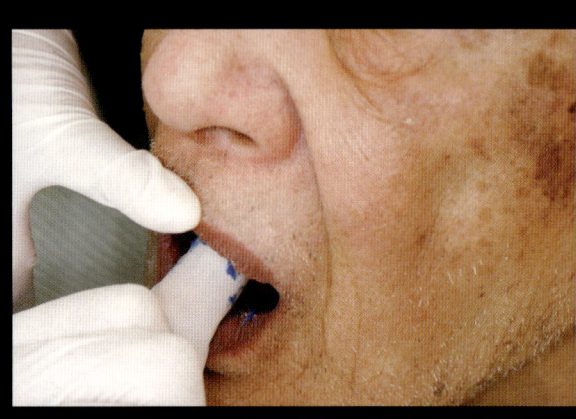

図16-22　口唇を軽くなで下ろす程度でよい．
　　　　口唇を強く下方へ引かないことが辺縁部に印象の厚みをつくるコツ

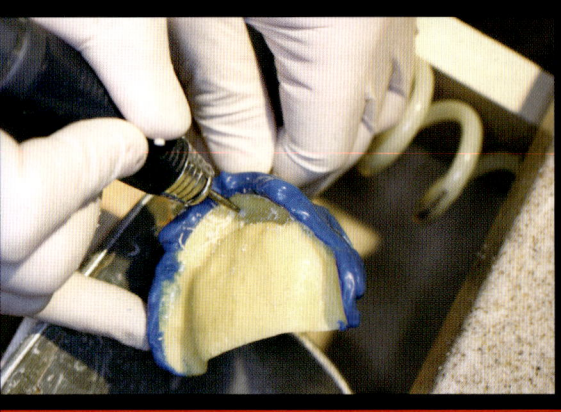

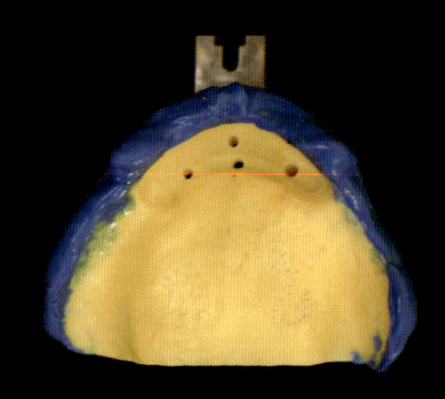

図16-23　シリコーンによる一次印象終了後，重度なフラビーガムの場合は，フラビーガム部の各個トレーの窓あけを行う．中等度であれば，直径3ミリのラウンドバーで数個の穴を閉ける

IV編　難症例の臨床対応
　無歯顎症例における上顎フラビーガムの対処法

■フラビーガム印象テクニック（続き．図16-24～27）（阿部ほか，2011.[3]）

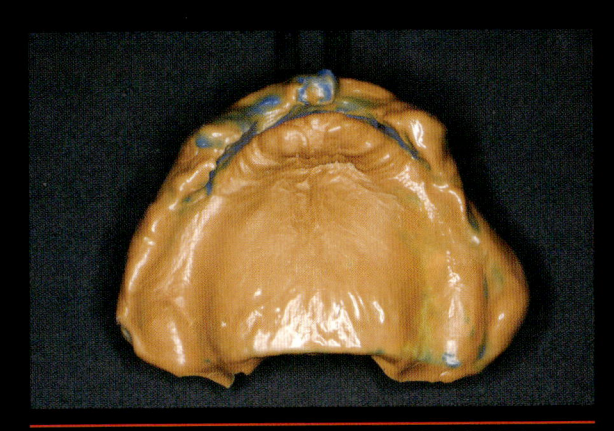

図16-24　Virtualライトボディーにて精密印象時にも，術者が過度に口唇や頬を動かさないように注意する

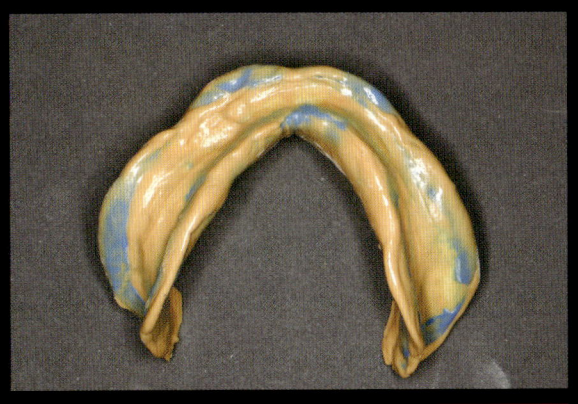

図16-25　続いてBPSの通法に従い下顎精密印象．下顎総義歯吸着の基本印象時の五つの動作を行わせる

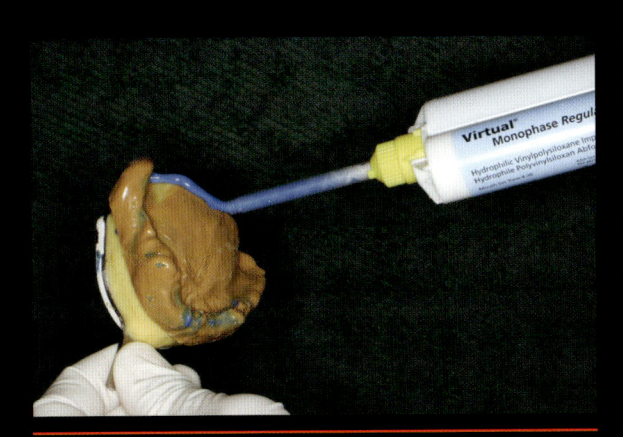

図16-26　フラビーガム症例は，上下顎印象体が咬合すると，上顎印象体がわずかに前上方へ移動し，後縁封鎖が甘くなる傾向が見られるので，最後にVirtualライトボディー，あるいはモノフェーズを使って後縁封鎖を完成させる

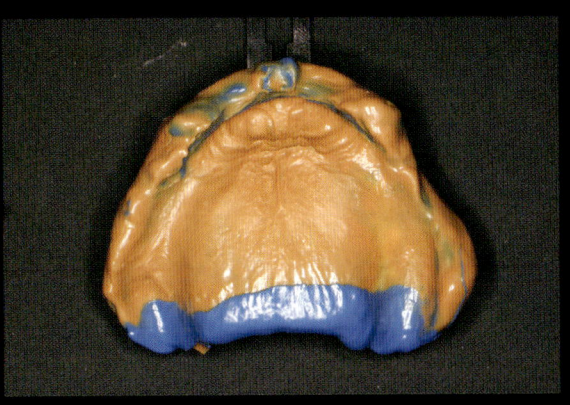

図16-27　機能的ポストダムが形成後に完成した上顎フラビーガム症例の印象体

② **Stage 2（装着後の義歯の移動）**

　十分な上下前歯部クリアランスを与え，リンガライズドオクルージョンの咬合関係にて義歯を完成させる．約6か月から1年ほどかけて，上下顎の義歯が完成義歯に付与したクリアランスをなくすように移動してくるので，2か月に1回程度の咬合調整を行う（図16-28）．この間，当たらないようにフラビーガム部の義歯内面を削合しておく．ケースによっては，もっと短いインターバルで咬合調整を行う場合もある．治療期間中の義歯の移動の多くは，下顎体のカウンタークロックワイズドローテーション（反時計回りの回転移動）と考えられる．この期間中に後縁封鎖が破壊され義歯の落下が危ぶまれるときは，口腔内直接法にて後縁封鎖（リライニング）を行わなければならない．時間の経過とともに，フラビーガムの炎症が消退していく．

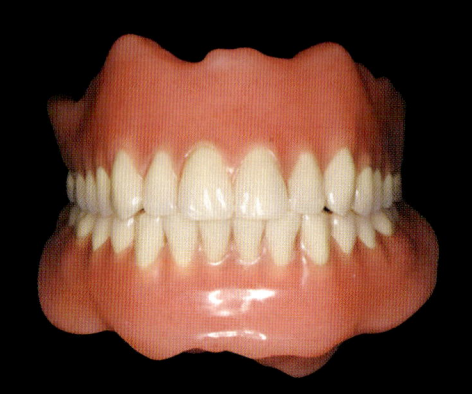

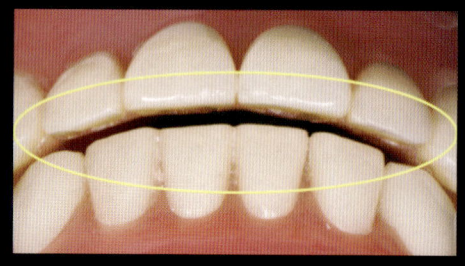

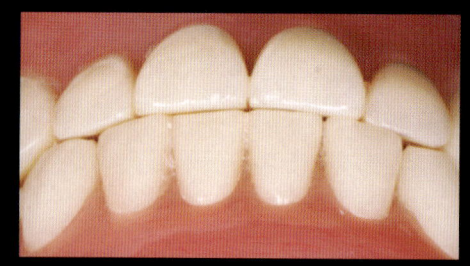

意図的に付与した大きな前歯部クリアランス　　　　1年後

図16-28　上下顎の義歯が，完成義歯に付与したクリアランスをなくすように移動してくるので，その間の咬合調整を定期的に行う（阿部ほか，2011.[3]）

③ Stage 3（メインテナンス：咬合調整）（図16-29, 30）

　フラビーガム部の炎症がなくなると浮腫性の組織が線維性に変わり，その後は通常の義歯として使用可能となる．

　術後は，6か月ごとの定期的来院にて下顎前歯の切端部，あるいは上顎前歯舌側面の削合調整を繰り返すことによって，フラビーガムの再発を予防していくことが患者が快適な生活を営むうえで重要である．

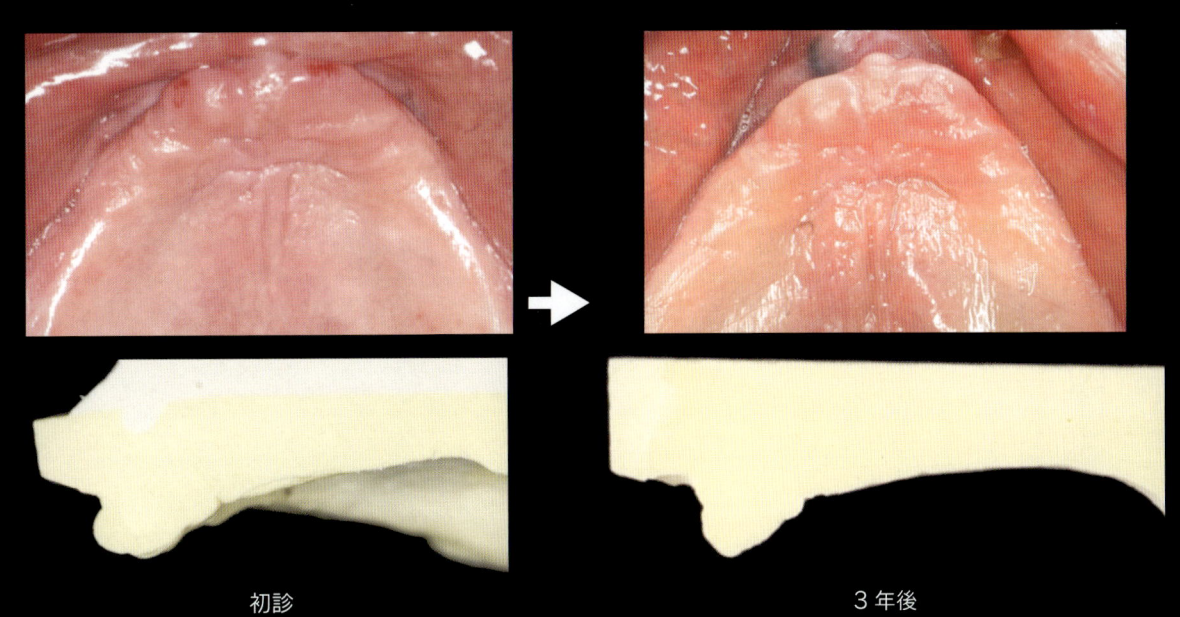

初診	3年後

フラビーガムが縮小し，炎症も消退した．患者は，上顎が落下することなく快適な生活を営んでいる．

図16-29　初診から3年後のフラビーガム部の比較

弾性裏装材の劣化が大きな問題であるため，現在は変質性の少ない顎補綴用パレートレジンを使用している．弾性は次第に失われるものの，これまで患者サイドで大きな問題は生じていない．菌類の繁殖がきわめて少ないのが利点である．

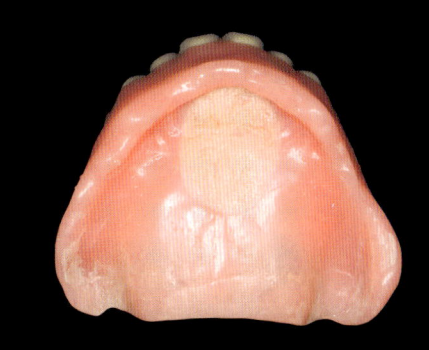

図16-30　装着5年後

④完成義歯装着後に大きな義歯の移動が観察された場合の対処法

義歯装着後の義歯が大きく移動するケースは，ティッシュコンディショナーを使って不適合部を修正する．そして，義歯が安定したとみなした時点で，常温タイプの透明レジンに置き換える．

上顎のおもな置換部位は，義歯床後縁部，下顎の場合はレトロモラーパッドを除いた義歯床内面全体である．

症例（図16-31）

上記の義歯の移動に加え「可能であれば，上顎義歯の安定とともに下顎総義歯の吸着，さらには，高い審美性も獲得したい」という患者のケースである．

初診時

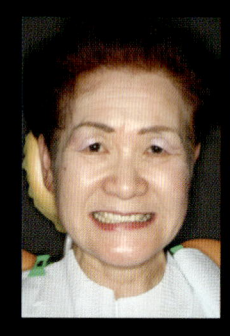

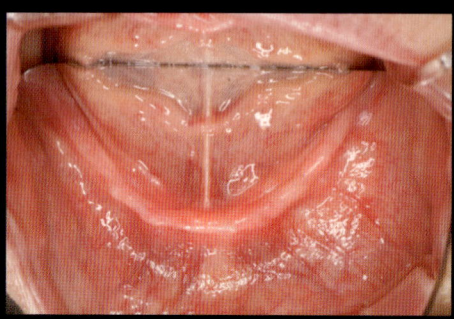

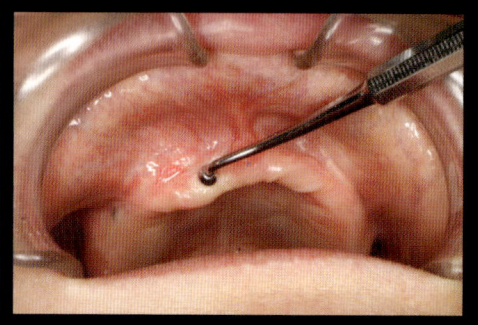

Stage 1 フラビーガム治療義歯に与える特徴
①前歯部義歯床の厚み

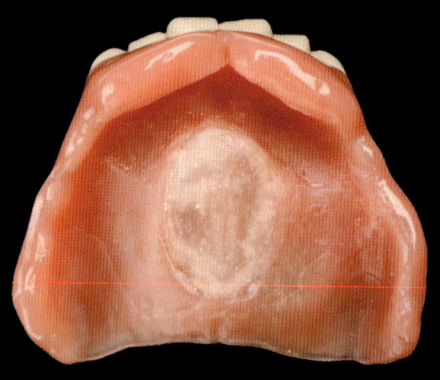

②硬口蓋の利用
（パレートレジン使用）

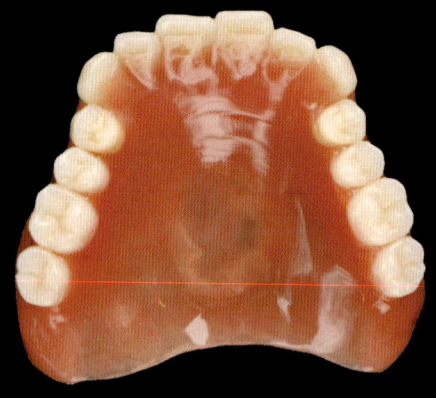

③転覆防止の人工歯配列

製作義歯の工夫
①前歯部義歯床縁の厚みの付与．
②レジン床義歯（将来，リベースの可能性があるため，金属床は使用しない）．
③第一，第二小臼歯を義歯転覆防止のために口蓋側へ配列．
　（無口蓋義歯の人工歯配列テクニックを利用）
④フラビーガム部は，義歯床内面を削合して安静に保つ．

図16-31

IV編　難症例の臨床対応
16 無歯顎症例における上顎フラビーガムの対処法

Stage 2　義歯移動の前読み

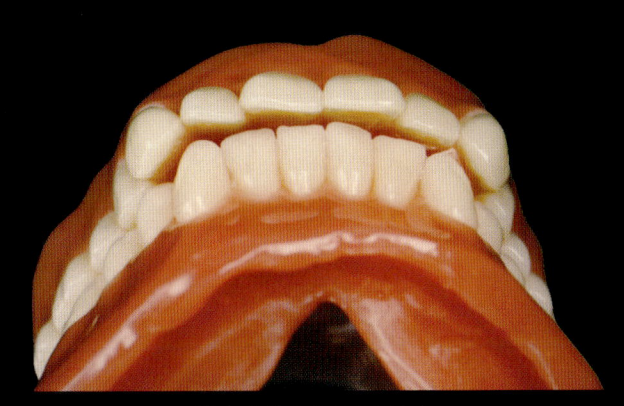

①大きめのクリアランス

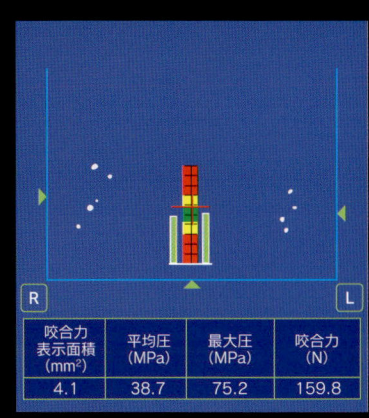

②大臼歯部後ろがみと
　咀嚼力の確認

咬合力表示面積(mm²)	平均圧(MPa)	最大圧(MPa)	咬合力(N)
4.1	38.7	75.2	159.8

①前歯部に十分なクリアランスを付与．
②両側大臼歯部の後ろがみが達成されているかどうかの確認（ジーシー・デンタルオクルーザー）．
③硬口蓋部は，耐圧面積獲得のためにジーシー・パレートレジン使用．

↓

松風ティッシュコンディショナーⅡ

下顎義歯の吸着達成と上顎義歯の変位に合わせ，咬合調整を行いながらティッシュコンディショナーにて不適合部を修正．

図16-31（続き）

| Stage 3 | 審美性の向上 |

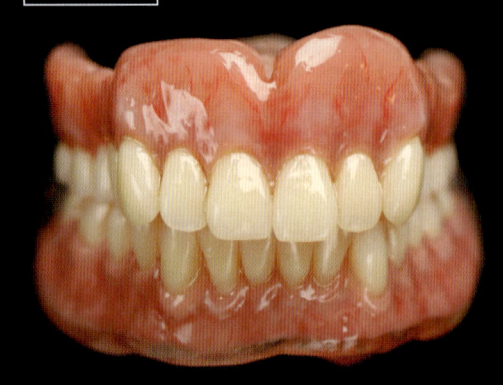

グラディアガム（ジーシー）（Extrinsic Type：外部添加型のジンジバルキャラクタライゼーション）

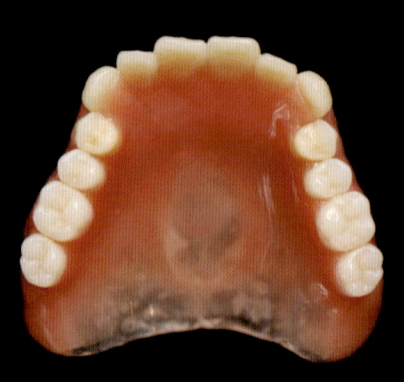

義歯床後縁のリライイングによる再封鎖

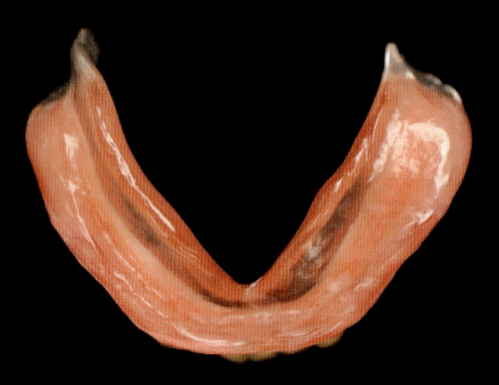

下顎吸着のための常温重合レジンクリヤータイプによるリベース

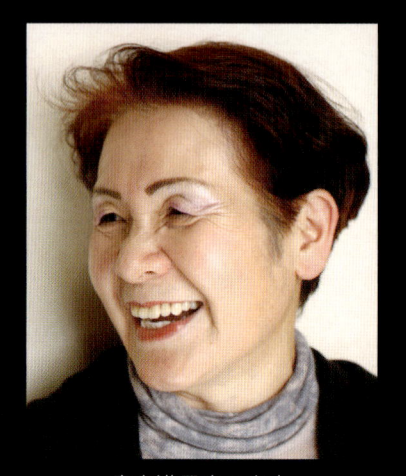

患者満足度の向上

上顎後縁封鎖部と下顎のレトロモラーパッドを除いた義歯床全体を常温重合流し込みレジンにて改善（透明レジン使用）．
高い審美の要求に対しは，グラディアガムを用いたデンチャーカラーリングにて完成．

図16-31（続き）

結論

　炎症性のフラビーガムを健康な組織に改善するための治療は，両側大臼歯部の後ろがみを達成することを第一目標に行わなければならない．印象テクニックや技工の工夫，そして，治療中に起きる下顎位の変化や義歯の移動は，フラビーガムが治癒するための過程であって，それ自体が目標ではない．

17 ClassⅠの顔貌を切望するClassⅢの上顎シングルデンチャー

POINT 本当にむずかしいClassⅢ＋上顎前歯のフラビーガム症例.

　最も難しいのは，上顎顎堤吸収が進行したClassⅠの顔貌を切望するClassⅢのシングルデンチャーである.

　はじめに上顎の顎堤条件のよいClassⅢの患者について説明する.

　下顎両側に大臼歯が存在する，後ろがみの達成が容易なClassⅢの対向関係に対し，素直にClassⅢの状態で人工歯配列をさせてもらえれば，多くは問題なく快適な義歯生活を営めるように義歯を新製することができる．ときには図17-1のように無口蓋義歯が可能なClassⅢのケースもある.

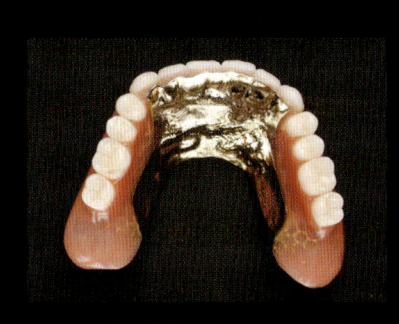

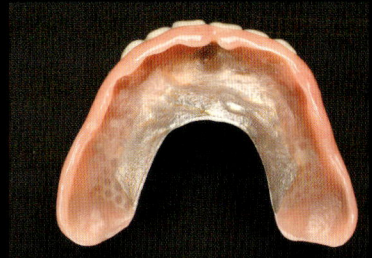

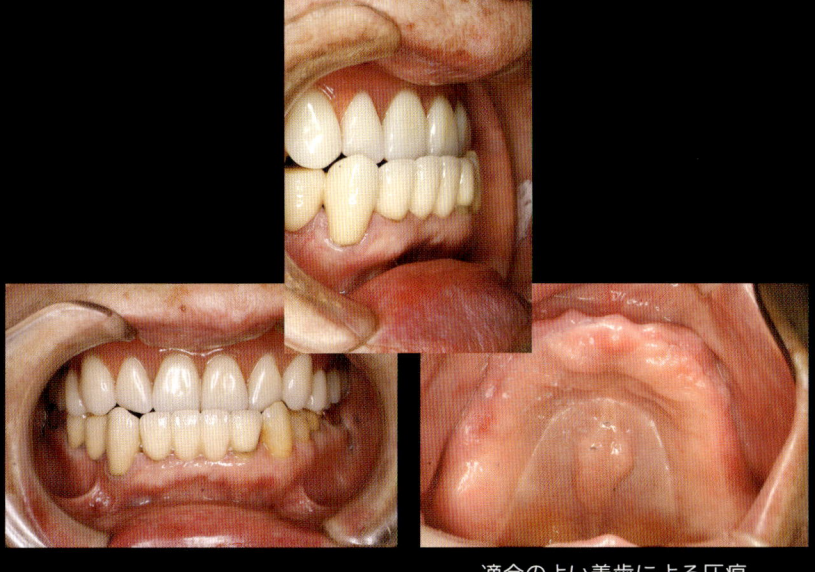

適合のよい義歯による圧痕

オーバーデンチャー時の残存前歯を抜歯し，そのまま義歯を修理した.
義歯はClassⅢの配列になっていて患者の使用感は良好である.

図17-1　ClassⅢ（反対咬合の無口蓋義歯）の症例

1 一般的なClassⅢの前歯配列と実際に患者が望む前歯配列

　見栄えのよいClassⅢの前歯配列は，切端咬合にすると前歯部の干渉も最小限度に押さえられ審美的にもよいとされている（図17-2）．しかし，実際の臨床では上下顎前歯にある程度の被蓋（オーバーバイト）があるClassⅠの容姿を切望する患者が圧倒的に多い．

　ゆえに前歯の接触が後縁封鎖を破壊し，義歯を落下させることから，定期的に前歯部の接触を除去することが安全策となっている（図17-3）．

　来院が途絶えた結果，前歯部の咬合接触が強くなり，フラビーガムになってしまうケースも散見する．したがって快適に義歯を使用してもらうためには，歯周病と同じように定期的な義歯の咬合と口蓋後縁部の封鎖状態の確認を励行することが重要である．

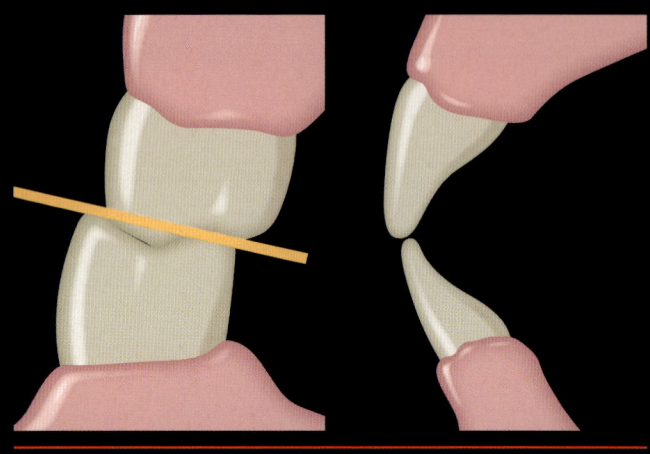

図17-2　ClassⅢに対する一般的な人工歯配列

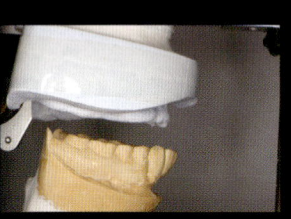

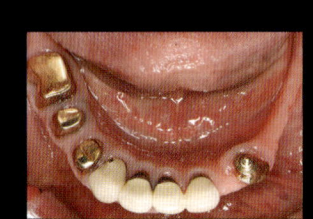

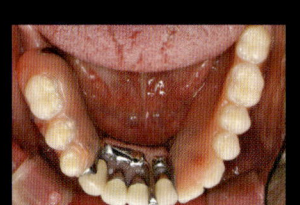

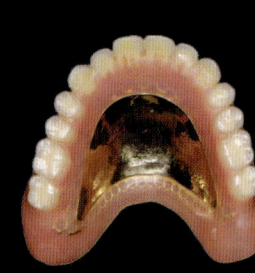

ClassⅢ

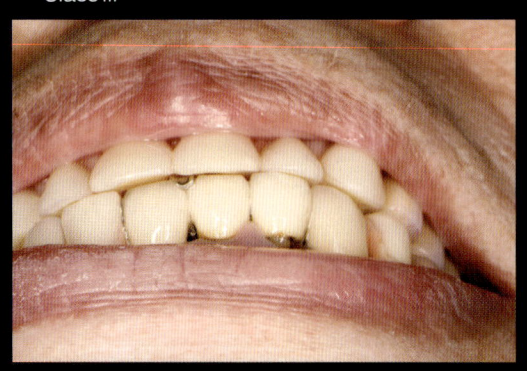

定期検診時に前歯の接触を確認　　調整後：前歯の接触を断ち，十分なクリアランスを付与

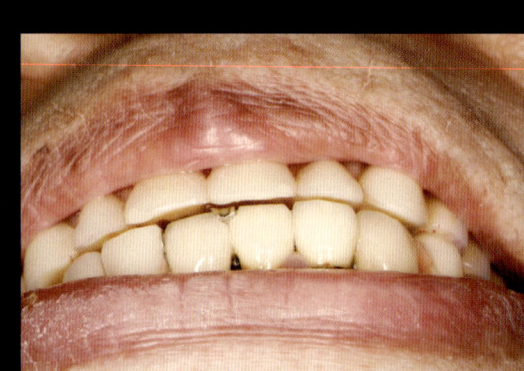

図17-3　ClassⅢで下顎片側に大臼歯が存在する症例（女性，86歳）（定期的な義歯メインテナンスの必要性）

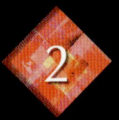

2 骨吸収を伴った重度のClass III

　上顎シングルデンチャーの項で示したように一般的には下顎対合歯が両側大臼歯を含む歯列になっていれば大きな問題は起こらない．ところがたとえ下顎両側大臼歯部が存在していても，上顎顎堤吸収が著しく進んだ重度のClass III患者に対する義歯製作は本当に難しい．安定してかめる支持域（上顎臼歯部顎堤が下顎残存臼歯部と対向する域）が少なくなることにより，咀嚼もままならなくなるからである（図17-4）．咬合支持域が少ないと，われわれ術者側の術前の診断において患者が満足できる義歯をつくれるかどうかまったく予測が立たなくなる．冒頭に述べたが，無歯顎の難症例とは，術者が治療努力を行っても結果が予測できない症例であり，まさに「患者がどのようにして，どの場所で食べるのか」，「本当に上顎義歯が落下せずに生活できるのか？」，などまったく予測がつかない状況になるのである．

Class III　：軽度
顎堤形態：良好
対向関係：平行

Class III　：重度
顎堤形態：不良
対向関係：前開き

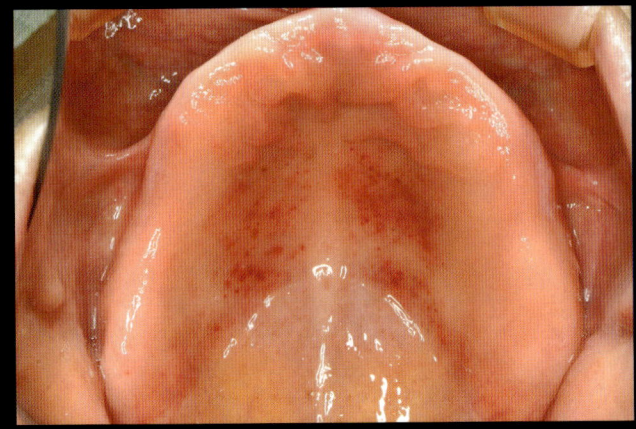

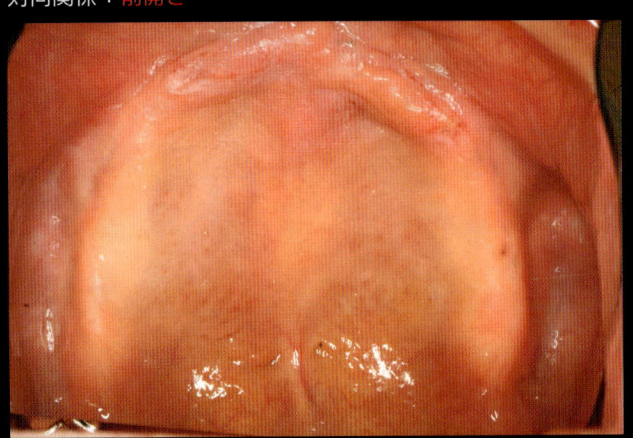

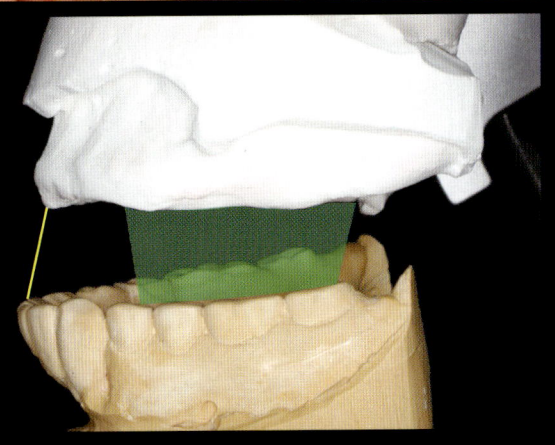

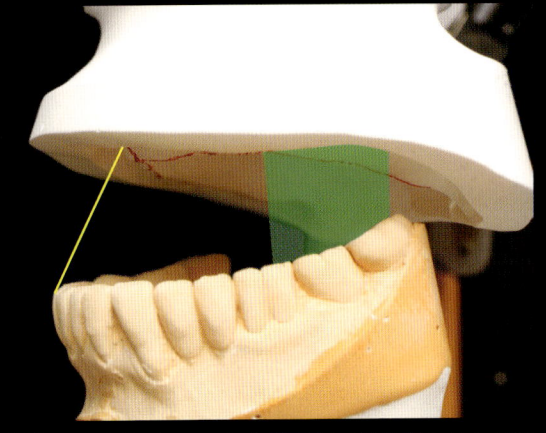

■ 咬合支持域　―― 切歯乳頭と下顎前歯を結んだ線

図17-4　Class IIIの難症例と義歯の安定

　このようなケースでは，製作義歯を治療用義歯として使用させ，人工歯の配列位置の修正や削合，粘膜面の当たりの調整，下顎前歯の突き上げによって起こる義歯の移動に対する補正など，さまざまな努力をして最終義歯に移行する以外に方法はない．以下，上顎インプラ

ント撤去の既往がある重度 Class Ⅲ ＋フラビーガムの臨床例を用いてそのテクニックを説明する．

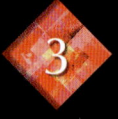

3 上顎シングルデンチャーにおける重度 Class Ⅲ の難症例

　これは，無口蓋義歯の臨床テクニック，フラビーガムの臨床テクニックの両方を用いて成功に導いた無歯顎難症例である．人工歯を天然歯のもとあった位置に配列するという教科書的な考えは捨てて，かむための力学的に安定な配列位置を探すことが条件の悪い患者には必要である．印象と咬合の両面から多くの臨床テクニックを駆使しているので是非参考にしてもらいたい．

初診：2012 年 4 月
男性：1931 年生まれ　81 歳
主訴：上顎の義歯が合わず痛い（ペースト状の接着剤を多量に敷いて来院）
　　　1 年前に下顎インプラント補綴を終了

①先のみえないお互いが不安な状況（図17-5）

　極度の Class Ⅲ で前開きタイプの顎堤吸収であったため，初診時には，Class Ⅲ の人工歯配列（反対咬合）で義歯を製作したいと術者側から提案した．しかし，「やはり正常咬合の顔貌にしてほしい」と，こちらからの申し出は却下された．転覆しやすい無理な Class Ⅰ の義歯になるため，成功の可否は治療義歯を使っての判定となること，もしその義歯に不具合が多く発生する場合は Class Ⅲ の状態で再配列して義歯を完成させる可能性があること，そして，治療義歯から最終義歯への移行についてリライニングやリベースが必要であることなどの十分な説明を行った．先のみえないお互いが不安な状況ではあったが，治療計画に対し同意が得られたので義歯製作に入った．

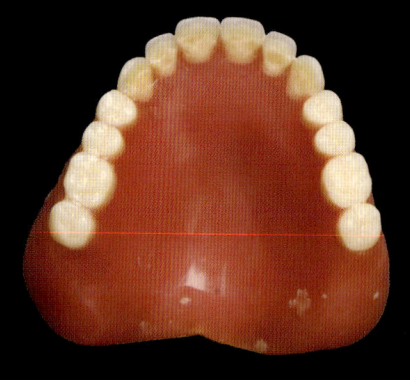

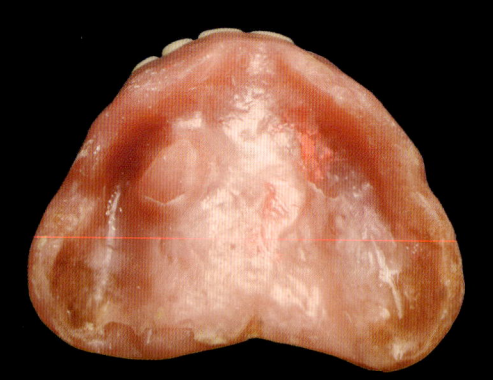

来院時の使用義歯　　　全面に塗布されたペーストタイプ接着剤

図17-5　インプラントの失敗による顎堤吸収

②義歯製作における悪条件

模型では，上顎の小臼歯部より前方は著しい顎堤吸収が観察され，前歯部はフラビーガムになっている．下顎は，他院にて All on Four によるハイブリッドタイプのインプラント補綴が行われていたが（図17-6），咬合平面が後ろ下がりであると同時に，上顎顎堤の支持域となる部分に対向するのは，下顎の第1大臼歯のみである．

このように下顎の固定性ハイブリッドインプラントブリッジで有効支持域がわずかであることから，義歯がうまく使えるかどうかは，患者がどのように咀嚼努力を行うかにかかっている．

不利な条件を整理すると，
1. 重度な Class Ⅲ のシングルデンチャー
2. 著しい上顎顎堤吸収（インプラント撤去による）
3. 前歯部フラビーガムで前開き対向関係
4. 有効支持域が下顎の第1大臼歯のみ
5. 下顎の固定性ハイブリッドインプラントブリッジの咬合平面が後ろ下がりになっている．

などがあげられ，これらの悪条件を乗り越えて患者の満足する義歯を製作しなければならない．

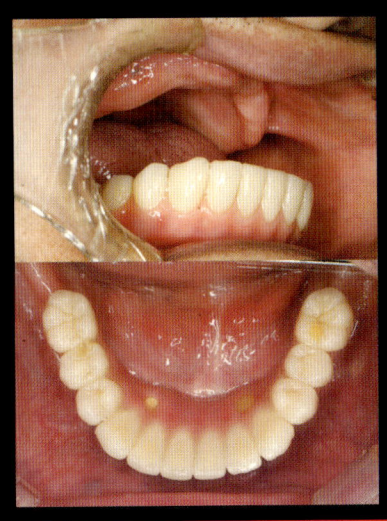

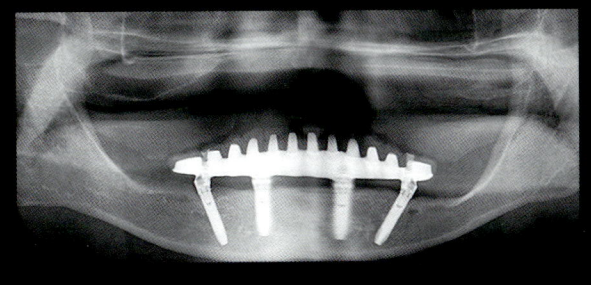

図17-6 下顎 All on Four における強度 Class Ⅲ

③印象テクニック（図17-7）

患者にとって違和感のない快適な咬合高径をみつけ，把柄のない機能印象用各個トレーを製作する．

フラビーガムの項で紹介したように，印象時にフラビー部を後方に押して立ち上げ，前歯部のフランジを厚く機能印象する（Ivoclar Vivadent 社　バーチャル印象材を使用）．この厚みによって義歯の前上方移動を止めることができる．

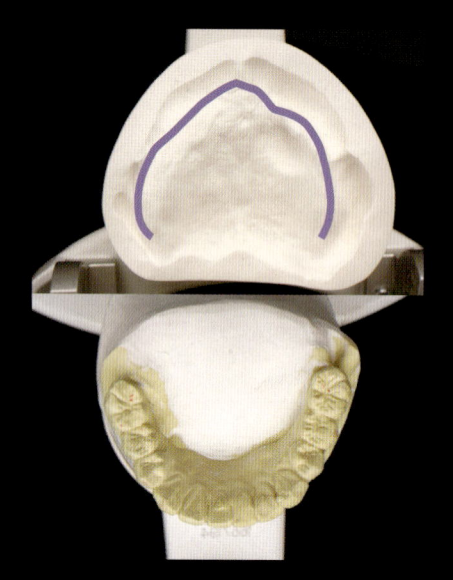

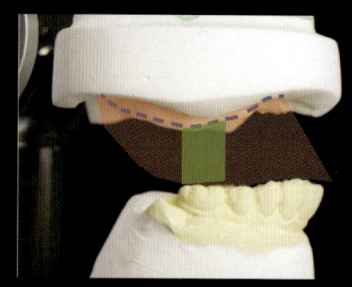

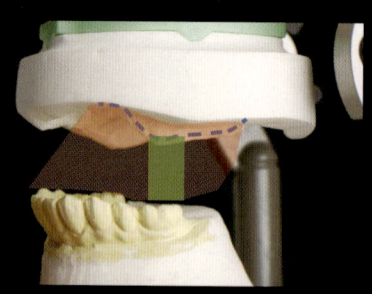

上顎顎堤の咬合支持域は $\overline{6|6}$ に対向する部分のみである．

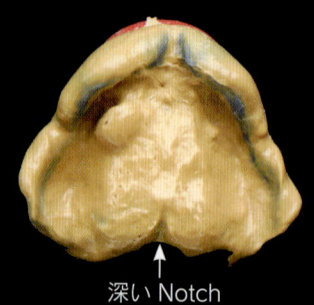

フラビーガム印象テクニックによる精密印象体（機能印象）

深い Notch

図17-7 咬合力を負担できる対向顎堤がほとんどなく，咬合平面の設定の誤りが観察される

④最初の人工歯配列（図17-8）

まずはじめに Class I の前歯配列，ならびに対合臼歯とかみ合う位置に人工歯を配列する．修正することのできないインプラント補綴の下顎咬合平面がかなり後ろ下がりになっていることがわかる．

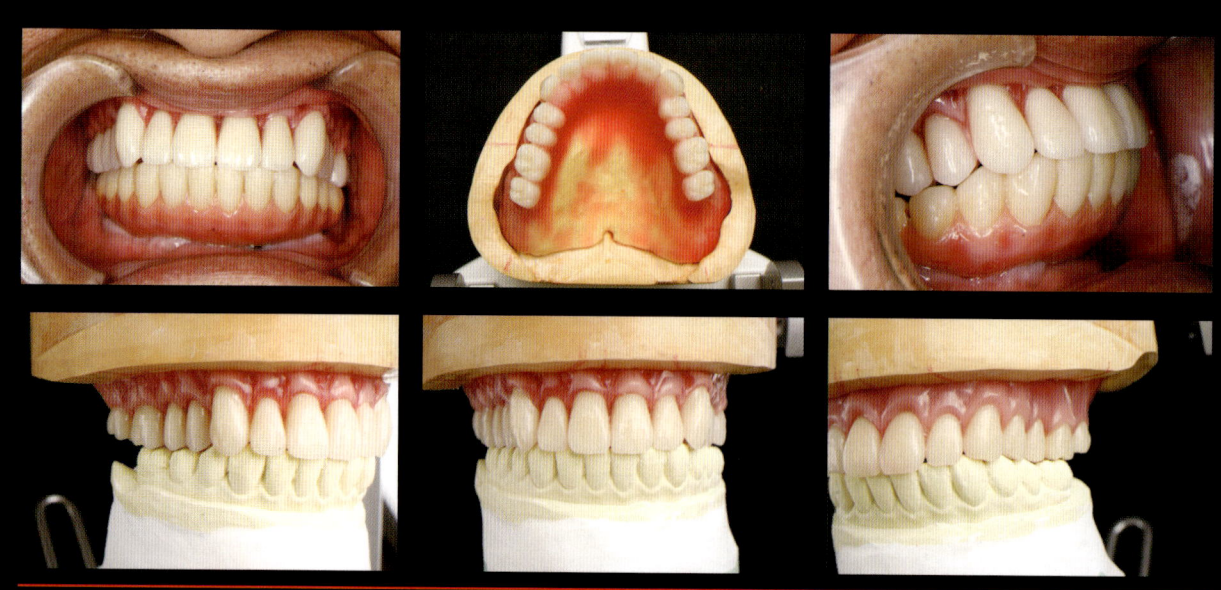

図17-8 無理な ClassIII → Class I への配列要求

⑤口腔内での配列位置の修正（ワックスデンチャー）（図17-9）

　力学的に安定する位置に人工歯を配列修正する．この方法は，無口蓋義歯，そしてフラビーガム，さらには下顎の義歯の義歯床面積が小さい場合などに大変有効な方法である．転覆を避けるためにまずは手指で1か所ずつ転覆試験を行い，続いて，シリコーンパテ厚さ約3mmの切片を各部位でかませる．転覆する場合は，1歯ずつ人工歯の配列位置や傾斜角度を修正する．仮床の適合が悪く，まったく吸着が得られない場合は，市販の接着剤を少しだけ塗布して転覆試験を行うとよい．

配列位置の修正

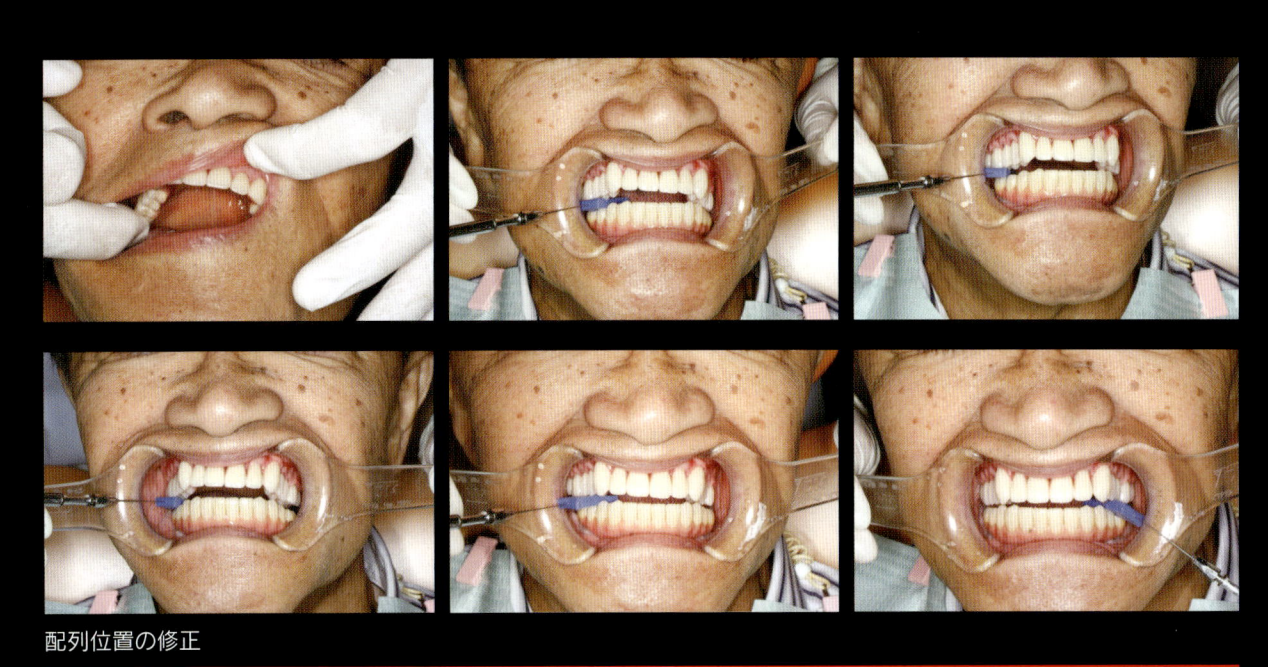

図17-9　手圧，シリコーンがみによる転覆試験（シリコーンパテを3mmの厚さに切り，抜髄針に刺して各歯でかませる．転覆しない位置に人工歯を修正配列する）

⑥力学的安定を求めた自由配列

　転覆する場合は，その場で人工歯の位置を修正する．
　本例では，人工歯の位置がかなり内側に修正された．
　さらに無口蓋義歯の項で紹介した第一，第二小臼歯の矢崎の均衡面削合を行った（図17-10）．1時間ほどかかったが人工歯を天然歯のもとあった位置に配列することは，このような難症例には当てはまらない．かめない，義歯が落下する，この2点を克服した義歯づくりをしなければ，患者が納得するはずもないからである．

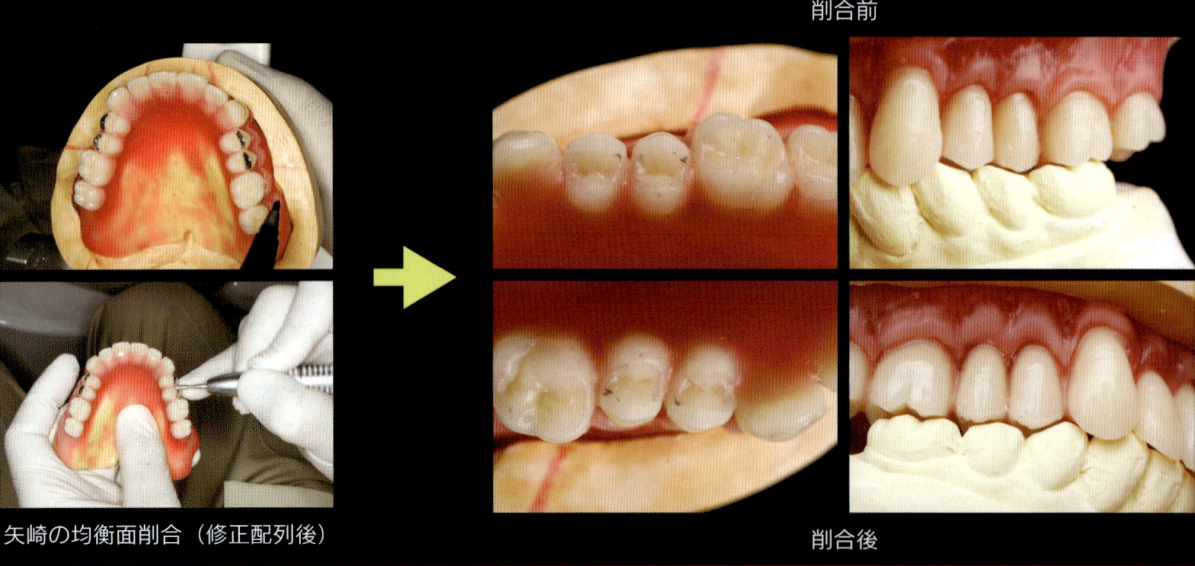

削合前

矢崎の均衡面削合（修正配列後）

削合後

図17-10　矢崎の均衡面削合

⑦審美の修正と重合，そして，パレートレジンによる耐圧面積の増加

　小臼歯をかなり内側に入れたため，正面観で小臼歯がまったくみえない状況になった．審美性を高める目的で，サイズの大きい小臼歯に変更しリンガライズドオクルージョンを付与した．レジン重合精度の高いパラジェットバリオを用い，硬口蓋部は，フラビーガムに対する義歯製作テクニックで紹介した耐圧面積の増加を目的とした軟性裏装材パレートレジンを使用した（図17-11）．

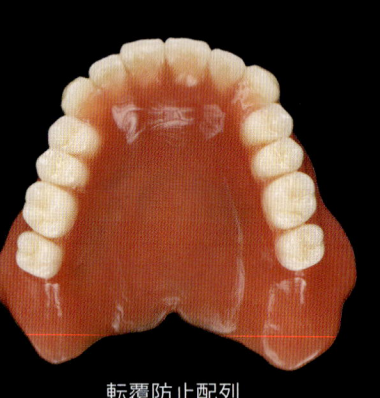

前歯部義歯床の厚み

フラビーガム部スペース

パレートレジン

転覆防止配列

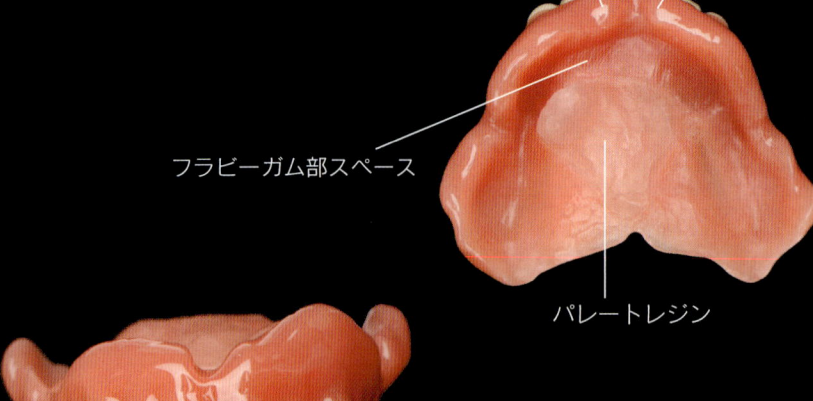

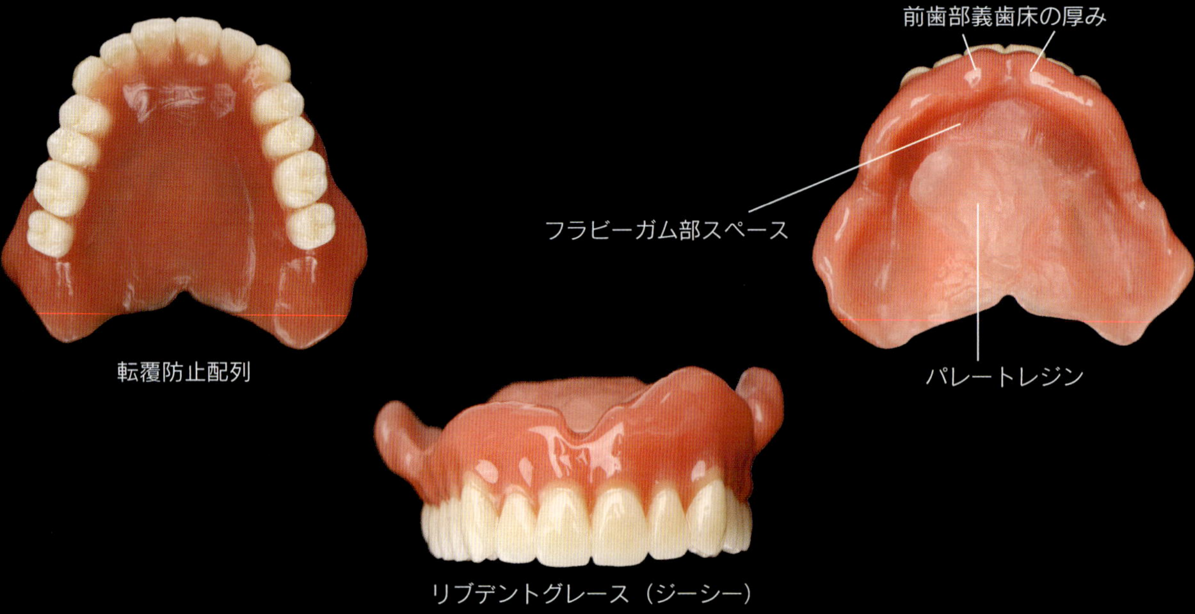

リブデントグレース（ジーシー）

図17-11　審美の修正と重合，パレートレジンによる耐圧面積の増加

⑧製作義歯を使いながら修正（決して全面にティッシュコンディショナーを敷かないことが大切）

　義歯の動く量や移動方向は予測がつかないため，疼痛相当部を削合し，ティッシュコンディショナーで義歯の当たりを和らげておく（図17-12）．全体にティッシュコンディショナーを敷くと，パレートレジンを含めた義歯床全内面をリベースすることになる．このケースでは，前歯部フランジに当たりが強く出たため，疼痛部とその周囲を削合しティッシュコンディショナーにて咬合調整を繰り返し，後縁封鎖が破壊されないように細心の注意を払う．せっかくつくり上げた咬合関係を維持することが大切だからである．

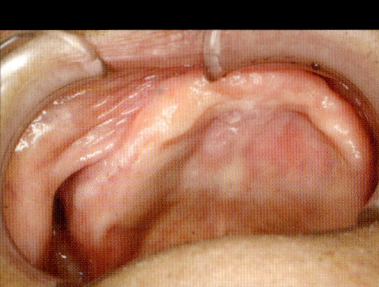

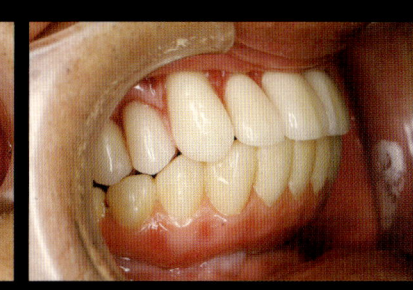

ClassⅢ → Class I 配列．

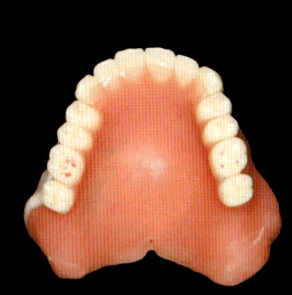

咬合支持域の $\overline{6|6}$ に咬合力を集中させるように咬合調整する．

当たりの調整

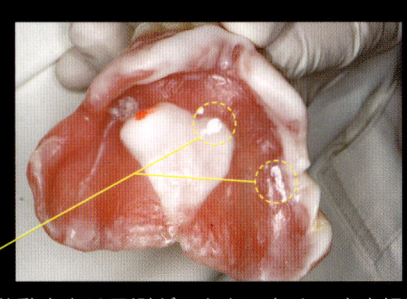

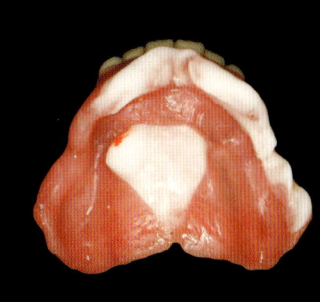

義歯の動く量や移動方向は予測がつかないため，疼痛相当部を削合し，ティッシュコンディショナーで義歯の当たりを和らげておく．
最終的には，痛みが落ち着いた時点で，ティッシュコンディショナー部周辺のみをレジンに置き換える．

図17-12　義歯の修正

⑨ 1度目の義歯を最善を尽くして製作したのであれば，義歯のつくり直しはしない．

　最終的には，痛みが落ち着いた時点で，ティッシュコンディショナーを敷いた部分だけ多めに除去して，常温重合レジンに置き換える．加熱重合型レジンを使うと，義歯床ベースが変形する恐れがあるためである．修正部分を最小にすることで，患者は咬合調整済みのなじんだ修正義歯を素直に受け入れることができる．

⑩完成義歯の装着

　完成義歯の装着写真である（図17-13）．患者のかみ方のうまさにも助けられ，痛みな〔く〕落下せずに義歯を使用している．

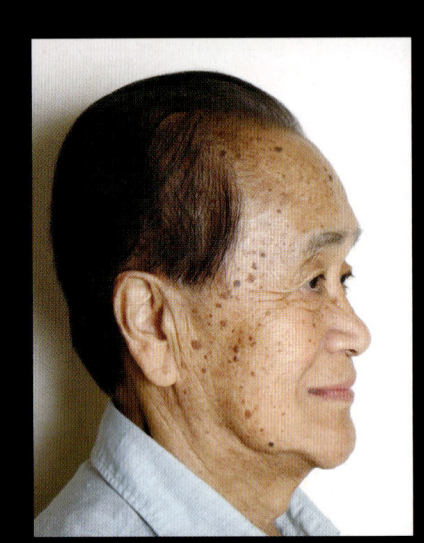

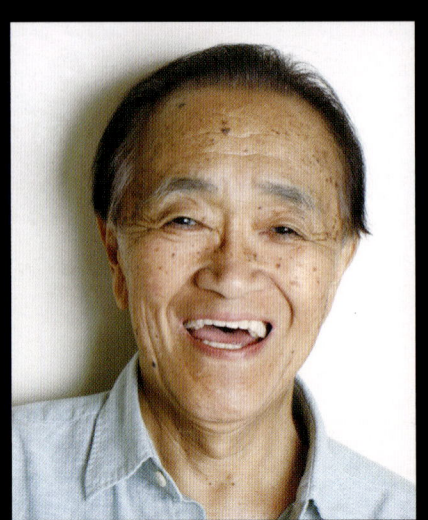

本人が望む顔貌　　　　下顎咬合平面に合わせてつくらざるを得なかった上顎義歯

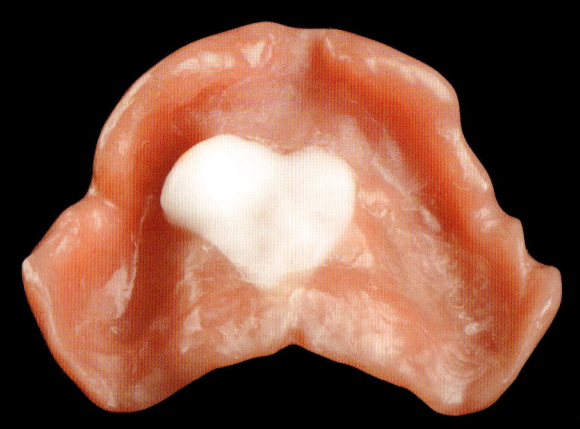

ティッシュコンディショナー部を含む最小限度の義歯床辺縁部のリベースを行った完成義歯．パレートレジンは白濁しているが，軟らかさは保たれている．

図17-13　現在，上顎義歯の吸着は良好

IV編　難症例の臨床対応
17　Class Ⅰの顔貌を切望する Class Ⅲの上顎シングルデンチャー

■シングルデンチャーの難症例をつくらないためのインプラント補綴実施手順（図17-14）

開口時の写真（図17-13）では，下顎の咬合平面が後ろ下がりになっている状態が観察される．このように下顎の補綴を優先したことによる咬合平面の設定ミスが，よくみられる．上下の歯が嵌合する場合は義歯の成功にとって最も大切な場所である．したがって，上下顎フルマウスリコンストラクションを考えた場合は，まずは，上下顎の義歯を作製→上顎との関係を考慮したステント作製→インプラント埋入→インプラント補綴完成という手順を順守すべきである．

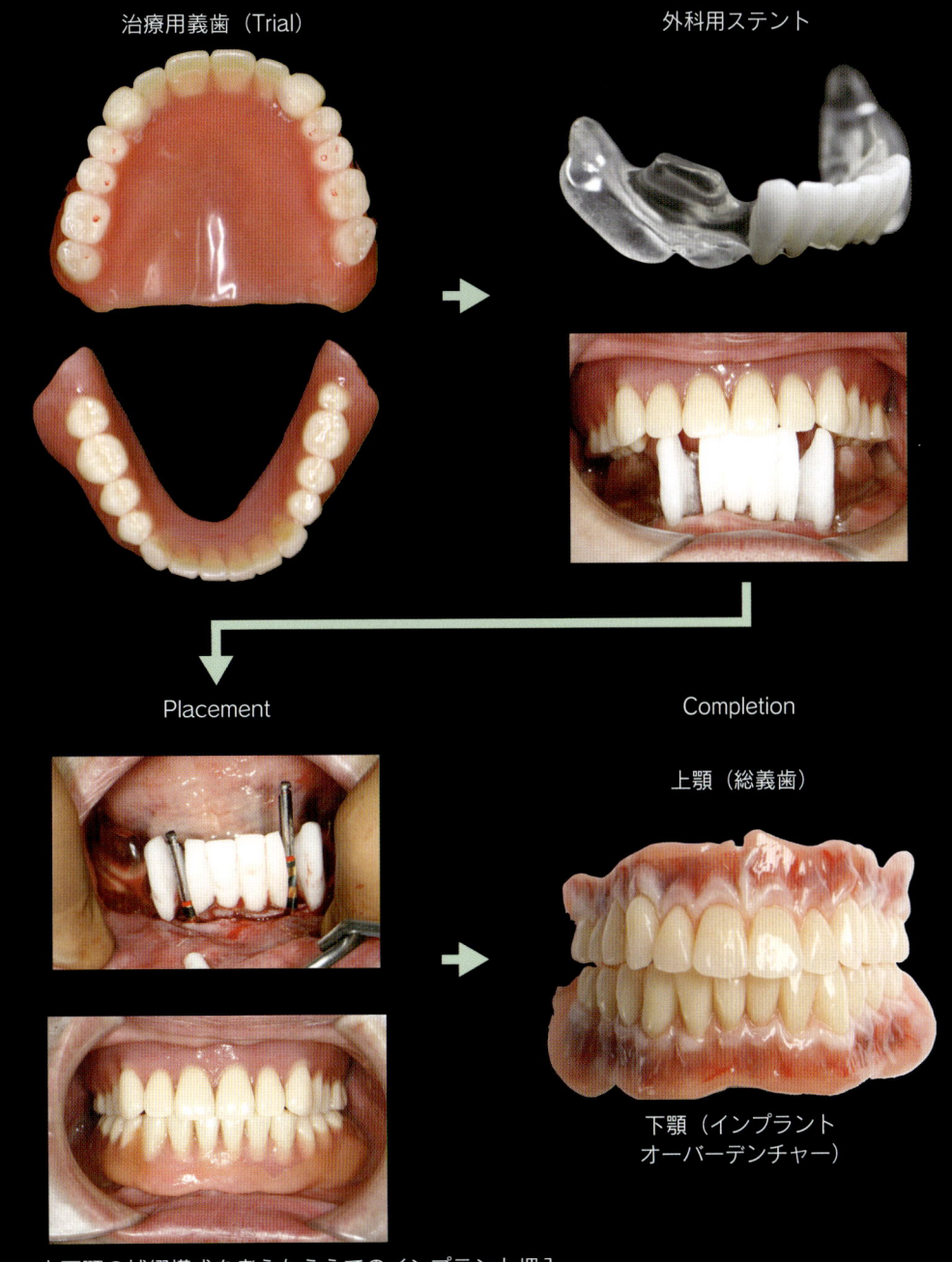

治療用義歯（Trial）　　外科用ステント

Placement　　Completion

上顎（総義歯）

下顎（インプラント
オーバーデンチャー）

上下顎の補綴構成を考えたうえでのインプラント埋入

図17-14　インプラント&シングルデンチャーの難症例をつくらないために

18 ブラキシズムへの対応

　上下の歯が接触する1日の時間は約10〜15分といわれている．しかし，無歯顎のなかにも無意識にかみしめる，あるいは職業上，かみしめが習慣となる患者がいる．そして，痛みの原因が印象ミスや咬合のズレにあるのではなく，トータルの咬合時間が長すぎることが最大の問題となる場合がある．

　実際にブラキシズムであるかどうかの術前診断はきわめて難しく，たとえば読書をしているときのような状態を観察すると，その判定に役立つといわれている．

　この持続的に顎堤に加わる力をコントロールすることは，その原因がストレス性のものであれば解決策をみつけることがきわめて難しい．また予防対策として，日常のかみしめに気づかせたり，「かみしめない，かみしめない」とつぶやく軽い自己暗示法を患者に指導することも大切かもしれないが，患者の精神の部分に触れる治療を行う権利が歯科医師にあるかどうかが問われることとなる．

　本項では，打楽器のティンパニー奏者で，午前と午後は学生演奏実演指導，夜はコンサートの演奏で毎晩のようにパーカッションを叩き続ける，いわゆる仕事によるブラキシズムの症例を呈示する．

　結論を先に述べると，原因の仕事を止めるわけにはいかないので，仕事で生まれる強い咬合力を抑制する策はない．定期的に軟性裏装材を変え，痛みを緩和しているのが現状であり，それが治療である．「義歯はそのときを元気に生きるための道具」と考えれば，その場を乗り切るための策として当然のことであろう．

　加わる力，それを受ける顎堤──．いずれも術者には解決しがたいのが現実といえる．

症例）62歳男性　ティンパニー奏者
既往歴：ドイツのオーケストラで仕事をしている頃，前歯部にミニインプラントを2本埋入したが，右側は脱落，左側のインプラントは折れて顎骨内に残留したままでいたとのこと．
　経過）初診時（図18-1），残留ミニインプラントの撤去は希望しない．治療用義歯にて咬合調整や粘膜面調整を繰り返したが，まったく痛みが消退せず，1週間に2度来院する．話を聞くと午前から午後は音楽学校の生徒の個人授業でティンパニーをたたき続け，夜はコンサート本番でまたティンパニーを叩く．打楽器演奏による持続的な力が顎堤粘膜を痛めつけていることがわかった．また，図18-2に示すように，咬合力も350ニュートンと無歯顎にしては強い（平均的な無歯顎者咬合力はわかっていないが，当院の日常臨床のデータでは約200ニュートンくらいが顎堤を痛めない妥当な力と考える）．

　また，X線所見にて鋭縁な歯槽骨が観察された．また，インプラント手術の失敗から，骨平坦手術の賛同は得られなかった．職業である打楽器の演奏を止めることができないので，軟性裏装材を使用することで対応した．

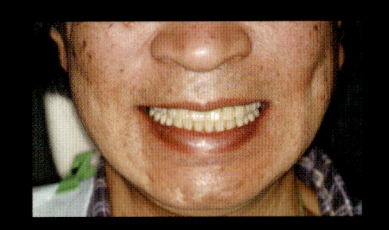

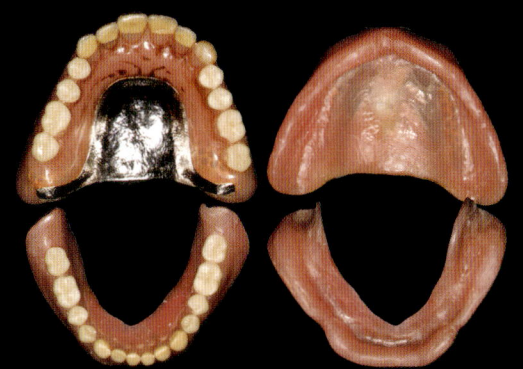

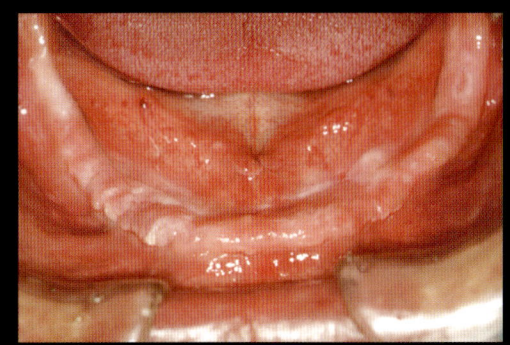

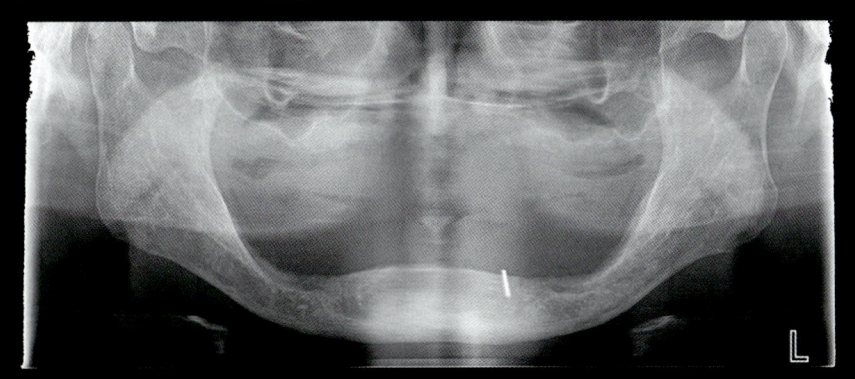

IV編　難症例の臨床対応
18 ブラキシズムへの対応

2005年

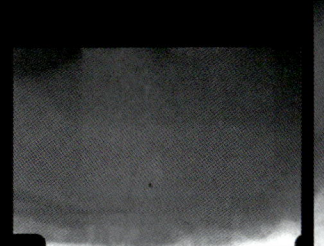

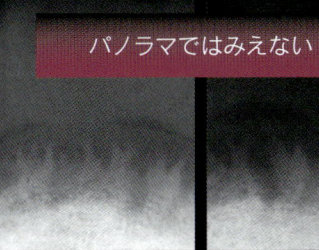

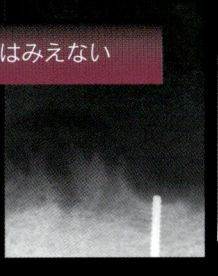

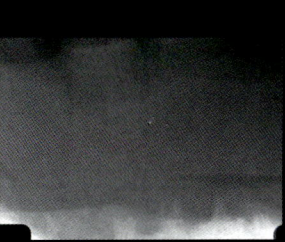

パノラマではみえない

62歳男性：ティンパニー奏者

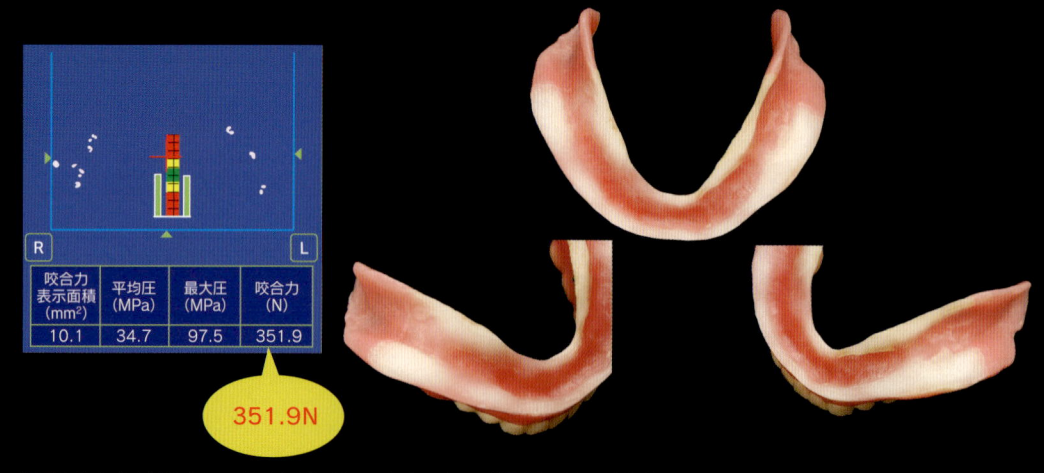

咬頭嵌合位は安定しているがパレートレジン（図18-3）が敷かれていても，持続的な咬合力によって顎堤の痛みがなくならない．パレートレジンでさえも何度も削合調整を行った．

図18-2 軟性裏装剤を敷いても月に2回はあたる場所の調整を繰り返す以外に，手はない

■ 粉液比を変えることによって硬さを調整できる．液の量を多くして軟らかくすると白く変色するときがある．
■ 軟らかさは時間経過とともに，少しずつ失われていく傾向がみられる．

レトロモラーパッド部を除いた義歯床内面をパレートレジンに置換する．
カンジダ菌が繁殖しにくいことが利点である．

図18-3 パレートレジンによるリライニング

2013年，現役を引退し，演奏活動が少なくなると痛みを訴える回数が減り，軟性裏装材を使わないレジン床義歯で生活できるようになった（図18-4）．

結論

　この種の持続的に顎堤に加わる力，いわゆるブラキシズムを抑制することが難しい．そして，それは，顎堤骨を急速に破壊する大きな問題であることがわかる．
　このケースでは，軟性裏装材を用いて義歯による痛みを和らげる以外の方法はなかった．

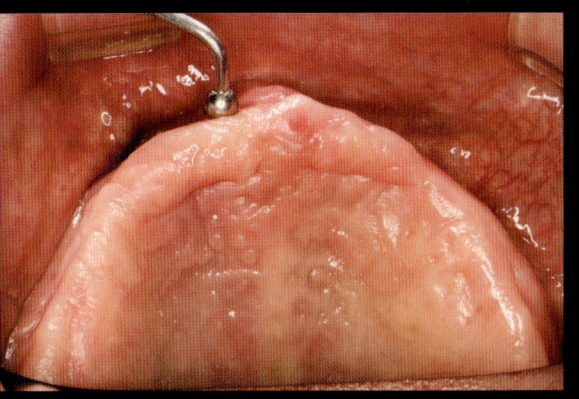

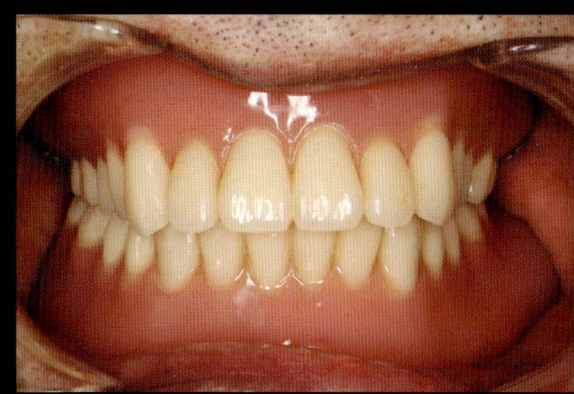

IV編 難症例の臨床対応
18 ブラキシズムへの対応

軽度フラビーガム

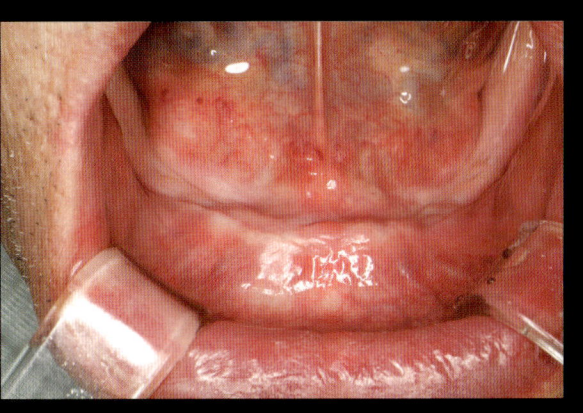

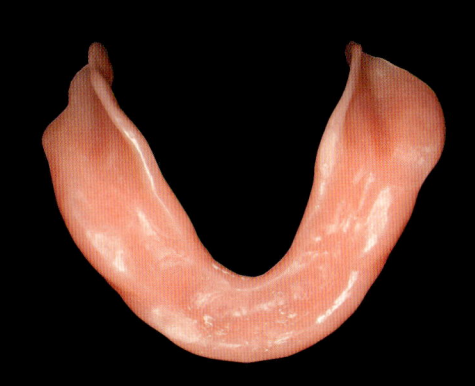

当たりのない下顎顎堤粘膜　　　軟性裏装材を使わない通常のレジン床

図18-4　2013年現在．顎堤吸収が著しいスピードで進行した

19 顎堤吸収が著しく，下顎位が不安定な症例

　下顎位が不安定な患者は，上下顎の人工歯が均等に接触すべき咬頭嵌合位が決まらず，人工歯配列どころではなくなってしまう．また，上下顎ともに顎堤吸収が著しい症例は，義歯が動いて痛みが一向におさまらず，歯科医師が本当に苦労する症例である．

症例）82 歳女性
初診：1999 年．完成義歯の特徴（下記）

　本症例はフラットテーブル治療用義歯をつくって，適切な下顎位をみつけようとしたものの，かみ合わせがまったく安定せず，最終的に上顎に咬頭展開角ゼロ度の Hardy 人工歯を用いて義歯を完成させた症例である．Hardy 理論では，上下前歯のクリアランスを大きく開け，側方運動時の前歯接触を断ち，臼歯部ではゼロ度人工歯を使用することで義歯に加わる側方力を減らすのが特長である．しかし，この患者において上下の前歯間にクリアランスを与えると，下顎前歯が上顎前歯に接触する所まで下顎が前方移動してしまうため，上顎前歯口蓋部に下顎前歯が接触する水平棚をつくり，下顎位の移動をくい止めた（図19-1）．人工歯の配列位置も転覆しにくい力学的に安定な歯槽頂付近に人工歯を配列した．咬合平面はやや後ろあがり（ヒップアップ）に設定した．ヒップアップに咬合平面をつくると顎堤吸収症例では，咬合の安定に有利であるといわれているからである．また，耐圧面積を拡大する目的で，義歯床を可能な限り拡大したが，上顎の顎堤弓が小さく，一定域を超えて拡大すると義歯の落下傾向が強まったため，右側は咬叉咬合配列を付与した（図19-2～5）．

結論

　来院回数が多く治療期間が約 1 年と長くはなったものの，最終的には義歯の痛みなく生活ができるようになり，大好きな映画をみに映画館に足を運ぶようになった．術後 5 年は，定期的に調整を行い満足してもらったが，2006 年からは，遠方の老人ホームに転居した．私達の医院として彼女に果たすべき役割は終えたと考えている．

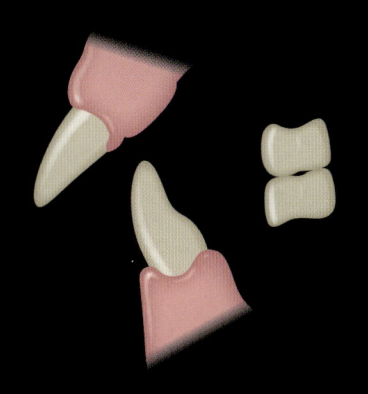

IV編　難症例の臨床対応
19　顎堤吸収が著しく，下顎位が不安定な症例

A　Sears法
前歯部クリアランスを大きく開ける

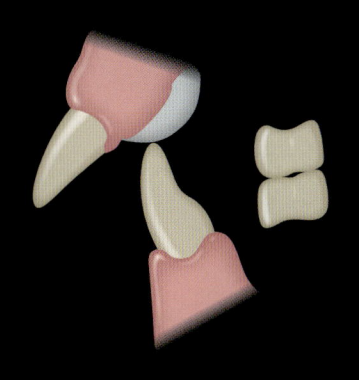

B　下顎の前方移動を止めるための工夫．
棚をつくって下顎人工歯を接触させる．

図19-1　Sears法（左）と現法の違い

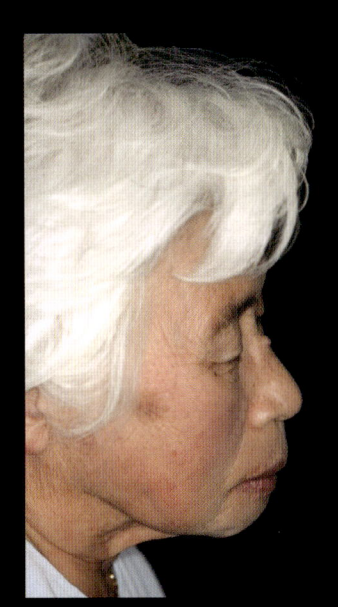

右側：交叉配列
上下顎堤サイズのディスクレパンシー

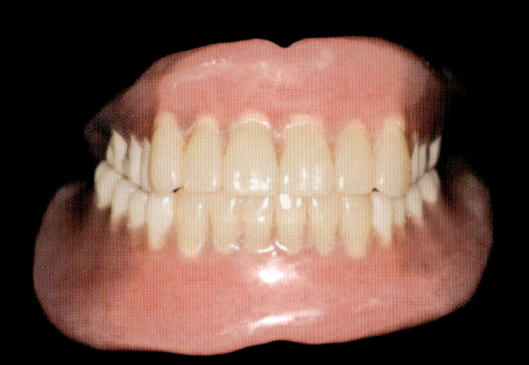

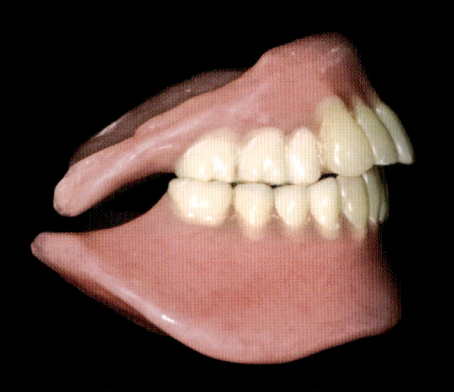

図19-2　上下顎の著しい顎堤吸収（前開き対向関係）

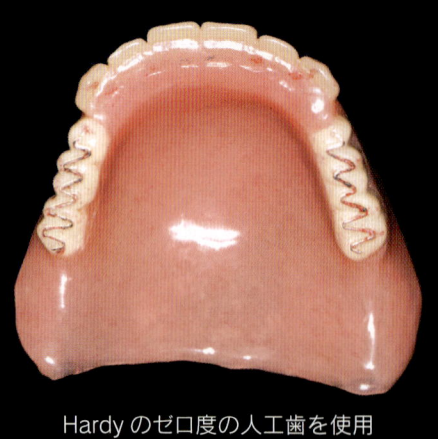

204

Hardyのゼロ度の人工歯を使用

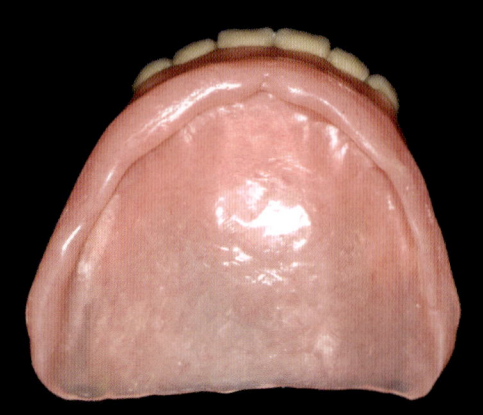

落下しない限界まで床面積を拡大

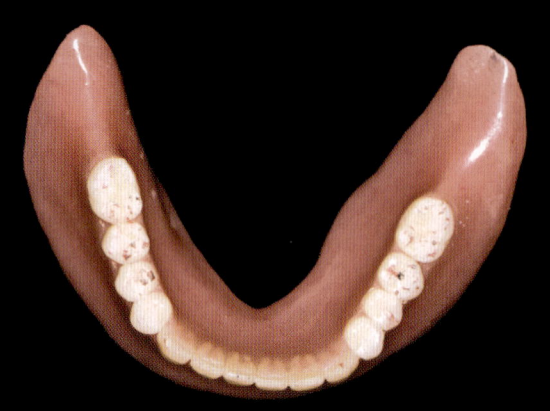

力学的安定を求め，歯槽頂付近に人工歯配列

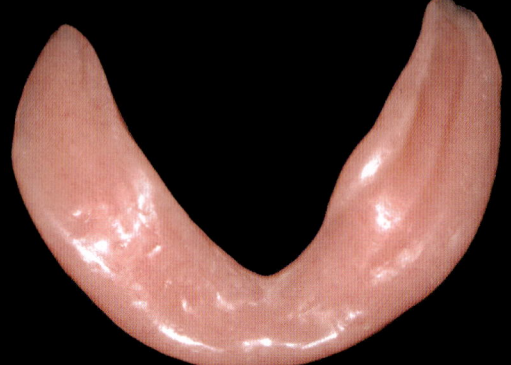

広い床面積（下）

図19-3 フラットで特殊な人工歯を使用

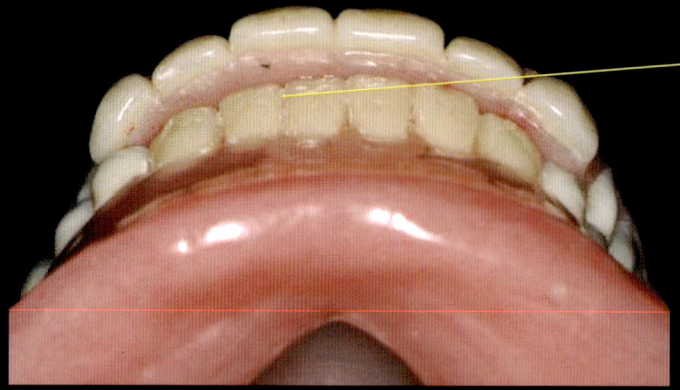

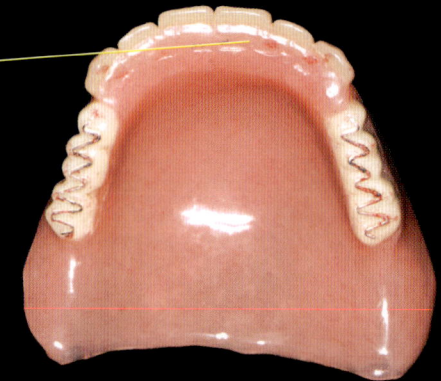

図19-4 前歯はフラット接触（上顎前歯部にフラットな棚をつくり，下顎前歯と接触させる）

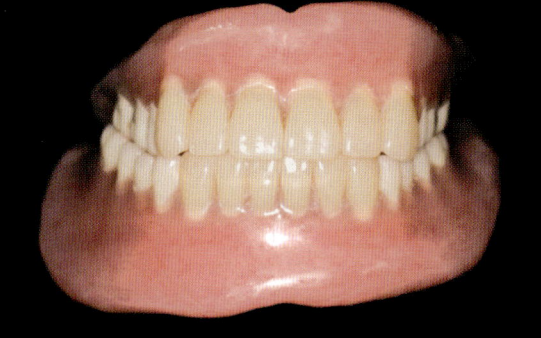

Hardy のゼロ度の人工歯を使用

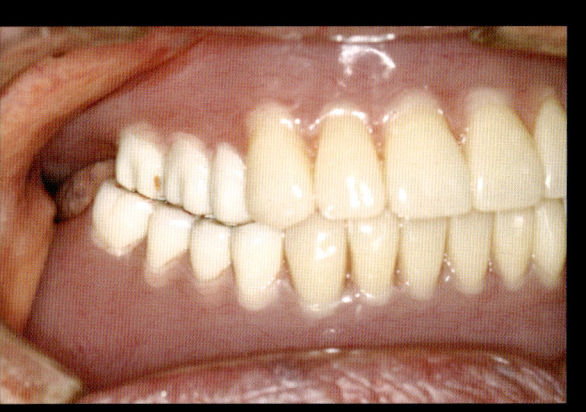

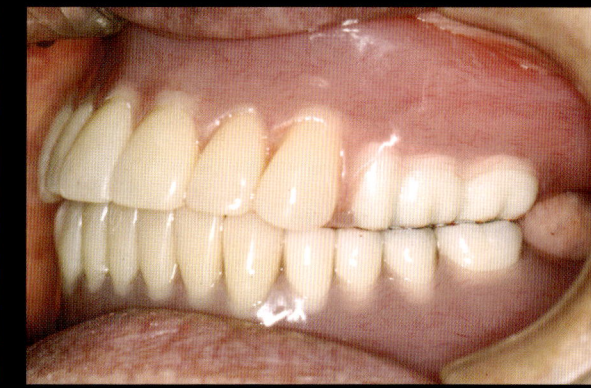

図19-5 咬合平面を後ろ上がり（ヒップアップ）に製作

▶終わりに
―無歯顎難症例を治療するにあたり最も大切なこと

　無歯顎治療において，多くの歯科医師はどのような印象方法がよいのか，どのような咬合様式を与えるべきかなど，いろいろ考えて総義歯製作を実践している．

　しかし，知識の多さが，かえって無歯顎治療の本当の幹を見失わせていることも事実である．総義歯の製作において最も重要な幹は，以下のたった2本しかない．そのほかは，枝である．

1. 咬頭嵌合位をしっかりと決めること

　上下の歯がきちんとかみ合う場所が決まらなければ，人工歯配列どころではない．印象がどんなにすばらしいものであっても，咬頭嵌合位が決まらなければ義歯による痛みは消えない．

2. すべての症例において「奥がみ」が達成できるように心がけて義歯製作に着手すること

　上顎義歯の落下，フラビーガム，咀嚼障害は，この「奥がみ」が「前がみ」あるいは「片がみ」になったために起きた結果である．問題のほとんどは，「奥がみ」が達成されることで克服できる．

　われわれの歯科技術には限界があるし，神業が存在するわけでもない．特に無歯顎難症例患者に対する製作物が患者にとって「よい義歯」となるためには，歯科技術を駆使するだけでは無理がある．患者のメンタル面の変化も重要な要素で，「この歯科医院に来てよかった」「この義歯はよい義歯だ」と思えるように，歯科医院全体で努力すること，メンタルサポートを実施することが大きな力となる．

2013年10月

阿部二郎

文 献

1) Schaffner Thomas：Hand book of complete denture of prosthetics. Ivoclar Vivadent, Liechtenstein, 1994.
2) Ztm Kurt Fieldler：BPS-totalprothetik mit system zum Ziel. Verlag Neuer Merkur GmbH, München, 2003.
3) 阿部二郎，小久保京子，佐藤幸司：4 STEP で完成 下顎吸着義歯と BPS パーフェクトマニュアル，クインテッセンス出版，東京，2011.
4) Jiro Abe, Kyoko Kokubo, Koji Sato：4 steps from start to finish, mandibular suction-effective denture and BPS：Complete guide, Quintessence, Tokyo, 2012.
5) Herbert Frick，阿部二郎：世界で認められているコンプリートデンチャー製作システム BPS―日本の総義歯臨床の違いを知る―．歯界展望，108（6）：1101-1128，2006.
6) Yoshinobu Maeda, Masataka Minoura, Sadami Tsutsumi, at al.：A CAD/CAM System for Removable Denturee Part 1：Fabrication of Complete Dentures. The international journal 0f Prosthodontics, 7（1）：77-27, 1994.
7) 金澤学，水口俊介：CAD/CAM 技術を応用した全部床義歯製作法．補綴臨床，46（2）：149-159，2013.
8) The McGill consensus statement on overdentures. Mandibular two-implant overdentures as first choice standard of care for edentulous patients. J Oral Maxillofac Implants, 17（4）：601-602, 2002.
9) 前田芳信：臨床に生かすオーバーデンチャー―インプラント・天然支台のすべて―，クインテッセンス出版，東京，2003.
10) 亀田行雄：これからの義歯治療とインプラントオーバーデンチャー，デンタルダイヤモンド，東京，2012.
11) 桜井唯次：桜井式無痛デンチャー Q&A もう一つのやさしい総義歯の作り方．補綴臨床，27（4）：430-482，1994.
12) 深水皓三，堤嵩詞：総義歯治療における診査・診断の重要性と PILOT Denture System．補綴臨床，34（1）：44-61，2001.
13) 中尾勝彦：無痛デンチャーの臨床，補綴臨床 MOOK，医歯薬出版，東京，2002.
14) Gary D Slade, A John Spencer：Development and evaluation of the Oral Health. Community Dent Health, 11（1）：3-11, 1994.
15) Gary D Slade：Derivation and validation of a short form oral health impact profile. Community Dent Oral Epidemiol, 25：284-290, 1997.
16) Ikebe K, Hazeyama T, Morii K, Matsuda K, Nomubi T：Impact of masticatory performance on oral health related quality of life for elderly Japanese. J Prosthodont, 20：478-485, 2007.
17) 梛山智博：高齢者の咀嚼能率と口腔関連 QOL との関係．阪大歯学誌，52（2）：1-13，2008.
18) 阿部二郎監修，生田龍平，小久保京子，小林典靖，須山譲氏，戸田篤，松丸悠一著：ひとつではない噛める義歯の姿，QDT 別冊，2013.
19) 丸森賢二：総義歯はファジーである，歯界展望，79（5）：1440-1456，1992.
20) 丸森賢二：丸森賢二の総義歯考私見 よく噛める総義歯作りへの模索 3．歯界展望，89（5）：1106-1109，90（4）：856-859，90（5）：1118-1121，1997.
21) 矢崎正方：総義歯学，第 3 版，而至化学工業，東京，95，1970.

22) 矢崎秀昭：矢崎正方の総義歯に学ぶ，医歯薬出版，東京，148-149，1995．
23) Carl O Boucher, Judson C Hickey, George A Zarb：Prosthodontic Treatment For Edentulous Patients, Mosby, Saint Louis, 1970.
24) 河邊清治：総義歯学，永末書店，京都，1972．
25) 山本為之：良く噛める総義歯義歯，末永書店，京都，1993．
26) Earl Pound：Conditioning of denture patients. JADA, 64：461-468, 1962.
27) 横田亨：ヨコタデンチャーシステム，クインテッセンス出版，東京，1998．
28) Watt DM, MacGregor AR 著，小林義典ほか訳：コンプリートデンチャーの設計，医歯薬出版，東京，4-43，1979．
29) 加藤武彦：治療用義歯を応用した総義歯の臨床，医師薬出版，東京，2002．
30) 加藤武彦監修，三木逸朗，田中五郎著：総義歯難症例の対応，デンタルダイヤモンド，東京，2009．
31) 阿部二郎：総義歯の臨床―下顎総義歯を吸着させるために―．日本歯科評論，679：159-174，680：125-139，681：141-157，1999．
32) 阿部二郎：誰にでもできる下顎総義歯の吸着，ヒョーロン，東京，2004．
33) 阿部二郎：月刊阿部二郎 下顎総義歯吸着までの道のり，デンタルダイヤモンド，東京，2007．
34) Fenlon MR, Sherriff M：An investigation of factors influencing patients' satisfaction with new complete dentures using structural equation modelling. J Dent, 36 (6)：427-434, 2008. Epub 2008.
35) 染谷成一郎監修：DENTAL MOOK 現代の歯科臨床 総義歯の臨床ポイント，医歯薬出版，東京，1984．
36) 阿部晴彦，早川巌：総義歯の人工歯排列を再考する．Quintessence, 11 (12)：2472-2490, 1992.
37) 加藤武彦，佐藤隆志，松本直之，山本為之：人工歯排列の常識を再考する．歯界展望，72 (5)：1021-1059，1988．
38) 八重樫祐成，遠藤美樹，児玉厚三，虫本栄子，田中久敏：咀嚼筋の Deprogramming に及ぼす歯根膜感覚の影響．顎機能誌 第8回学術大会抄録，14-15，1995．
39) Wise MD：Occlusion and restorative dentistry for the general practitioner. Part2-Examination of the occlusion and fabrication of study casts. Br Dent J, 152 (5)：160-165, 1982.
40) Downs DH：An investigation into condylar position with gauge and bimanual manipulation. J Gnathology, 7 (1)：75-81, 1988.
41) 染谷成一郎：下顎第二大臼歯遠心部およびレトロモラーパッド前縁部付近に見られるスジの報告．顎咬合誌，28：14-20，2008．
42) 齋藤善広：総義歯咬合採得におけるゴシックアーチとタッピングポイント記録についての統計分析―描記図の定量的評価とゴシックアーチスコアによる形態評価との関連について―．日顎誌 咬み合わせの科学，29 (4)：252-265，2009．
43) 阿部伸一，井出吉信：加齢による顎骨の変化 第4回顎関節の解剖と歯牙喪失後の形態変化．歯科学報，99：435-443，1999．
44) 本郷貴士：日本人下顎骨関節突起の骨梁構造に関する形態計測学的研究．歯科学報，87 (12)：1583-1611，1987．
45) 川嶋剛：顎関節および周囲骨の構造に関する研究．歯科学報，96 (9)：911-949，1996．
46) 阿部二郎：欠損放置に対する軟組織の変化から短縮歯列を考える「生体補償：アダプテーションとは」．歯界展望，110 (5)：846-853，110 (6)：1021-1027，2007．
47) Kayser AF：Shortened dental arches and oral function, J Oral Rehabilitation, 8：457-462, 1981.
48) 宮尾尚文：日本人口筋の解剖学的研究――頬筋の起始と経過について．歯科学報，72：1842-1963，

1972.
49) Suzuki D, Murakami G, Minoura N：Histology of the bone-tendon interfaces of limb muscle in Lizards. Ann Anat, 184：363-377, 2002.
50) Suzuki D, Murakami G, Minoura N：Crocodilian bone-tendon and bone-ligament interfaces. Ann Anat, 185：425-433, 2003.
51) Maeda Y, et al.：Efficacy of a posterior implant support for extrta shortened dental arches：a biomechanical model analysis. J Oral Rehabil, 32（9）：656-660, 2005.
52) Palla S：Occlusal considerations in complete dentures. McNeill C ed, Science and practice of occlusion, Quintessence, Chicago, 457-467, 1997.
53) Carlsson GE：Critical review of some dogmas in prosthodontics. J Prosthodont Res, 53（1）：3-10, 2009. Epub 2008 Oct 7.
54) Hattori Y, Satoh C, Kunieda T, Endoh R, Hisamatsu H, Watanabe M：Bite forces and their resultants during forceful intercuspal clenching in humans. Journal of Biomechanics, 42：1533-1538, 2009.
55) 三谷芽，阿部二郎：インプラント部の清掃を難しくさせる6つの要因—清掃環境から探るインプラント部のケア．歯科衛生士，33（7）：52-58, 33（8）：52-57, 33（9）：51-56, 2009.
56) Sanna A, Nuytens P, Naert I, Quirynen M：Successful outcome of splinted implants supporting a 'planned' maxillary overdenture：a retrospective evaluation and comparison with fixed full dental prostheses. Clin Oral Impl Res, 20：406, 413, 2009.
57) Kelly E：Changes caused by a mandibular removable partial denture opposing a maxillary complete denture. Prosthet Dent, 27：140-150, 1972.

索引

い
陰圧バキュームシステム　90
インプラント　107, 161
インプラントオーバーデンチャー
　　4, 9, 99, 106, 140

え
嚥下　83
延長ブリッジ　157

お
嘔吐反射　84, 136
オーバージェット　152
オーバーバイト　152, 188
オープンバイト　83
オーラルジスキネジア　94

か
概形印象　29, 32
カウンタークロックワイズドローテーション　152, 168, 175
下顎吸着テクニック　30
下顎頭　50, 52
顎関節X線　48, 98
顎機能障害　98
顎堤吸収　69, 128
各個トレー　34, 69
患者満足度分析　11
義歯床面積　114
機能印象　192
頬筋　78

く
クラスプデンチャー　150, 158

け
犬歯誘導　21

こ
後縁封鎖　182
口腔乾燥症　92
咬合高径　29
咬合調整　62, 183
咬合様式　21
咬座印象　136
咬頭嵌合位　51, 134
ゴシックアーチ　29, 38
骨外斜線　78
コミュニケーション　84
ゴールデンプロポーション　119
コンパウンド　34, 68, 76
コンビネーションシンドローム
　　154, 155
コーンビームCT　48

し
歯槽頂　78
歯槽頂間線の法則　68
シングルデンチャー　84, 114, 136, 187
人工歯排列　21, 41, 68, 138, 175, 193
ジンジバルキャラクタライゼーション　42

す
水平下顎位　29
スキーゾーン　69
すれ違い咬合　128

せ
生体補償　76
精密印象　29, 34
セントリックトレー　29, 32

た
ダイナミック印象　6, 7, 108
タッピングポイント　38, 141
短縮歯列　76

ち
治療用義歯　7, 61

て
ティッシュコンディショナー
　　6, 54, 62, 69, 108, 184, 195
適正下顎位　18
デプログラミング　29
テンプレート　41

と
透明レジン　85
ドライマウス　70, 92

な
ナソメータM　34
軟性裏層材　102, 176

に
二重冠デンチャー　84, 161, 163

は

パウンドライン　114
パピラメーター　120
バランスドオクルージョン　21
パレートレジン　104, 184, 194

ひ

被蓋　188
被曝情報　55

ふ

フェイスボウトランスファー　39
複舌　76
ブラキシズム　198
フラットテーブル　7, 54
フラビーガム　150, 172
フルバランスドオクルージョン　156
フレームカットバックトレー　30, 32

へ

辺縁封鎖　128

ほ

ホリゾンタルガイド　33

ま

前がみ　84

む

無口蓋義歯　136

も

模型解析　40
モデルアナリシス　40

や

矢崎の均衡面削合　139
山本式総義歯咀嚼能率判定票　59

り

リジッドサポート　163
リベース　6, 69, 129, 190
リモデリング　98
リライニング　6, 129, 182, 190
リンガライズドオクルージョン　182
臨床的安静位空隙　99

れ

レトロモラーパッド　30, 34, 69, 76, 184

わ

ワックスデンチャー　193
ワックスデンチャー試適　139

数字・欧文

ACPの義歯難易度分類　46
AGCクラウン　141
all on four　9, 192
biologic adaptation　76
BPS（Bio-functional Prosthetic System）　28
BTCポイント　31
buccal corridor　118
CAD/CAM　4, 29
Hardy理論　202
OHIP　11, 59
PIP　114
SRフォナレス　41, 85
tongue thrust　83
Ultra Suction Denture Kit　90
Universal Tranfer-Bowシステム　39
vertical stop　83
X線検査　48

【著者略歴】

阿部 二郎（あべ じろう）

1981 年	東京歯科大学卒業
1982 年	阿部歯科医院開設
1996 年	日本歯周療法集談会・常任理事
2001 年	ジーシー下顎総義歯・吸着セミナー講師
2005 年	日本顎咬合学会・評議員
2006 年	JDA（Japan Denture Association）設立，代表
2008 年	日本歯科医師会・学術講演会講師
2008 年	Ivoclar Vivadent BPS International Clinical Instructor
2010 年	モリタ下顎総義歯・吸着セミナー講師
2012 年	東北大学大学院歯学研究科口腔システム補綴学分野臨床教授
2013 年	神奈川歯科大学顎咬合機能回復補綴医学講座客員教授

所属学会
・日本補綴歯科学会会員
・ICP（International College of Prosthodontists）会員
・APS（American Prosthodontic Society）会員

阿部二郎の
総義歯難症例 誰もが知りたい臨床の真実　　ISBN978-4-263-44404-7

2013 年 11 月 1 日　第 1 版第 1 刷発行
2016 年 6 月 25日　第 1 版第 3 刷発行

著　者　阿部二郎
発行者　大畑秀穂
発行所　医歯薬出版株式会社

〒113-8612　東京都文京区本駒込 1-7-10
TEL.（03）5395-7638（編集）・7630（販売）
FAX.（03）5395-7639（編集）・7633（販売）
http://www.ishiyaku.co.jp/
郵便振替番号　00190-5-13816

乱丁，落丁の際はお取り替えいたします　　印刷・木元省美堂／製本・皆川製本所
©Ishiyaku Publishers, Inc., 2013. Printed in Japan

本書の複製権・翻訳権・翻案権・上映権・譲渡権・貸与権・公衆送信権（送信可能化権を含む）・口述権は，医歯薬出版㈱が保有します．
本書を無断で複製する行為（コピー，スキャン，デジタルデータ化など）は，「私的使用のための複製」などの著作権法上の限られた例外を除き禁じられています．また私的使用に該当する場合であっても，請負業者等の第三者に依頼し上記の行為を行うことは違法となります．
JCOPY ＜（社）出版者著作権管理機構　委託出版物＞
本書をコピーやスキャン等により複製される場合は，そのつど事前に（社）出版者著作権管理機構（電話 03-3513-6969，FAX 03-3513-6979，e-mail：info@jcopy.or.jp）の許諾を得てください．